中国百年百名中医临床家丛书

谢 海 洲

编　著　谢海洲
整　理　杨增良

全国百佳图书出版单位
中国中医药出版社
·北 京·

图书在版编目（CIP）数据

谢海洲 / 谢海洲编著；杨增良整理 . -- 北京：中国中医药出版社，2004.06（2024.12重印）

（中国百年百名中医临床家丛书）

ISBN 978 - 7 - 80156 - 558 - 7

Ⅰ . ①谢… Ⅱ . ①谢… ②杨… Ⅲ . ①中医学临床 - 经验 - 中国 - 现代 Ⅳ . ① R249.7

中国版本图书馆 CIP 数据核字（2004）第 038042 号

中国中医药出版社出版

北京经济技术开发区科创十三街 31 号院二区 8 号楼
邮政编码　100176
传真　010-64405721
廊坊市佳艺印务有限公司印刷
各地新华书店经销

开本 850 × 1168　1/32　印张 13　字数 303 千字
2004 年 6 月第 1 版　2024 年 12 月第 3 次印刷
书号　ISBN 978 - 7 - 80156 - 558 - 7

定价　48.00 元
网址　www.cptcm.com

服 务 热 线　010-64405510
购 书 热 线　010-89535836
维 权 打 假　010-64405753

微信服务号　**zgzyycbs**
微商城网址　**https://kdt.im/LIdUGr**
官方微博　**http://e.weibo.com/cptcm**
天猫旗舰店网址　**https://zgzyycbs.tmall.com**

如有印装质量问题请与本社出版部联系（010-64405510）

出版者的话

　　祖国医学源远流长。昔岐黄、神农，医之源始；汉仲景、华佗，医之圣也。在祖国医学发展的长河中，临床名家辈出，促进了祖国医学的迅猛发展。中国中医药出版社为贯彻卫生部和国家中医药管理局关于继承发扬祖国医药学，继承不泥古、发扬不离宗的精神，在完成了《明清名医全书大成》出版的基础上，又策划了《中国百年百名中医临床家丛书》，以期反映近现代即 20 世纪，特别是新中国成立 50 年来中医药发展的历程。我们邀请卫生部张文康部长做本套丛书的主编，卫生部副部长兼国家中医药管理局局长佘靖同志、国家中医药管理局副局长李振吉同志任副主编，他们都欣然同意，并亲自组织几百名中医药专家进行整理。经过几年的艰苦努力，终于在 21 世纪初正式问世。

　　顾名思义，《中国百年百名中医临床家丛书》就是要总结在过去的 100 年历史中，为中医药事业做出过巨大贡献、受到广大群众爱戴的中医临床工作者的丰富经验，把他们的事业发扬光大，让他们优秀的医疗经验代代相传。百年轮回，世纪更替，今天，我们又一次站在世纪之巅，回顾历史，总结经验，为的是更好地发展，更快地创新，使中医药学这座伟大的宝库永远取之不尽、用之不竭，更好地服务于人类，服务于未来。

　　本套丛书第一批计划出版 140 种左右，所选医家均系在中医临床方面取得卓越成就，在全国享有崇高威望且具有较高学术造诣的中医临床大家，包括内、外、妇、儿、骨伤、针灸等各科的代表人物。

本套丛书以每位医家独立成册，每册按医家小传、专病论治、诊余漫话、年谱四部分进行编写。其中，医家小传简要介绍医家的生平及成才之路；专病论治意在以病统论、以论统案、以案统话，即将与某病相关的精彩医论、医案、医话加以系统整理，便于临床学习与借鉴；诊余漫话则系读书体会、札记，也可以是习医心得，等等；年谱部分则反映了名医一生中的重大事件或转折点。

本套丛书有两个特点是值得一提的：其一是文前部分，我们尽最大可能收集了医家的照片，包括一些珍贵的生活照、诊疗照，以及医家手迹、名家题字等，这些材料具有极高的文献价值，是历史的真实反映；其二，本套丛书始终强调，必须把笔墨的重点放在医家最擅长治疗的病种上面，而且要大篇幅详细介绍，把医家在用药、用方上的特点予以详尽淋漓地展示，务求写出临床真正有效的内容，也就是说，不是医家擅长的病种大可不写，而且要写出"干货"来，不要让人感觉什么都能治，什么都治不好。

有了以上两大特点，我们相信，《中国百年百名中医临床家丛书》会受到广大中医工作者的青睐，更会对中医事业的发展起到巨大的推动作用。同时，通过对百余位中医临床医家经验的总结，也使近百年中医药学的发展历程清晰地展现在人们面前，因此，本套丛书不仅具有较高的临床参考价值和学术价值，同时还具有前所未有的文献价值，这也是我们组织编写这套丛书的初衷所在。

中国中医药出版社

2000 年 10 月 28 日

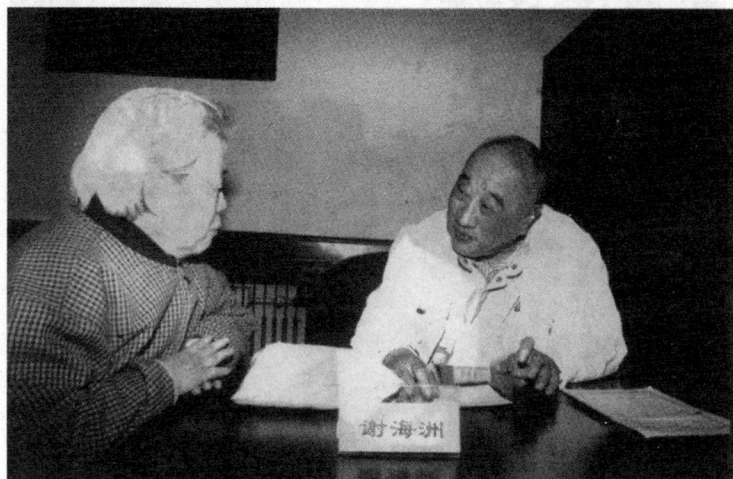

谢老诊病照

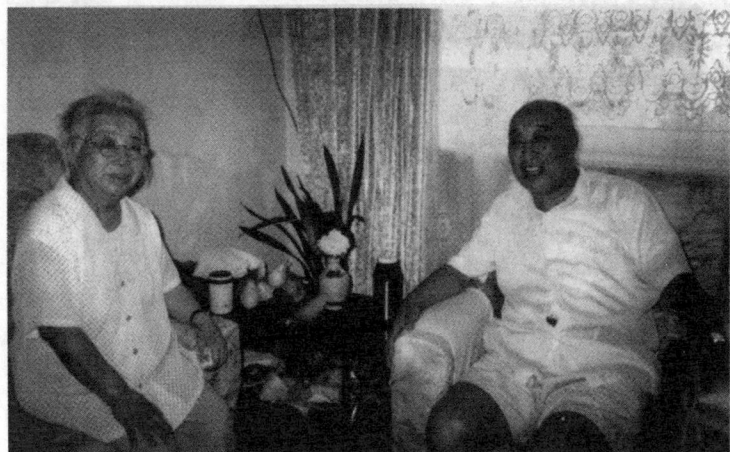

谢老与夫人刘知真生活照

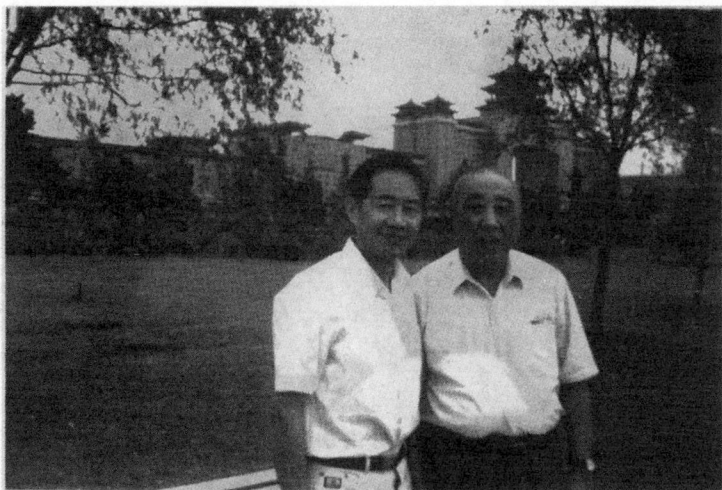

谢老与杨增良师生合影

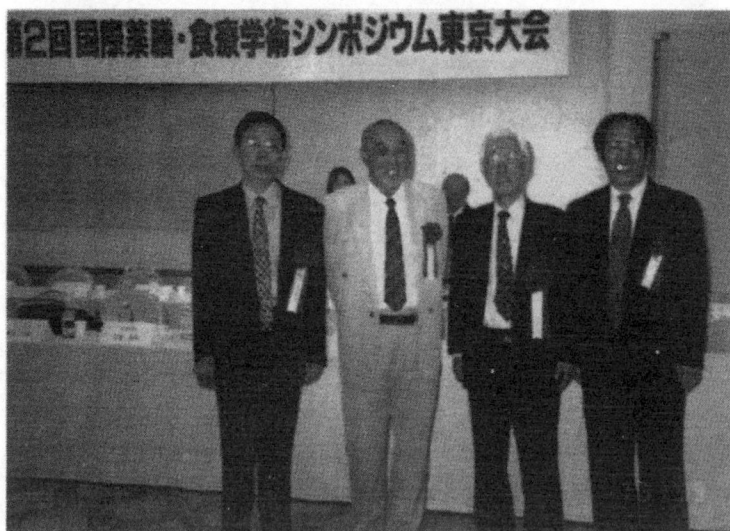

第2回 国際薬膳・食療学術シンポジウム東京大会

1999 年 7 月谢老在日本参加药膳学术会
与难波难雄先生合影

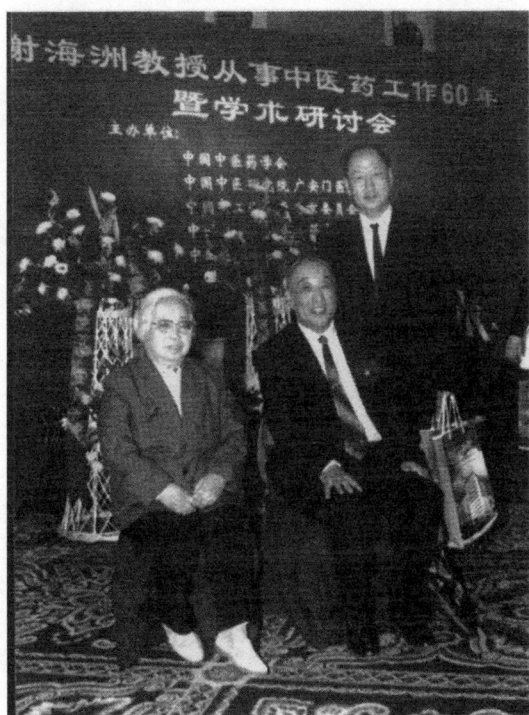

谢老夫妇在研讨会上与学生合影

前　言

"古之学者必有师。师者，所以传道、受业、解惑也。"（《师说》）吾有幸成为谢海洲教授的入室弟子，深得先生言传身教，实为终生之大幸。

谢老现任北京中医药大学名誉教授、中国中医研究院资深研究员、研究生导师、广安门医院主任医师、首批国家级名老中医，是国内外享有盛誉的中医药专家。1990年获国务院颁发的有突出贡献的专家称号。先生从事中医药事业60余年，一生治学勤奋，抉微探奥，勤求古训，博采众方，遵古不泥，医药汇通，学术精湛，勇于创新，积累了丰富的临床经验，堪称"传世之宝"。

今年四月，正值"非常时期"，先生交给我一个既光荣又艰巨的任务，整理《中国百年百名中医临床家丛书·谢海洲》一书，深感担子非常之重，真是喜忧参半。喜的是通过这次整理，可以从中得到学习和提高，忧的是由于水平所限，加之时间紧迫，担心事与愿违。所幸的是在谢老提供的资料中，大部分已载入《谢海洲临床经验辑要》（谢海洲编著，王世民、王红梅等整理）《谢海洲论医集》（谢海洲编著，张纲等整理）、《壶天云烟》（谢海洲编著，洪文旭整理）等专著中，为编写提供了大量翔实资料，在此特作说明，并表示衷心感谢！在整理过程中，得到张克庄、张华东、赵冰、谢刚、安新福、王安良、张红芝等同志的大力帮助，在此一并表示谢忱！

先生在临床实践中积累了丰富而又独特的经验，本书力图全面而真实地反映谢老临床学术经验的特色，使后学有所启迪。全书内容分为三个部分：

医家小传：简要介绍中医临床家谢海洲的身世，幼承家技，师承名门，博采众长，变通古方，灵活施治，喜创新方，医术精湛，诲人不倦的勤奋精神，以及济世活人的大医风范。

专病论治：为本书的核心内容，涉及内、外、妇、儿等科的典型疾病 64 种，对每个医案均作重点评述，既有先生独特的学术思想，又突出谢氏用药特色。对于脑髓病、痹证、肿瘤、血液病等疑难重病，评按中突出重中之重的分析，使后学有参。

诊余漫话：主要介绍对脑髓病、痹证等的研究成果，"谢氏常用三法"（清热解毒法、活血化瘀法、扶正培本法）应用体会，以及"谢氏用药之妙"，古方新用，自创方的应用等。如果将专病论治部分比作方剂学中的"君、臣"地位，诊余漫话和方药研究则可比作方剂学中的"佐、使"，共奏君、臣、佐、使相合，以突出谢老的学术思想及成就。

通过整理谢老的临床经验，深感受益匪浅，余虽已竭尽全力，然很难全面突出先生的学术思想及成就，本书的问世希望能得到前辈同道赐教指正，希望能对后学抛砖引玉，如是即杏林之幸，亦读者之幸矣。

济世悬壶六十春　博采众方求古训
独创谢氏杂病学　传世之作育后人

学生　杨增良　拜撰
2003 年 7 月

目　录

医家小传

　　谢海洲，1922 年 3 月 3 日出生于河北省秦皇岛。北京中医药大学名誉教授，中国中医研究院资深研究员、研究生导师，中国中医研究院广安门医院主任医师，首批国家级名老中医之一，国内著名的中医药学家。其业绩及学术经验分别载入《中国中医名人辞典》《中国专家大辞典》《世界优秀专家人才名典》《世界知名专家》《中国世纪英才业绩与论著》《名老中医之路·第二辑》《中国名老中医药专家学术经验集（Ⅱ）》《名医奇方妙术》等专著中，1990 年荣获国务院颁发的有突出贡献专家称号，享受政府特殊津贴。

　　谢海洲先生是中医临床家。出身书香门弟，中医世家，其曾祖父谢香圃原为儒家，不为良相而以良医为终生职业。通晓内、外、妇、儿四科，擅治外科跌打损伤、痈疽疮疡，同时精通打丹、熬膏药、配制丸散等中药剂型。其曾祖父经王尔烈（清朝嘉庆皇帝的老师）的介绍，曾入宫为人看病，并得到赏赐；其祖父谢子厚继承祖业，弃仕而从医，亦为一代儒医；其父谢拱辰是谢家第三代儒医，英年早逝。其母靳洁如亦为秦皇岛一带地方名医。先生从小耳濡目染祖传心法，幼承家技，喜读四书五经，熟诵岐黄典籍，十余岁即能背诵《药性赋》《汤头歌诀》《内经知要》等书，且朗朗上口；年稍长，常潜心钻研古汉语、日、英文等而废寝忘食；青年时，拜著名本草学家赵燏黄先生为师，成为赵燏黄教授的入室弟子，乃深得其传。其间并向当代名医金书田、瞿文楼、张友松等前辈请益，之后毕业于河北中医专门学校；1947年经南京考试院河北山东考诠处正式录取为中医师，当时的主考官为北京四大名医之首肖龙友先生；1949年拜江南名医徐衡之先生为师，20世纪50年代又聆听章次公先生的临床教诲，为今后的临床成就奠定了坚实基础。

谢先生从医60余年，学验俱丰，尤其在中医基础理论方面造诣精深，不乏真知灼见。他认为津凝成痰、血滞成瘀本是两个不同的病理产物，然在临床实际所见，痰、瘀在许多疾病特别是疑难重症中又常互结相兼为患，常须痰瘀并治才能收效。如咳喘、中风、噎膈、痹证、胸痹、癫狂、癥积等，痰瘀互结常是其主要病机，特别是当这些疾病久治不效、缠绵不愈时，化痰祛瘀并用多可取得良好的疗效。系统性红斑狼疮证属本虚标实，气虚阴虚为本，热毒瘀结为标，治以益气养阴治其本，解毒散瘀治其标。他对清热解毒、活血化瘀、扶正固本三大治则有深入的研究，其理论指导临床，已被公认。清解活血扶正"三法"灵活运用，治疗中医临床多种病证，每每取得良效。尤其对治疗风湿病、癫痫、脑血管病后遗症、颅脑外伤后遗症、神经系统疾病、血液病、系统性红斑狼疮及癌症等，均有独特见解和丰富经验。如癫痫病发作期以祛邪为主，针对风、火、痰、热、瘀不同病因用药，休止期以扶正为主，调整人之气血阴阳，只有合理治疗才能达到治愈目的。中风"左瘫右痪"治不同，究其因男人主气属阳，女人主血属阴，左瘫按瘀血治，用益气活血法，以补阳还五汤辨证化裁；右痪按顽痰治，用涤痰法，如二陈汤、导痰汤、涤痰汤等。先生擅治痹证，总结出"三要四宜"（扶正培本，祛湿健脾，利咽解毒；寒痹宜温肾，热痹宜养阴，寒热错杂宜通，久病入络宜活血搜剔）的治疗原则，治痹谨守四要点，即：祛邪尤重除湿，治痹勿忘外感；散寒每兼温阳，清热酌增养阴；寒热错杂宜通，气血亏虚从补；久病虫类搜剔，顽痹谨守温肾。上述治疗大法即是谢海洲先生治疗痹证的精髓。他积 60 余年临床之经验，对疑难杂病的研究最深，尤精于脑髓病（神志病、中风、郁证、头痛、眩晕、癫痫、痿证、睡眠障碍等）和痹证的论治，由谢海洲教授编著的《脑髓病论治》（北京科技出版社出版）、《谢海洲临床经验辑要》（中国医药科技出版社出版）两书中，均有重点论述。

谢海洲先生是方药学专家。谢老早年拜本草学家赵燏黄先生为师，后又多年从事中药、方剂教学，对方药研究造诣精深，熟谙药性，如数家珍，遣方用药，得心应手。如白蒺藜辛苦性平，有升有降，能疏能散，功专平肝疏肝、祛风明目；僵蚕升多降少，功长息风止痉、祛风止痛。两药合用，疏肝、平肝、息风三者并举，正符合"肝者将军之官"的特点。对药是配伍的重要组成部分，他每能结合现代药理研究成果广泛应用于临床而获得良效。如紫草与防风治系统性红斑狼疮；仙鹤草与连翘治血小板减少症；仙鹤草与阿胶养血滋阴，调整心律等。他认为用药如用兵，兵不在多而在灵。他不仅对中药的药性、归经、炮制、鉴别、应用等研究深刻，而且对每味中药的化学成分、现代药理、临床新用、毒副作用等也非常精通。尤其对中药的归经、中药的制剂、鲜药的应用等诸多方面，均有独特见解。如对药物归经的认识，甘草、附子、威灵仙等药物归十二经，广泛应用于临床治疗多种疾病。药物的炮制不同，亦可改变其归经，如黄连清热泻火解毒作用较为全面，且以泻心火、胃火功效突出。黄连清肝胆火用吴茱萸水炒，清上焦火用酒炒，治胃火呕哕用姜汁炒等。先生对鲜药的应用也独具匠心。如用动物鲜药经特殊低温冷冻处理，保持动物体内的活性酶，用以治疗癌症、红斑狼疮等疑难病症，收到很好的疗效。先生经方、时方并重，师古而不泥古，擅创新方。由于辨证与辨病相结合，辨证论治与专方专药相结合，独创一派用药体系，因而大大提高了临床疗效。如先生研制出治疗类风湿性关节炎系列药——痹清乐（湿热阻络型）、痹寒乐（寒湿阻络型）、痹康乐（肝肾亏虚、气血不足型），应用于临床不仅能改善关节局部症状，起到消肿止痛作用，而且对机体免疫系统有关指标有改善作用，他总结创拟了不少治疗疑难重症的奇方妙法，在国内外影响较大。如生血丸、癫痫康、加味抗痿灵等中成药，已献给药厂生产，应用于临床受到患者的青睐。又如治疗颅脑损伤后遗症的化瘀通络汤、补肾荣脑汤；治疗神经系统疾病所致下肢瘫痪的补肾活血汤；治疗脑萎缩的三黑荣脑汤；治疗神经衰弱的柴胡枣仁汤；治疗各种郁证的神复康；治疗痹证的痹痛宁；治疗不孕症的暖宫促孕汤；治疗失音的发音散；治疗慢性肾炎尿毒症的尿毒症方等。因在临床获得满意疗效而受到广大患者的交口称赞。

　　谢海洲先生堪称中医药论著"高产作家"，编写专著 20 余部，先后发表专业论文 200 余篇，科普文章 350 余篇。纵观先生的主要论著，其中有关方药学的专著占相当大的比重。如《药品小辞典》（中药部分）、《药物手册》（中药及中成药部分）、《中药常识》、《常用药物知识》、《常用中药的应用》、《历代名医良方注释》、《中医药丛谈》等就是其中的代表部分。可谓：

先生从医六十春，岐黄本草造诣深；

方剂理论释奥义，著述精辟育后人。

谢海洲先生是中医药教育家。先生从医60余年，始终坚持临床、教学、科研三结合。早在1943年，先生以优异的成绩毕业于北京药学讲习所之后，就留所任教中药、药物学等课程；1948年后，曾襄助陈慎吾、胡希恕创办中医讲习所（解放前北京中医三大院校之一），并任中药、方剂教师；中华人民共和国成立后，曾先后在北京药科学校、医士学校、护士学校、高级护校、北京卫生学校、北京中医进修学校等任教师，主讲中药、方剂；1956年任北京中医学院中药方剂教研组副主任及第一届中药系主任；1967年"文革"期间下乡为基层群众服务，仍坚持给乡村医生讲课；1972年应中国医学科学院之邀，担任西医离职学习中医班教师及临床辅导；1976年以后，先生在中国中医研究院广安门医院任主任医师，并兼职教学，任研究生导师，迄今已培养研究生16人，师代徒2人；2003年先生已82岁高龄，仍"离"而不休，在二部一局主办的全国名老中医药专家师带徒第三批中又带2人。据不完全统计，他的学生近千人，其中入室弟子数十人。先生为中医药事业辛勤耕耘一生，为国家培养出大批中医药事业的高级人才，如现任中国中医研究院党委书记姚乃礼、北京望京医院院长胡荫奇、国家中医药管理局港澳台办公室主任王承德等就是其中的代表。先生晚年经常应邀出国讲学及进行学术交流，自1989年曾先后到荷兰、比利时、马来西亚、印度尼西亚、日本、美国等国。2000年曾两次赴沙特、阿联酋等国会诊，其医术蜚声海内外，其桃李誉满五大洲。可谓：

从教悬壶六十春，桃李天下正芳芬；

读破经典千万卷，造诣精深泽杏林。

谢海洲先生是中医养生家。他精晓养生之术，年逾八旬而貌有壮容。其养生倡导"三好"：一曰心情好，二曰吃饭好，三曰睡眠好；其养生倡导首要养神，恬淡虚无，真气内存；其养生强调药食同源，辨证食疗，"谷肉果菜，食养尽之，无使过之，伤其正也"；其养生重视生命在于运动，运动在于适宜；其养生遵循紧张而愉快地工作，轻松而节律地生活；其养生面向社会，普渡众生，《中国传统中医药自然养生和康复保健（四季养生篇）》《医林奇观－谢海洲谈病》已制成电视片，放映后受到观众广泛好评；其养生从不言老，精勤不倦，勤于用脑，善于用脑，生命不息，奋斗不已。正所谓：

保精养气怡心神，恬淡虚无真气存；

学海无涯书作伴，夕阳无限总是春。

谢先生大医精诚，品德懿范。近年来了却了三个心愿：一是拿出9万元人民币捐献给中国中医研究院研究生部；二是把120件名人字画装裱后捐献给中国中医研究院医史博物馆；三是将中国老教授协会奖励的2000元人民币捐献给了湖北省涞水县希望工程。此外，他还向中国中医研究院、北京中医药大学、广安门医院三家图书馆捐书2000余册。此种义举令人感动，令人钦佩，令人赞叹！时年82岁的谢老先生仍学而不厌，诲人不倦，一面坚持临床带徒，热忱帮助支持后学，为国家培养高级人才，一面致力于中医药的科学研究，著书立说，堪称后学之师表；先生治学严谨，善于创新，医德高尚，济世活人，他为中医药事业呕心沥血，精勤不倦，堪称杏林之典范。"春蚕到死丝方尽，蜡炬成灰泪始干"，先生的临床经验已传给其弟子，先生的学术思想正在发扬光大，先生的勤奋精神永远激励后人。正所谓：

博采众方创一流，老而靡倦不知愁；

岐黄之术传四海，杏林春满誉五洲。

专病论治

眩　晕

医案 1

李某，女，38 岁，工人。1963 年 6 月 24 日。

病史：头晕时作已 7 年，1 周来因加班劳累头晕发作。视物旋转，后枕部有沉重感，不能站立，恶心呕吐，双耳鸣响，左重于右，不敢动，不敢睁眼，服药即吐，心悸气短，腰酸腿软，出汗多。末次月经来潮 6 月 13 日。医院确诊为"梅尼埃病"。

诊查：患者由人搀扶缓缓就坐，面色苍白，闭目，舌淡无华，唇淡，声音低弱，脉沉细两尺弱。

辨证：肾精亏耗，髓海不足。

治法：补肾填精，和中止呕，标本兼顾。

处方：

桑叶 10g　女贞子 12g　旱莲草 12g　黑芝麻 30g　磁石 30g　黄芩 10g　白术 10g　陈皮 10g　竹茹 6g

2 剂，水煎服。

二诊：1963 年 6 月 26 日。

药后呕恶减轻，头晕程度减轻，上方加山萸肉 10g、枸杞子 10g、百合 10g，又服 6 剂而痊愈。

医案 2

陈某，男，51 岁，太平间工人。1972 年 11 月 15 日。

病史：头晕数年，4 日来头部不敢转动，不能摆头、低头，如立疾行之舟车上，屡治无效。周身沉重，四肢凉，纳少，食后脘闷，不渴少饮，小便不畅，大便正常，今晨 5 点因晕倒而送我院急诊。

诊查：面色白，精神不振，痛苦面容，目窠肿，舌淡胖边剥，苔薄白。来时拄杖就诊，步履蹒跚，闻之不断呻吟，脉沉细尺弱。

辨证：阳虚水泛，清阳不升。

治法：温阳化水，升清降浊。

处方：

制附子 10g　白术 10g　茯苓 12g　生姜 10g　白芍 10g

2 剂，水煎服。

二诊：1972 年 11 月 17 日。

服药 2 剂后病大减，原方继服 3 剂痊愈。

医案 3

陈某，男，47 岁，干部。1982 年 8 月 3 日。

病史：患者于 1956 年患"神经官能症"，1981 年年初出现阵发性眩晕，每日发作 1 次，至同年 10 月发作频繁，约 10 天 1 次，程度亦有所加重，每发即天旋地转，口吐痰涎。1982 年 3 月起，每日眩晕发作 1～3 次，至同年 6 月，每日发作 8～10 次，发作时目瞪口呆，四肢失用，跌倒在地，体重由 57.50kg 降至 49kg。1982 年 7 月，经上海某医院诊断为"脑垂体肿瘤"。患者来我院就诊前体重已降至 47.5kg。

诊查：望之神志清，精神疲惫，面色萎黄而暗，未见面瘫及眼颤，体瘦，肢体活动正常。舌红而暗，边有瘀斑，唇暗，苔薄白，脉弦细而数。

辨证：痰阻血瘀，气机失调。

治法：活血化瘀，祛痰消核，调理气机。

处方：

浙贝母 9g　山慈菇 9g　川楝子 12g　龙葵 15g　射干 6g　蔓荆子 6g　升麻炭 6g　芫蔚子 12g　苍耳子 6g　土茯苓 15g

15 剂，水煎服。

上方服至 15 剂后，阵发性眩晕停止，后复因精神不畅又出现轻度眩晕，仅 3～4 秒即恢复正常，此后仍坚持服药，未再发作。

患者于 1982 年 9 月 17 日经大连医学院附属医院拍头颅侧位片检查，提示"蝶鞍深径略大于正常"，同时 CT 检查报告未见异常改变。

二诊：1982 年 11 月 29 日。

家属代诉：近 20 日睡眠不安，每日自感心跳突停 10 次左右，牙周疼痛，口舌起小疱。继用上法，并佐以清热解毒。

处方：

浙贝母 9g　山慈菇 9g　射干 6g　土贝母 9g　炙远志 9g　土茯苓 15g　龙葵 15g　沙苑子 9g　白英 15g　芫蔚子 12g　焦栀子 6g　升麻 3g　苍耳子 6g　川郁金 12g　茯苓 15g

15 剂，效不更方，可继服多剂。

三诊：1983 年 6 月 6 日。

上方服药已达 300 剂，眩晕未发作，纳食可，夜寐不安，情绪不畅时自觉心跳突停。舌暗红，有瘀斑，苔薄黄，脉弦细数。效不变法，宗上方加减。

处方：

浙贝母 9g　山慈菇 9g　射干 6g　土贝母 9g　山萸肉 6g　龙葵 15g　蔓荆子 9g　仙鹤草 30g　白英 15g　苍耳子 6g　白芷 9g　白蔹 9g　藁本 6g

15 剂，效不更方，可继服多剂。

1983 年随访：1983 年 12 月 26 日经大连市某医院复查，头颅侧位片提示："蝶鞍外形大，呈球形增大，骨质有疏松改变"，与 1982 年上海某医院 X 线片比较病变减小。

1985 年底随访：至同年 3 月 31 日停药，共服药 700 余剂，眩晕未作，精神很好，可以胜任紧张工作，体重增至 75kg，无任何病症感觉。

评按

眩晕是临床常见的病症，其病机概言之有风、火、痰、虚之别，其中亦可兼夹。如医案 1 眩晕属虚，与劳累、紧张有关，易复发。初诊宜标本兼治，用辛寒入肝肾之磁石以益肾纳气、平肝潜阳，以《证治准绳》之二至丸及《医方集解》之桑麻丸滋补肝肾、填精充髓，治疗眩晕耳鸣甚佳。黄芩、白术、陈皮、竹茹和中止呕。俟症状缓解后，加山萸肉、枸杞子、百合等，以增大滋补肝肾之比重，乃阴中求阳也。如此肾虚得补，浮阳得潜，标本兼顾，眩晕可愈。

医案2以"如立疾行之舟车上"为辨证着眼点，此即"振振欲擗地"也。观其色，究其脉，为阳虚水泛、水阻清阳所致之眩晕，故以真武汤温阳祛寒、健脾利水而病除。

医案3"脑垂体肿瘤"系西医学病名，此例属中医学"眩晕"范畴。然其病机、症状与常者有异，不能用常法进行论治，需要辨证辨病相结合，这样才能够有的放矢。从症状分析，眩晕发作时天旋地转，口吐痰涎，说明痰邪为患；舌有瘀斑、唇暗，又为血瘀所致；痰瘀互结，日久化火而变为痼疾。故治以化痰软坚、活血化瘀为主，并佐以清热解毒，方用浙贝母、山慈菇、射干等化痰软坚；莪蔚子、郁金、龙葵等活血化瘀；土茯苓、白蔹等祛湿解毒；白英、土贝母等清热解毒、散结消肿；栀子清热凉血，导热下行；苍耳子、蔓荆子、升麻等引经为使；再加仙鹤草强心补虚、养血凉血，共奏攻邪不伤正之功。

中 风

医案1

刘某，女，60岁，工人家属。1977年3月22日。

病史：患者于1977年2月17日下午在家吃饭时，突感到肢体乏力，继而站立不稳，扑倒在地，神识昏迷，渐渐不省人事，急送往北京某医院，经腰穿确诊为"脑溢血"，遂住院治疗。半月后邀余会诊。

诊查：患者当时神志昏糊，以致家人呼叫亦昏睡不应，右半侧肢体不遂，喉中痰鸣，二便失禁，舌红绛，苔黄厚腻，脉沉滑。

辨证：肾阴不足，虚阳暴越，水不制火，痰火上扰，蒙蔽心神。

治法：化痰开窍，清心宁神。

处方：

制南星6g　清半夏9g　陈皮9g　茯苓15g　石菖蒲9g　枳实9g　地龙10g　天竺黄9g　淡鲜竹沥水30ml（分冲）薄荷6g（后下）　益智仁10g　乌药10g　莲子心5g

水煎服，4剂。

二诊：1977年3月26日。

4剂药后，喉中痰鸣稍有减轻，按原方再进4剂后，神志稍清，呼之可点头示意，已能说个别单词，舌红，苔腻，脉沉弦。遂用地黄饮子加减以滋补肝肾、益阴制阳。

处方：

熟地18g　山萸肉12g　石斛12g　麦冬10g　五味子6g　肉桂6g　石菖蒲10g　远志6g　茯苓12g　肉苁蓉10g　附子4g　巴戟天10g　薄荷6g（后下）

水煎服，14剂。

三诊：1977年4月15日。

服药14剂后，右侧肢体活动及语言表达均较前好转，再进药2周后，已能挂杖行走，脉仍沉细。又拟平补肝肾、活血通络法。

处方：

熟地 18g　首乌 15g　石斛 12g　麦冬 10g　五味子 6g　红花 10g　鸡血藤 15g　茜草 10g　桃仁 10g　川芎 8g　桂枝 6g　丹参 15g

水煎服，14剂。

四诊：1977年4月26日。

进药20剂，右侧肢体功能恢复显著，已能自行走路，不需扶持，右手已能拿物，舌淡红，苔薄黄，脉弦细。病已向愈。前方加地龙 12g、黄芪 30g。共研细粉制蜜丸，每丸 9g，每次1丸，日服2次。服药3剂后，自觉肢体活动如常，生活基本自理，5年后随访仍没有复发。

医案 2

李某，男，67岁，工人。1978年11月15日。

病史：患者于同年11月7日下班乘车回家，行走途中突觉头晕恶心，四肢乏力，左手遂即失去知觉，伴有口眼㖞斜，语言謇涩，由他人搀送至家，至晚上8时即不省人事，急送某医院，当时血压 150/110mmHg，腰穿呈血性脑脊液，诊断为"脑溢血"，住院1周，疗效不明显，于11月15日邀余会诊。

诊查：当时病人不省人事，口眼㖞斜，面色发红，喉中痰鸣，大便数日未行，舌红绛，苔黄腻，脉弦滑。

辨证：痰热腑实，风痰上扰清窍，瘀阻经络。

治法：辛凉开窍，化痰通腑。

处方：

生大黄 6g（后下）　元明粉 4g（分冲）　厚朴 9g　枳实 9g　桃仁 10g　红花 10g　赤芍 15g　当归 9g　地龙 6g　莲子心 6g

水煎服，3剂。

另服清心滚痰丸，每次半丸，每日2次。

二诊：1978年11月19日。

服药3天，大便通利，热退，喉中痰鸣声减轻，仍神昏，舌暗，苔黄腻，脉沉弦。拟清心化痰，化瘀通络。

处方：

泽兰12g 丹参15g 川芎9g 益母草15g 鸡血藤20g 当归9g 赤芍15g 桃仁12g 杏仁9g 海浮石12g 淡鲜竹沥水30ml 天竺黄12g（冲服）

水煎服，8剂。

另服清心滚痰丸，每次1丸，每日2次。

三诊：1978年11月28日。

服药8天后，喉中痰鸣消失，神志转清，前方去杏仁、益母草，加生蒲黄12g、豨莶草30g、石菖蒲9g。水煎服，8剂。带药出院，坚持门诊治疗。

四诊：1978年12月10日。

又服药11剂后，左侧肢体可轻微活动，舌暗红，脉弦细。治以补肾养阴，佐以活血通络。

处方：

北沙参12g 天麦冬各9g 牡丹皮10g 黄芩10g 生地15g 枸杞子12g 当归12g 红花10g 丹参15g 鸡血藤20g 白芍12g 木瓜12g 伸筋草15g

水煎服，13剂。

五诊：1978年12月24日。

服药13剂，口眼㖞斜消失，拄杖可行走。舌暗苔白，脉弦。拟益气活血、化瘀通络法。

处方：

黄芪 15g　当归 10g　川芎 9g　赤芍 15g　地龙 9g　桃仁 9g　红花 9g　鸡血藤 24g　路路通 10g　太子参 15g

水煎服，14 剂。效不更方，可继服多剂，以巩固疗效。

上方连服 2 个月后，生活已能自理，语言尚不流利，嘱病人继用此方调理，3 年半后随访，患者已恢复如常人。

医案 3

张某，男，43 岁，辽宁凌原县油库管理员。1983 年 10 月 16 日。

病史：患者于 1983 年 9 月 30 日突然出现轻度失语，伴右手麻木，遂去 321 军医院就医，诊为"枕大神经炎"，投以西药地巴唑、维生素 C 治疗，症状逐渐加重。又于同年 10 月 15 日去沈阳军区总院就医，经 CT 检查诊断为"左侧脑血栓形成"。次日邀余会诊。

诊查：患者重度失语，晨起时口中流涎较多，右手麻木，偶有心悸，舌淡暗，苔白腻，脉沉细。

辨证：痰阻舌本兼气虚血瘀。

治法：涤痰开窍，益气化瘀。

处方：

（1）天竺黄 100g　牛黄 3g　胆星 30g　麝香 0.3g　冰片 0.3g　菖蒲 90g　远志 90g

研粉含化，每次 1g，早、晚各 1 次。

（2）黄芪 24g　当归 12g　桃仁 6g　川芎 9g　红花 9g

水煎服，分 2 次煎，每煎沸后煮 20 分钟，分 2 次服，早、晚各 1 次。14 剂。

2 周后患者可以说一些单词，但速度较慢，口角流涎基本控制，偶有心悸。一方不变，二方加桂枝 9g，继续服用，服法同前。

又 4 周后，患者已能说一般句子，表达偶有不全，余症已基本消失。疗效明显，带药出院。

医案 4

王某，女，51 岁，北京通县农民。1985 年 1 月 6 日。

病史：患者于 1980 年 2 月突然出现右侧肢体活动不利，说话含糊不清，神倦乏力，后经当地医院治疗，逐渐好转，诊断为"脑血栓形成"。1985 年 1 月，患者再次出现右侧肢体活动障碍，伴有失语，症状较上一次发病时严重，当即送往当地医院，因床位不足，又转入"朝阳偏瘫医院"诊治，并邀余会诊。

诊查：患者右侧肢体不能活动，以下肢为重，病人不能行走，右上肢虽然可迟迟抬举，但抬高不过肩，手指的细微动作不能。语言表达不能，伸舌左偏，口角时流痰涎，大便 7 天未解，小便黄，舌红苔黄厚滑，脉弦。

辨证：中风"复中"（中风之复中应为重虚重实之证，但此患者的临床表现以实证为主）。

治法：通腑涤痰，平肝潜阳。

处方：

大黄 6g　厚朴 9g　天竺黄 9g　桑寄生 20g　钩藤 12g　生石决明 20g　白芍 15g　黄芩 9g　天麻 6g

水煎服，7 剂。

二诊：1985 年 1 月 15 日。

服药 7 日后，病人大便得通，口角流涎稍减，右侧肢体活动变化不大，语言表达能力尚差，舌红，苔薄稍黄，脉沉。此时实证稍缓，治应虚实兼顾，以补肾固本、通络开窍为主要治则。

处方：

桑寄生 20g　女贞子 15g　狗脊 9g　黄芪 20g　熟地 15g
菖蒲 9g　远志 6g　地龙 30g　天麻 15g

水煎服，14 剂。

三诊：1985 年 2 月 1 日。

服药半个月后，右侧肢体活动较前明显好转，拄杖可自己行走，不需别人搀扶，说话已能作简单的表述。又服药 1个月后出院，出院时病人生活能基本自理。

医案 5

尹某，男，53 岁，河北三河采购供应站工人。1985 年8 月 21 日。

病史：患者于 1982 年 8 月因右侧肢体活动障碍，伴有失语，在北医三院就医，诊为"脑血栓形成"。住院治疗 2个月后，肢体功能基本恢复，随即出院。最近半年说话含糊不清，时好时差，近 20 天失语加重，不能说话，复到北医三院就诊，经 CT 检查后诊断为"脑血栓形成"。由于床位紧张，于 1985 年 8 月 16 日转入玉泉山康复医院，入院时诊断为"脑血栓形成"。8 月 21 日邀余会诊。

诊查：患者重度失语，口角流涎，四肢活动尚可，自觉右腿乏力，性情急躁，偶有头晕，晨起时口苦，舌苔黄腻，脉弦滑。

辨证：痰阻舌本兼肝阳上亢。

治法：涤痰开窍，平肝潜阳。

处方：

（1）天竺黄 100g　牛黄 3g　胆南星 30g　麝香 0.3g　冰

片 0.3g　菖蒲 90g　远志 90g

研粉含化，每次 1g，每日早、晚各服 1 次。

（2）生石决明 20g　钩藤 12g　天麻 6g　白芍 9g

水煎服，一煎沸后煮 30 分钟，二煎沸后煮 20 分钟，分早、晚 2 次服。水煎服，14 剂。

服药 2 周后，失语稍轻，口角流涎基本控制，仍有口苦，急躁易怒。将二方加黄芩 9g，继续服用，服法同前，一方不变。3 周后患者说话已能成句，仅个别词组表达不全，眩晕和口苦基本消失，疗效满意，病人带药出院。

评按

中风又名卒中。因本病起病急骤，见证多端，变化迅速，似有"风性善行而数变"的特点，又"如矢石之中的，若暴风之疾速"，故以中风名之。本病是以卒然昏仆、不省人事，伴口眼㖞斜、半身不遂、语言不利，或不经昏仆而仅以㖞僻不遂为主症的一种疾病。

中风包括西医学的脑溢血、脑血栓形成、脑栓塞、蛛网膜下腔出血等脑血管意外的疾患。

医案 1 诊断为脑溢血，中医辨证为肾阴不足，虚阳暴越，水不制火，痰火上扰，蒙蔽心神。先拟化痰开窍、清心安神治之。方以半夏伍陈皮，燥湿化痰，理气健脾；制南星燥湿化痰、祛风定痉，又擅入肝经，专走经络，为开涤风痰之专药，与半夏配伍，散周身痰结，尤以祛风痰为著；天竺黄长于清热豁痰、凉心定惊，竹沥性极滑利，走窍逐痰，通达内外，为"痰家之圣药"，二药合用可增强清热豁痰、定惊利窍之功；地龙长于清热息风，与豁痰药同用，清热豁痰息风力显；枳实破气作用较强，与理气药陈皮同用可增强理气化痰之力，有治痰先治气之意；石菖蒲化痰开窍醒神，茯苓宁心安神，莲子心清心安神，三药并用，安神之力倍增。二诊之后，改拟滋补肝肾、活血通络之法，方以熟地益精血、补肝肾；麦冬、石斛、五味子三味同用，增强滋阴敛液之力；山萸肉、肉苁蓉、巴戟天三药组合可益精补肾，滋阴助阳功著；再用附子、肉桂温下接上，引火归原，如此配伍，寓有"善补阳者，必阴中求阳"之义；菖蒲、远志、茯苓组合，增强交通心肾、化痰开窍之功；少佐薄荷以散风升清，使阴阳平，痰浊化，窍开痰除，肝肾得补，此正是"地黄饮子"（《宣明论方》）之本意也。脑出血稳定之后，必有瘀血阻络，故又施以活血通络法。方以桃仁、红花相须伍用，增强祛瘀生新之功；丹参活血祛瘀作用广泛，清而兼补，鸡血藤活血养血通络，二药伍用，活血通络养血兼而有之；川芎活血化瘀，善行血中之气，茜草具有祛瘀止血双向调节之特点，二药配伍，既增强活血化瘀之力，又有久服无弊之特点。医案 1 系急则治其标、缓则治其本、攻补兼施之典例。

医案 2 诊断与医案 1 相同，均为脑溢血，同为中脏腑，系中风之重证。然中医辨证不同，故治法各异。医案 1 为肾阴不足，虚阳暴越，水不制火，痰火上扰，蒙蔽心神所致，故先以化痰开窍、清心安神治之，后用"地黄饮子"（《宣明论方》）治之，攻补兼施，标本同治；医案 2 系痰热腑实，风痰上扰清窍，瘀阻经络所致，故先以辛凉开窍、化痰通腑为法，再以清心化痰通络治之，三诊之后改拟补肾养阴、益气固本为主，辅以活血通络之法。方中"大承气汤"（《伤寒论》）泻热通便、行气荡积。药以生大黄（后下）、元明粉（分冲）二药伍用，相互促进，泻热导滞，攻下破积，通便除满之力增强。正如柯琴所云："仲景欲使芒硝先燥屎，大黄继通地道。"《医宗金鉴》谓:"经曰:热淫于内,治以咸寒,火淫于内,治以苦寒,君大黄之苦寒,臣芒硝之咸寒,二味并举,攻热泻火之力备矣。"枳实以破气消痞为主,厚朴以行气降逆、消胀除满为要,枳实有泻痰之力,厚朴具消痰之功,二药相伍,相得益彰。方以清心滚痰丸(中成药)另服,清心涤痰、泻火通便之力倍增;天竺黄、竹沥水同用,增强清热豁痰、定惊利窍之功;泽兰配丹参以活血化瘀、利水消肿;益母草、鸡血藤伍用,增强活血通络、祛瘀生新之力;木瓜、伸筋草配对,舒筋活络功效增强;北沙参长于滋养肺阴,与麦冬相须配对,滋阴生津之力增强;天、麦冬均为滋阴清热之品,天冬偏于滋肾清热,麦冬有润肺化痰之功,二药相须为用,有金水相生之意;沙参及天、麦冬三药组合,滋阴生津之力倍增,兼理肺肾两脏,金水相生,母子同治;生地最善滋阴清热,有凉血化瘀生新血之功,与滋阴药配伍,增强滋阴清热凉血之力,同活血药组合,有祛瘀生新之功;枸杞子、当归、白芍三药组合可滋阴血、补肝肾,使其滋阴补血而不滞血,行血而不耗血;五诊改拟补阳还五汤化裁治之,方以黄芪配当归,以补气生血、养血活血;桃仁、红花相须为伍,增强祛瘀生新之力;川芎、赤芍二药伍用,既增强活血化瘀之功,又借气行血行之力,使行血破滞之功倍增;地龙偏于清热息风通络,鸡血藤长于活血养血通络,路路通功善行气活血通络,三药组合为用,清热息风、行气活血、养血通络兼而有之,增强通达经络之功效。案2为先攻后补,主次分明。急用"大承气"釜底抽薪,缓以"金水相生"滋养肺肾,再拟"补阳还五"调理善后,共奏攻邪不伤正、扶正兼祛邪之功,案2虽系中脏腑之闭证,然笃疾可愈也。

案3、案4、案5诊断均为脑血栓形成，然中医辨证不同，治法各异，方药亦有别。

案3证属痰阻舌本兼气虚血瘀，治以涤痰开窍，益气化瘀。方以菖蒲、远志二药合用，涤痰开窍，相辅相助；南星为"开涤风痰之专药"，冰片辛香浓烈，性善走窜，能升能散，具有通窍开闭之功，二药配对有较强的醒脑通窍、祛风开闭之效；麝香（现有人工麝香应用）芳香走窜，开窍力强，有"风病必先用麝香"之说，牛黄清心开窍功著，天竺黄清热豁痰开窍，《本草汇言》曰："天竺黄，豁痰利窍，镇惊安神之药也"，三药组合为用，涤痰开窍之力倍增。黄芪功长补气升阳，当归功专养血活血，二药相伍，既有补气生血升阳之功，又有益气养血活血之力，为气血双补之妙对；桃仁、红花、川芎三药组合，增强祛瘀生新之功。诸药合用可益气化瘀，为补阳还五汤化裁也。

案4证属中风"复中"，以实证为主，辨证为痰热腑实，阳亢风动，故急以通腑涤痰、平肝潜阳息风之法。方以大黄伍厚朴，共奏清泻里实、行气宽中之功；天竺黄长于清热涤痰开窍，黄芩苦寒，入肺经，苦燥肺中之痰，寒清肺中之热，二药合用，增强清热豁痰开窍之力；天麻、钩藤二药相须配对，平肝息风之力倍增；石决明为凉肝平肝之要药，白芍滋阴养血、柔肝平肝，具有养肝体而敛肝气、平肝阳令肝气不妄动之功，二药伍用刚柔并济，加强平肝息风之力，正符合肝体阴而用阳之特点。二诊时实证稍缓，故治以虚实兼顾，以补肾固本、通络开窍为主要法则。方以桑寄生配狗脊，补肝肾，壮筋骨，养血舒筋，祛风通络；熟地功专填精补血，女贞子滋阴补肾，黄芪长于益气升阳，三药组合为用，填精补肾，益气养阴，气血双补，增强扶正固本之力；

菖蒲、远志相辅相助，化痰开窍力增；天麻长于养液平肝息风，地龙偏于清热息风通络，二药相伍可增强息风通络之功效。

案 5 为重度失语，证属痰阻舌本兼肝阳上亢，故治以涤痰开窍、平肝潜阳为法。涤痰开窍方同案 3，以痰阻舌本之证相同故也。然案 3 兼气虚血瘀，而案 5 兼肝阳上亢，故兼以平肝潜阳治之。方以天麻配钩藤，增强平肝息风之功；生石决明、白芍伍用，刚柔相济，可平熄肝风。四药合用，平肝潜阳息风之力倍增。

中风为中医内科四大重证——风、痨、臌、膈之一，《金匮要略》中风历节篇论中风者三条，指出了中风的症、因、脉、治及其与痹证等之鉴别。其病理因素主要是肝风、痰、火、血瘀，凡痰火势盛者病尤危重。诊治中风，应首辨中经络与中脏腑，前者神志清，病位浅；后者神昏不省人事，病位深，病情重。中脏腑则应分辨闭与脱，闭证是邪势盛，痰火内闭，治宜息风清火、豁痰开窍，凡腑实者，及时采用清热通腑；脱证是正气虚，阴竭阳亡，治宜救阴回阳固脱。中经络的病证一般宜以平肝息风、化痰通络治之。恢复期多为本虚标实，有虚有实，病情较复杂，临证时应四诊合参，辨证论治，不要用人为的分型方法去套病人。余根据临床所见，常分以下几种证型：阴虚阳亢，肝风夹痰证；气虚血瘀证；腑实夹痰证；痰瘀互结证等。中医辨证要善于抓住主要矛盾，兼顾次要矛盾，同时要善于抓住矛盾的主要方面，兼顾次要方面，主次分明，标本兼顾。对于中脏腑病人应及时中西医结合抢救，待病情稳定后，应辨病与辨证相结合，如脑溢血患者，不可过早应用活血化瘀通络药，以免加重出血。即使病情稳定之后，虽有瘀血阻络，也应在辨证精确的前提下，急则治标，缓则治本，主次分明，标本兼顾。此外，还应重视中风的预防，平时经常锻炼身体，增强体质，饮食有节，起居有常，不妄作劳，保精养神，避免情志刺激，做到"未病先防，既病防变"，慎防"复中"。

神 志 病

医案 1

王某，女，18 岁，学生。1988 年 6 月 6 日。

患者 2 年前因准备高考，过度用脑致精神恍惚，焦虑失眠，无故哭泣，烦闷，情绪低落，不能看书，舌质淡，脉沉细。证属过用心力，心阴损伤，神失其养。治以养心安神、解郁除烦，兼以清热醒脑法。

处方：

百合 12g　生地 15g　知母 15g　炒枣仁 15g　郁金 12g 菖蒲 9g　浮小麦 30g　甘草 9g

水煎服，14 剂。

二诊：1988 年 6 月 21 日。

药后显效，宗上方加减，继服。

处方：

百合 12g　生地 15g　知母 15g　炒枣仁 15g　郁金 12g 菖蒲 9g　浮小麦 30g　合欢皮 15g　甘草 9g

水煎服，14 剂。效不更方，可继服多剂。

患者连服 30 剂，病愈。

医案 2

李某，女，22 岁，会计。1990 年 8 月 16 日。

患者不会笑半年余，伴有胸闷欲哭，心烦易怒，时多言不眠，纳差，神倦。舌质红，边尖尤甚，苔薄，脉沉数。证属肝气内郁，扰动心神，心失其志。治以清心火、安神志、解郁宣通之法。

处方：

莲子心 3g　栀子 6g　豆豉 12g　夜交藤 18g　百合 12g 知母 9g　琥珀粉 3g（冲）　郁金 12g　菖蒲 9g

水煎服，14 剂。

二诊：1990 年 8 月 30 日。

药后诸症明显减轻，时有咯痰。宗上法佐以化痰之品。

处方：

莲子心 3g　栀子 6g　豆豉 12g　夜交藤 18g　百合 12g 知母 9g　琥珀粉 3g（冲）　郁金 12g　菖蒲 9g　胆南星 6g　淡竹沥水 30ml（冲）

水煎服，14 剂。

药后病人神志正常，可以笑，除偶有烦闷外，余无不适，能正常上班。

医案 3

张某，男，33 岁，工人。1993 年 2 月 8 日。

患者烦怒难控已半月，每周均发怒摔物数次，事后即悔，但临时控制不住。伴有心悸，多梦，胃脘隐痛，便溏。证属肝之疏泄太过，横逆脾胃，上冲心神。治以平肝理气、健脾安神。

处方：

黄连 9g　吴茱萸 6g　川楝子 9g　白芍 18g　龙胆草 6g　青、陈皮各 6g　香附 9g　琥珀粉 3g（冲）　栀子 9g　白术 15g　羚羊角粉 3（冲）　钩藤 9g　厚朴 9g

水煎服，14 剂。

二诊：1993 年 3 月 12 日。

连服 30 余剂后，诸症均减，发怒已能控制，时有烦躁心悸，嘱以左金丸与参苓白术丸常服，实土以抑木。

医案 4

姚某，女，64 岁，干部。1996 年 2 月 5 日。

病者患神经衰弱及脾胃虚寒已多年，近 2 年离休后症重，又时感孤单，心中不快，每日闭门不出，心中郁闷。失眠，易醒，记忆力下降，精神不振，纳呆，腹胀，不敢食冷已月余，近日尤甚，便溏难以控制，观其面色萎黄，神疲乏力，舌淡，脉沉细。证属脾气郁结，心神失养。治以补脾益气、解郁安神之法，佐以升阳固涩。

处方：

党参 15g　白术 15g　茯苓 15g　黄芪 24g　升麻 3g　柴胡 3g　煅牡蛎 24g　陈皮 6g　甘草 6g　补骨脂 12g　首乌藤 12g　合欢花、皮各 10g

水煎服，14 剂。

二诊：1996 年 2 月 20 日。

药后病人神爽，腹胀、便溏已愈，可慢慢散步 1 小时，精神亦明显好转。嘱以补中益气丸与归脾丸常服，巩固疗效。

医案 5

曹某，女，24 岁，学生。1998 年 12 月 9 日。

患者入夜神乱 3 天，因其母病逝，悲哭不已，加之准备考试，过度紧张而致头发大片脱落，心悸，失眠多梦，突然狂哭乱言，吵闹不宁，口有臭味。经十宣放血后安静片刻，后又言语不清，至次日晨起神志转清，言不记其所状，次夜又作，病状如前。证属肺阴耗伤，心神失养。治以滋养肺阴、安调心神，清虚炎之火。以《金匮要略》百合方化裁。

处方：

百合 15g　生地 15g　知母 15g　莲子心 6g　栀子 9g　黄芩 9g　鸡子黄 2 枚（冲）　生龙牡各 24g　夜交藤 9g　茯神 15g　远志 9g　琥珀粉 3g（冲）

水煎服，3 剂。

二诊：1998 年 12 月 13 日。

药后平和，情绪渐佳，前方加减续服，以资巩固。

处方：

百合 15g　生地 15g　知母 15g　莲子心 6g　麦冬 9g　黄芩 9g　鸡子黄 2 枚（冲）　生龙牡各 24g　夜交藤 15g　茯神 15g　远志 9g　琥珀粉 3g（冲）

水煎服，14 剂，以巩固疗效。

医案 6

郁某，女，19 岁，蒙古族。1999 年 1 月 3 日。

患者因受惊后终日心中慌慌，胆怯怕事，卧喜独居隅处，失眠多梦，手足心热，腰酸，舌质暗，根部稍黄，脉弦。证属惊恐伤肾，心肾不交。治以益肾宁志、交通心肾。

处方：

黑桑椹 30g　女贞子 9g　白芍 18g　黑芝麻 30g　旱莲草 9g　阿胶 12g（烊化）　生龙齿 24g　胡桃肉 15g　黄芩 9g　鸡子黄 2 枚（冲）　栀子 9g　丹皮 9g　黄连 5g　肉桂 5g

水煎服，7 剂。

二诊：1999 年 1 月 11 日。

服药 7 剂后，心悸胆怯消除，睡眠转佳，宗上方化裁。

处方：

黑芝麻 30g　女贞子 9g　白芍 18g　黑桑椹 30g　旱莲草 9g　阿胶 12g（烊化）　生龙齿 24g　胡桃肉 15g　栀子 9g　鸡子黄 2 枚（冲）　黄连 5g　肉桂 3g　丹皮 9g

水煎服，14 剂，以巩固疗效。

患者服药月余病愈。

评按

神志病的范围很广，如癫狂、痫证、郁证、脏躁、不寐等多种疾患，病名虽异，但有其总的特点，如病证缠绵，兼证繁杂，变化多端，故治疗神志病需辨证之本，明治神调脏之别，用以变应变之法施治。

案 1 系过用心力，心阴损伤，心神失养，治以养心安神、解郁除烦为主，兼以清热醒脑之法。养心安神即循仲景益阴安神之义，方以百合、生地、知母三味组药为主；以酸枣仁、浮小麦相使相助，养心安神；郁金、菖蒲相须为用，清心解郁、开窍醒神之力倍增。或加合欢皮以增强解郁安神之功，甘草清热和中，调和药性，则药效显著，故服 30 剂而病愈。

案 2 为喜笑不控治在心。喜笑为心之志，临床见以喜笑不控为主症者，从心论治则可获效。本例证属肝气内郁化火，扰动心神，心失其志，故治以清心火、安神志，为解郁宣通之法。方用莲子心、栀子、豆豉组药，重在清心除烦；以百合、知母配对，即仲景益阴安神之义；夜交藤与琥珀粉配伍，即养血安神与重镇安神并用，增强安定神志之功；郁金、菖蒲相须为伍，清心解郁，化痰开窍醒神；胆南星、竹沥水清热涤痰开窍，增强开窍醒神之功。此案系清心法与解郁法、化痰开窍法、安神定志法同用，故治疗不足 1 个月，患者神志恢复正常。

案 3 为郁怒过激治在肝。怒为肝之志，盛怒则肝之疏泄太过，横逆脾胃，肝木乘土，上冲心神。故治以平肝理气为主，佐以健脾安神之法。方用黄连、吴茱萸配对（左金丸），一寒一热，辛开苦降，相反相成，既可清肝泻火、降逆和胃，又可调气散结；香附、川楝子相伍，功善疏肝解郁，兼可清肝火；青、陈皮同用，既能两调肝脾，又能两调脾胃，共奏疏肝理脾、行气调中之功；白芍与白术配对，既能滋肝阴、养肝血、柔肝体、平降肝阳，又可健脾理脾，增强平肝疏肝、理气健脾之力；龙胆草、栀子伍用可泻肝降火、清热除烦、导热下行；钩藤、琥珀粉、羚羊角粉组药可平肝息风、重镇安神兼顾，既可平降上冲之肝气，以防阳亢化风，有既病防变之义，又有镇心安神、心肝同治之妙。诸药合用，共奏平肝理气、健脾安神之功。

《金匮要略》曾云："见肝之病，知肝传脾，当先实脾。"临床治疗肝病，多见实中夹虚、肝脾同病。郁怒者虽责之于肝，但也要兼治脾胃，不可清泻过度而伤之。郁怒过激治在肝，而调理肝脾、肝脾同治实为治疗肝病之大法。

案4为忧思神倦治在脾。思为脾之志，忧思过度则伤脾，使脾气郁结，运化失健，清阳不升，亦能影响到心，以致心神不安，出现心悸、失眠、多梦等病症。正如《素问·举痛论》所曰："思则气结……思则心有所存，神有所归，正气留而不行，故气结矣。"本案证属脾气郁结，心神失养，故治以健脾益气、解郁安神之法为主。方以党参、黄芪相须为用，增强健脾益气升阳之功；四君子汤益气补中、健脾和胃；少佐升麻配柴胡，可升举清阳；合欢花、皮同用，增强解郁安神之功；首乌藤与煅牡蛎配伍，即养血安神与重镇安神并重，既能增强安神之力，又有收敛固涩之功；补骨脂既能温脾止泻，又可温肾助阳，为脾肾并补、固涩精气之良药，配陈皮健脾和中、行气消胀，寓于健脾益气、升阳固涩药中，实有补而不滞、补中兼疏之妙。诸药合用，共奏健脾益气、解郁安神、升阳固涩之功。

案5为悲伤神乱治在肺。悲为肺之志，悲忧过度则伤肺，肺气消散则魂魄不守。肺与心同居上焦，肺气消则上焦不通，心神亦被虚火扰动，故发为癫狂；昼安夜甚，阴虚也。本案证属肺阴耗伤，心神失养，故治以滋养肺阴，安调心神，清虚炎之火。方以百合、生地、知母三味为主药，可滋阴清热、润肺宁神；生龙牡相须为用，滋阴潜阳、重镇安神之力益盛，使虚火不上冲，虚阳不上扰，阴阳调和，阴平阳秘；夜交藤、琥珀粉并用，增强安神定志之功；茯神养心安神，莲子心清心安神，远志化痰开窍、宁心安神，又能交通心肾，有安神益智之功，三味合用，安神定志之力倍增；黄芩、栀子相须为用，降泄同施，黄芩得栀子相助，清肺中伏火之力增加，且能导热下行；并以鸡子黄2枚（冲）滋阴养血补虚，使肺阴得滋，虚火得清，心神得安。本案实为悲伤神乱治在肺之典范也。

案6为惊恐情乱治在肾。惊恐过度则伤肾，恐则气下，精气耗伤，其志失藏，肾水不能上济心火，心神浮越，故治以益肾宁志、交通心肾为法。方以黑桑椹、黑芝麻、胡桃肉三味同用，滋阴补肾，填精荣脑；女贞子、旱莲草相须伍用，滋阴补肾，益下而荣上也；白芍、阿胶得鸡子黄相助，滋阴养血之力增强；丹皮能透达阴分伏火，配栀子、黄芩以增强清泻伏火之力，并可清热除烦、导热下行；黄连、肉桂功善交通心肾，引火归原；并以生龙齿镇心安神，收敛浮越之心神。诸药合用，共奏滋阴补肾、宁志安神、交通心肾、水火既济、阴平阳秘之功。

神志病所见诸症多由心肾两脏失调所致，故治以调治心肾，即抓住上下纵调的主干线，再配合诸多安神之法；然左右横调应抓住肝脾两脏，随症变化而加减。余认为神志病调治脏腑尽管较繁，但只要在辨证中抓住纵横两条线，用之仍可谓有矩可循。

痫　　证

医案1

纪某，男，43岁，工人。1979年11月23日。

患者于半年前突发癫痫，近两个月数日一发。据家属述：发作时突然昏倒，两目上视，口吐涎沫，四肢抽搐，双手握拳，二便失禁，醒后疲倦头痛。1977年6月曾因高空作业跌仆重伤，昏迷 20 余天，当时诊为硬膜下血肿，颅骨骨折和脑挫伤，经抢救脱险。接诊时，其脉细涩，舌质紫暗有瘀点。

辨证：痰瘀阻滞。

治法：化痰活瘀，定痫息风。

处方：

菖蒲 10g　远志 10g　胆南星 9g　僵蚕 9g　茯苓 12g　全蝎 6g　化橘红 9g　丹参 30g　钩藤 18g　石决明 30g　琥珀粉 3g　元参 15g　朱砂 2g（分冲）熟地 15g　川贝母 6g　法半夏 9g　川芎 5g

服药 6 剂，抽搐幅度变小。用药 1 个月，发作次数减少，症状亦瞬时即止。继转化痰定痫兼补阴血之治法。

处方：

菖蒲 9g　远志 9g　胆南星 6g　僵蚕 9g　钩藤 18g　琥珀粉 3g（冲）朱砂 2g（冲）蝉衣 4g　茺蔚子 12g　熟地 15g　天冬 9g　石斛 12g　石决明 20g　益智仁 12g

加减调理半年，以资巩固。

1982 年 7 月随访，患者已有年余未发病。

医案 2

秦某，女，44 岁，农民。1997 年 1 月 23 日。

病史：患者 10 年前猝受惊恐，继而郁怒，不久出现眩仆倒地，昏不知人，手足抽搐，口吐涎沫，面色青紫，二便失禁，历时数分钟至数十分钟不等，而后昏昏入睡，醒后神情恍惚，疲乏无力，头重如裹，发作过程全然不知，发作无定时，发前无征兆。在某医院查脑电图，确诊为"癫痫"。

诊查：观其体丰面黧，神情呆滞，反应迟钝，眠差多梦，头晕昏蒙，带下量多质稀色白，舌暗淡嫩，脉沉小弦。

辨证：肝肾亏虚，脾失健运，风痰闭阻，脑窍失灵。

治法：补肾健脑，健脾化痰，息风止痛。

处方：

制首乌20g　桑椹30g　菟丝子18g　黑芝麻30g　胆南星6g　云苓15g　陈皮9g　清半夏9g　石菖蒲15g　人工牛黄0.3g（分冲）　天麻6g　钩藤15g　全蝎6g　白僵蚕10g　黑白丑各3g

水煎服，20剂。

二诊：1997年2月27日。

服药后癫痫未作，眠实纳增，头晕有减，唯下肢瘦弱，记忆力下降，弱不禁风，故易感冒，舌脉同前。宗原方加黄芪30g、白术15g、防风10g、蔓荆子10g，水煎服，30剂。

三诊：1997年4月22日。

10天前月经来潮，经期因精神刺激而痫证发作，但诸症较前显减，历时亦短，清醒较快，现咽部有痰，头欠清爽，心烦易怒，纳呆眠差，舌淡红，苔白腻干，脉沉弦。效机已现，据舌脉症，略调法易前药续服。

处方：

天麻6g　钩藤15g　胆南星6g　白芥子9g　白胡椒3g　黑白丑各3g　石菖蒲15g　白僵蚕10g　露蜂房5g　全蝎5g　蜈蚣3条　木香10g　砂仁6g　郁金12g　知母9g　炒枣仁18g　生、熟地各10g　川芎10g　坤草15g

水煎服，14剂。

四诊：1997年5月10日。

服药后癫痫病未作，诸症有减，前方去露蜂房、蜈蚣，继服1个月。

五诊：1997 年 6 月 14 日。

癫痫一直未作，唯有轻微头晕，坐卧不宁，眠差多梦，记忆力衰减，腰膝酸软，舌暗胖，脉弦劲。宗前方进退加生石决明 25g、珍珠母 25g、煅龙牡各 25g。续服观察。

以后复诊，未再发作。仍宗前方，时加沙苑子、白蒺藜、菊花、藁本以平肝升清阳，时加琥珀、朱砂以安神定惊，以资巩固。

评按

案 1 之患者有脑外伤史，病程长，病情重，且复杂多变。对重型颅脑损伤后遗症多以补肾健脑、活血化瘀为法，灵活调治，屡获良效。本案亦系外伤而致癫痫，中医亦名之"癫痫"。外伤可使瘀血阻滞，血瘀既久，亦能化为痰水（《血证论》）。故朱丹溪云："痰夹瘀血，遂成窠囊"，可见痰、瘀关系至密。根据脉症，每诊不离化痰祛瘀定痫，兼用活血化瘀或补益阴血等法。方以胆南星、菖蒲、远志三药组合为用，增强化痰开窍、息风定痫之力；法半夏、化橘红、川贝母三味并用，燥湿化痰功著，兼可理气散结；全蝎最善平熄肝风，性善走窜，通络止痛功著，钩藤有清热平肝、息风止痉之功，二药配伍，全蝎偏于息风通络，钩藤长于平肝，相辅相助，具有较强的平肝息风、通络止痛之功；僵蚕化痰镇痉，并有消肿散结的功效，配全蝎、钩藤三药并用，化痰镇痉、息风定痫之力倍增；蝉衣既能祛外风，又可息内风，同僵蚕伍用，息风止痉之力增强；朱砂善清心火而安神明，琥珀粉镇心平肝安神而兼祛瘀，二药相须配对，心肝同治，镇惊安神作用更强；石决明长于清肝热、潜肝阳，与息风药同用可增强平肝息风之力，同朱砂、琥珀配伍，重镇安神功效显著；川芎配丹参活血祛瘀力强，为祛瘀生新常用对药；久病必虚，故兼以滋补阴血之法，以熟地填精补血，配天冬、石斛滋补肾阴，增强滋阴养血、填精补肾固本之功效。诸药合用，终使濒于残废者重获新生。

医案2系由于精神刺激，郁怒伤肝，失其疏泄，气机不畅，三焦不利。"惊则气乱"，"恐则气下"，恐伤肾，气化无权。肝病及脾，肾不温煦，脾不健运，津液不布，痰浊内生，一遇诱因，痰浊可随气逆，随火炎，随风动，上犯清窍，导致痫证。总之，痫证之发，不外乎一个"痰"字，而痰之所生，则与肝、脾、肾的功能失调有关，阴阳升降失职，致风痰火气交杂，如肝肾阴虚，水不涵木，木旺化火，热极生风，脾虚不运，津液水湿积聚成痰，痰迷脑窍，致意识丧失，《古今医鉴·五痫》云："夫痫者有五等……原其所因，或因七情之气郁结，或为六淫之邪所干，或因受大惊恐……治之不须分五，俱宜豁痰顺气，清火平肝"。《本草纲目》云："脑为元神之府"。《金匮玉函经》曰："头者，身之元首，人神所注"。并强调了人的精神活动即神明神志活动由脑所主。故治以制首乌、菟丝子、桑椹、黑芝麻补肾健脑；二陈汤加白芥子、胆南星使未成之痰以绝源，已成之痰得以化散，《本草求真》载白胡椒有治痰食内滞之妙用；沙苑子、白蒺藜以平肝；菖蒲、郁金、人工牛黄以开脑窍，浊去阳复神明自通；四物汤加天麻、钩藤养血息风；全蝎、白僵蚕息风止痉；蔓荆子使阳升阴降，标本兼顾。复方相揉以图治。发作静止、缓急有所侧重，作时重息风止痉，平时偏补虚扶正。此例患者，全程始终贯穿健脾、补肾、健脑匡扶正气，正如李念莪的精辟论述："千万法门，只图全其正气耳"。本《素问·阴阳应象大论》"治病必求于本"之旨，体现了治病求本的临证特色。且组方灵活权变，切中病机，从而使阴阳平衡，脏腑协调，气机升降出入有序，精神乃治，顽疾得痊。

小儿痫证

医案1

崔某，男，4岁。1981年1月7日。

患儿于1岁半时曾受惊吓，于1979年8月突发此疾，表现为突然跌仆，不省人事，数秒即过，口角流涎，向右抽动，头向左侧倾斜抽掣。之后病情逐渐加重，每日发作达30余次。阵发性意识丧失1年零5个月，伴有阵发性痉挛8个月。曾在某医院做脑电图检查，确诊为"癫痫"。经治效不显，遂来就诊。查舌质淡，苔水滑，脉细弦数。拟定痫息风止痉，化痰开窍安神；佐以补肝肾之品。

处方：

天麻2g　钩藤4g　石决明6g　僵蚕2g　胆星2g　半夏3g　远志3g　菖蒲4g　川贝4g　海浮石6g　桑寄生6g　川断5g　牛膝5g　丹参10g　麦冬3g　琥珀粉2g（分冲）　朱砂0.3g（分冲）

水煎服，8剂。

另：琥珀抱龙丸10丸，每服1丸，日服2次。新天麻丸1瓶，每服2粒，日服2次。

二诊：1981年5月7日。

8剂药后癫痫三月余未作，但于4月5日因玩耍从桌上不慎摔下，3天后癫痫又作，喉中痰鸣，夜寐梦多。宗上法，以上方加减共研为粉，装入胶囊，每服1丸，日服2次。

三诊：1982年1月6日。

药后癫痫已八月未发。近因节日贪食，又现面部及右半侧肢体轻微搐动，痰涎稍多，不思饮食，手心微热，苔根部黄腻，舌质淡，脉滑数。拟化痰息风、健脾消食之法。

处方：

焦三仙各3g　鸡内金3g　石决明9g　珍珠母9g　菖蒲5g　钩藤4g　琥珀粉2g（分冲）　朱砂0.2g（分冲）

水煎服，5剂。

另：山楂丸20丸，每服半丸，日服2次。

四诊：1983年3月5日。

距前诊已1年零2个月，癫痫迄今已控，如再遇饮食及情志失调之际，遂自按前之处方服药一二剂，便可防止复发。今为求根治，再来复诊。嘱以前方加减配成丸药1料，以调善后。

医案2

蔡某，女，8岁。1982年7月27日。

患者于1982年6月17日发烧，随即出现腹痛，四肢抽搐发作，此后每腹痛即发抽搐，每次发作约持续10分钟至40分钟不等，经某医院神经科检查，诊断为"癫痫"（腹型）。现抽搐三日一发，多在睡前发作，性情急躁，大便干结，二三日一行，纳差，舌红，苔黄腻，脉弦细。拟化痰息风止痉、镇惊安神之法。

处方：

天麻 4g　钩藤 5g　全蝎 3g　僵蚕 4g　胆星 3g　菖蒲 3g　远志 3g　川贝 4g　丹参 8g　麦冬 5g　琥珀粉 3g（分冲）　朱砂粉 0.5g（分冲）

水煎服，7 剂。

另：琥珀抱龙丸 20 丸，每次 1 丸，每日 2 次。

二诊：1982 年 8 月 9 日。

服上方 7 剂后，四肢抽搐得控，脉细数，舌苔黄腻。再宗上方加减。

处方：

钩藤 5g　菖蒲 3g　白胡椒 3g　蜈蚣 1 条　谷、麦芽各 5g　胆星 3g　僵蚕 4g　黑白丑各 2g　神曲 6g　鸡内金 5g　琥珀粉 3g　朱砂粉 0.5g（二药装胶囊吞服）　补骨脂 6g

水煎服，7 剂。

另：大山楂丸 20 丸，每次 1 丸，日 2 次。

三诊：1982 年 11 月 23 日。

前后服药 35 剂，癫痫已四月未发。于 11 月 22 日神经系统检查：一般状况良好，颅 N（－），生理反射存在，病理反射未引出，眼底正常。意见：癫痫目前已基本控制，建议常服"癫痫康"。

处方：

琥珀抱龙丸 20 丸。

癫痫康 1 瓶。

制首乌片 2 瓶。按说明服用。

半年后随访，至今未发。

医案 3

张某，男，11 个月。1986 年 8 月 11 日。

患儿出生后 3 个月因受惊发病。每发神志恍惚，眼睛发青，两目上视，手指抽搐，颈项强直，呕逆干哕，面色㿠白，精神萎靡，身体软弱无力，舌淡红，苔白腻，指纹色青。

辨证：肝肾不足，脾胃虚弱，肝风内动。

治法：补益肝肾，息风止痉。

处方：

天麻 3g　钩藤 5g　胆星 2g　远志 3g　菖蒲 2g　全蝎 3g　川贝母 3g　白僵蚕 3g　丹参 5g　麦冬 3g　二丑各 2g　白胡椒 2g　琥珀粉 1g（冲）　朱砂 0.5g（冲）

水煎服，8 剂。

另：小儿补脑丸 20 丸，每次半丸，每日 2 次。

二诊：1986 年 8 月 25 日。

患儿呛咳 3 日，喘甚，痰盛，精神疲倦，两目上视，手指抽搐，大便干，舌质淡红，舌苔白腻。患儿因外感转为肺炎喘嗽。治宜清热宣肺、化痰平喘。

处方：

炙麻黄 2g　杏仁 3g　生石膏 8g　炙甘草 3g　桑白皮 4g　芦根 8g　冬瓜仁 4g　清半夏 3g　胆南星 2g　黄芩 3g　桃仁 4g　天竺黄 3g　节菖蒲 3g　地龙 3g

三诊：1986 年 11 月 10 日。

上方服 45 剂，喘晨重昼平，微咳，抽搐时间较短，症状减轻，头向后倾，手心热，舌淡红，大便可，尿少。治以息风止抽、消食安神。

处方：

天麻 4g　胆星 4g　全蝎 4g　蜈蚣 1 条　杷叶 6g　藿香 8g　生姜 2 片　半夏 3g　二丑各 3g　琥珀粉 1.5g（分

冲） 朱砂1g（分冲）

另：癫痫康1瓶，每次1粒，每日2次。

四诊：1986年12月27日。

上方连服30剂，咳喘已减，鼻塞流涕，头向右倾，颈部有小硬结，微吐，哭闹烦躁，指纹正，舌质正常。治宜益气解表、通经络、化痞瘰。

处方：

当归4g 连翘4g 赤小豆10g 黄芪8g 炒白术4g 防风3g 玄参5g 浙贝母3g 生牡蛎8g 夏枯草4g 钩藤5g 淡豆豉4g

水煎服，14剂。效不更方。

五诊：1987年1月26日。

上方连服28剂，干哕、颈项后倾减轻，偶有小抽，手仍不能持物，流涎，夜寐不实。舌正，指纹正。治宜和胃止哕、安神定志、补肾健脑。

处方：

桑螵蛸3g 山药3g 台乌药3g 旋覆花3g（包） 藿香5g 砂仁2g 钩藤5g 胆星2g 生石决明8g（先煎） 生龙牡各8g（先煎） 炒枣仁5g 菟丝子5g 覆盆子3g

水煎服，14剂。效不更方，可继服。

六诊：1987年2月23日。

仍偶小抽，时间较短，呕吐有痰涎，不欲进食，夜寐不安，大便干，两日一行。治宜化痰止呕、重镇安神。

处方：

钩藤6g（后下） 胆星3g 半夏3g 灶心土15g（包煎、先煎） 生石决明8g（先煎） 珍珠母8g（先煎） 紫石英3g（先煎） 灵磁石3g（先煎） 黑白丑各2g 远志3g 天

竺黄 3g　酒军 1.5g　枇杷叶 4g　朱砂 1g（分冲）　琥珀粉 2g（分冲）

水煎服，14 剂。效不更方，可继服多剂。

另：淡鲜竹沥水 100ml，每服 15ml，日服 2 次。

七诊：1987 年 4 月 26 日。

上方连服 35 剂，痫证未作，但身体较弱，微咳，鼻塞不通，流涎，手不能持物，夜寐不实。舌质淡红，指纹正。治宜扶正祛邪并施。

处方：

黄芪 10g　白术 6g　防风 3g　太子参 5g　苍耳子 3g　郁金 4g　明矾 2g　胆星 3g　牛蒡子 3g　白僵蚕 3g　雄黄 1g（分冲）　天竺黄 3g　川贝母 3g　朱砂 1g（分冲）

水煎服，14 剂。效不更方，可继服多剂，以资巩固。

评按

案 1 患儿之癫痫为"后天受惊而得者"，"虽小儿神气尚弱，惊则肝胆夺气，而神不守舍，舍空则正气不能主而痰邪足以乱之"（《景岳全书·癫狂痴呆》）。患儿受惊日久，肝肾阴虚，痰浊闭窍阻络。因此，余始终坚持扶正祛邪的原则，分清标本虚实，补益肝肾而不碍邪，涤痰息风而不伤正。方以天麻、钩藤相须配对，平肝息风止痉之力倍增；石决明、珍珠母伍用，增强平肝息风之力，又有镇心安神之功；胆星、菖蒲、远志三药组合为用，化痰开窍醒脑、息风定痫之力加强；半夏、川贝、海浮石三味配伍，增强消痰散结作用；琥珀粉长于镇心平肝安神而兼祛瘀利水，朱砂功善清心火而安神明，二药相须配对，镇惊安神作用更强，兼有祛瘀化痰之功；僵蚕既能祛风清热，又能化痰镇痉，并有消肿散结的作用，与天麻、钩藤配合，增强息风止痉之力；同胆星、菖蒲、远志为伍，化痰开窍、息风定痫功著；与半夏、川贝、海浮石并用，化痰消结效显，可谓一药三用，作用广泛；琥珀抱龙丸（中成药）最善镇惊安神、祛风化痰，与诸药合用，增强定痫息风止痉、化痰开窍安神之功；麦冬配丹参可滋阴养血、活血化瘀；桑寄生、川断、牛膝三药组合，既能补肝肾、壮筋骨，又可活血祛瘀，寓于诸药之中，有攻邪不伤正、扶正祛邪兼顾的作用。脾为生痰之源，故佐以健脾消食之法，方以焦三仙、鸡内金、山楂丸（中成药）并用，消食化积，以杜绝生痰之根。如此用药，患儿癫痫数月未发，以后用药预防，以获癫痫大发作1年零2个月未发之效。

案2患儿之癫痫，虽以发烧为起因，但就诊时病已月余，患儿并未见大热实象，故不宜泻火。中医辨证为风痰上扰，蒙蔽清窍，拟化痰息风止痉、镇惊安神之法。一诊方服药7剂后，患儿四肢抽搐得控，但舌苔黄腻，故以谷麦芽、神曲、鸡内金、白胡椒等消食化痰为主，杜绝生痰之源；黑白丑长于利水道而泻水湿，通泻之力甚强，能通三焦而祛痰逐饮，与胆星、菖蒲等同用，增强祛痰息风定痫之力；蜈蚣、僵蚕相须配对，息风止痉、解毒散结功著。三诊后患儿癫痫已四月未发，神经系统检查正常，癫痫已基本控制，方以"癫痫康"（系自创方，由山西省大同市中药厂生产）、琥珀抱龙丸两种中成药常服，以化痰息风、止痉定痫；制首乌片（中成药）益精血、补肝肾，以巩固疗效，半年后随访，至今未发。本案治以化痰息风为主，佐以健脾补肾之法，坚持涤痰息风而不伤正、扶正固本而不碍邪的原则，果药到病除。

案 3 与案 1 患儿之癫痫均为"后天受惊而得者",然案 1 证属风痰上扰、蒙蔽清窍为主,治以定痫息风止痉、化痰开窍安神,佐以滋补肝肾之法;案 3 辨证为肝肾不足,脾胃虚弱,肝风内动。肝脾损伤是癫痫的主要病理基础,痰浊为患、蒙蔽心窍、窜走经络则是形成其发作的直接因素。案 3 患儿其脏腑娇嫩,元气未充,脾常不足,肝常有余,因而易生痰浊,易动肝风;又因其神气怯弱,不耐惊恐,外有所惊则气机逆乱而触动积痰,引动肝风,痰随风动,风痰上扰,心窍被蒙而作痫证。本案患儿发作时神志恍惚为痰蒙心窍所致;眼睛发青,两目上视,双手指抽搐,颈项强直,指纹色青均属肝肾不足,水不涵木,肝风内动;发育迟缓为先天不足,后天失养,脾肾两虚;面色㿠白,精神萎靡,身倦乏力为气血不足,正气虚弱;苔白腻为痰浊内盛。故治以补益肝肾、化痰息风止痉。宗急则治标的法则,先以定痫丸化裁,以涤痰息风、开窍定痫,用药与案 1 基本相同,另服小儿补脑丸以补肾填精荣脑;待病情稍缓之后,酌增滋补肝肾之品。菟丝子补肝肾、益精髓、坚筋骨,滋阴而助阳,覆盆子善补五脏之阴而益精气,二药伍用可增强补肝肾、益精气之力,平补阴阳功著;桑螵蛸功长补肾益气、固精缩尿,山药益肾固精、气阴双补,二药配对可增强益肾固精、脾肾双补之效;同时内服癫痫康(中成药)以化痰息风、止痉定痫。因治疗过程中患儿兼夹体虚外感、风热咳嗽、痰火之累,故随病情加玉屏风散以益气扶正;或以麻杏石甘汤、千金苇茎汤清宣平喘,或以当归连翘赤小豆汤、消瘰丸为主,以清热解毒、软坚散结。兼证现减,则仍守涤痰息风、安神定痫之法,庶收全功。

综观小儿痫证治疗的全过程,始终稳抓病机,主次分明，灵活变通，丝丝入扣，使脏腑得调，风痰得去，神宁痫定。

小儿抽动症

医案

常某，男，5岁。2002年6月25日。

代诉：患儿恐惧，摇头，着急，皱眉，唠叨，易动，坐不住，时常发呆，哭笑无常，视物模糊，说话不由己，手心热，大便干，睡眠易惊，手颤，有痰难出，口唇鲜红，舌暗，舌下静脉迂曲，指纹透气，脉弦数。

辨证：痰热惊风。

治法：清热化痰，息风止惊。

处方：

天麻3g　半夏4g　淡竹茹6g　钩藤5g　陈皮3g　川贝母3g　胆星3g　茯苓5g　石菖蒲4g　琥珀粉1g（冲）　羚羊角粉0.2g（冲）　人工牛黄0.1g（冲）

水煎服，7剂。

另服：牛黄抱龙丸2盒，每次半丸。

二诊：2002年7月2日。

药后稍见踏实，闹稍轻，诸症变化不显，唇红，舌显暗，脉弦数。宗上方加减。

处方：

天麻3g　黄芩4g　天竺黄5g　钩藤5g　黄连3g　鲜

竹沥 30ml　胆星 3g　黄柏 4g　海浮石 10g　半夏 5g　知母 3g　生石膏 10g　大黄 1g　防风 3g

水煎服，7 剂。

另服：牛黄抱龙丸 2 盒，每次半丸。

三诊：2002 年 7 月 10 日。

药后便干缓解，哭闹稍安，余症变化不显，口唇红，舌暗红，指纹透气，脉弦小数。宗上方化裁，增以息风止痉之品。

处方：

天麻 3g　半夏 3g　灵磁石 10g　钩藤 5g　白术 4g　煅龙牡各 8g　胆星 3g　僵蚕 5g　蝉衣 2g　玳瑁粉 2g（冲）　人工牛黄 0.1g（冲）

水煎服，7 剂。

另服：牛黄抱龙丸 2 盒，每次半丸。

四诊：2002 年 7 月 18 日。

药后摇头轻，闹轻，时发呆，说话不畅，余症变化不显。宗上方清热息风、开窍解语、养心安神。

处方：

栀子 4g　天麻 3g　菖蒲 4g　丹皮 6g　钩藤 6g　郁金 5g　连翘 6g　胆星 3g　茯苓 5g　僵蚕 5g　蝉衣 2g　磁石 10g　珍珠母 10g　煅龙牡各 10g

水煎服，7 剂。

另服：牛黄抱龙丸 2 盒，每次半丸。

五诊：2002 年 7 月 26 日。

药后摇头动作明显减轻，目神已正，烦闹见轻，睡眠见好，唇红不显，舌尖红，质淡红，指纹正常，脉小弦。拟调和营卫、启脾开胃、养心安神、平肝清火。

处方：

桂枝 3g 天麻 2g 生地 5g 白芍 5g 钩藤 5g 知母 3g 炙草 3g 百合 4g 茯苓 5g 焦三仙各 3g 银柴胡 4g 煅龙牡各 10g 鸡内金 3g 地骨皮 3g 琥珀粉 1.5g（冲）

水煎服，7 剂。

另服：牛黄抱龙丸 2 盒，每次半丸。

六诊：2002 年 8 月 5 日。

诸症明显减轻，手心不热，睡眠显好，大便正常，手很少颤动，摇头基本控制，唇淡红，舌红，指纹正常，脉小弦。拟补肾健脑、息风止痉之法，调理善后。

处方：

枸杞子 10g 半夏 5g 羌活 3g 制首乌 12g 白术 6g 白芷 4g 桑椹子 15g 天麻 3g 防风 3g 白附子 3g 钩藤 10g 木香 6g

水煎服，14 剂。效不更方，可继服多剂。

另服：牛黄抱龙丸 2 盒，每次半丸。

评按

小儿抽动症是由多种原因和多种疾病引起的病症。中医称之为"惊风""痉病"。《幼科释迷》说："小儿之病，最重唯惊。"所以惊风在小儿疾病中是一个要证，被列为儿科四大要证之一。古人将惊风的证候概括为"痰、热、惊、风"，本病患儿"四证"俱全，当属惊风无疑。本例始终抓住"四证"为主线，拟清热化痰、息风止惊为主法。天麻独入肝经，为治风之圣药，长于养液平肝息风，钩藤善清肝热、熄肝风，二药相须配对，平肝息风之力倍增；胆南星清热化痰、息风定惊功力显著，与天麻、钩藤配伍，三药组合为用，既增强息风定惊之力，又能清热化痰；半夏燥湿化痰，白术健脾燥湿，天麻平肝息风，茯苓渗湿健脾，陈皮理气化痰，共奏化痰息风之功，又能健脾燥湿，以治生痰之源，此即半夏白术天麻汤之主旨。天竺黄功能清热化痰、定惊止搐，竹沥善清热化痰，"为痰家之圣药也。"二药相须配对，既增强清热化痰之功，又有定惊止搐之效；川贝母开郁泄热散结，海浮石长于清肺化痰、软坚散结，二药相须为用，清热化痰功效显著，又有散痰结之力；石菖蒲、郁金伍用源于《温病全书》的菖蒲郁金汤，具有较好的芳香化湿、除痰开窍之功；黄芩、黄连、黄柏、大黄同用，"四黄"相辅相助，增强清热燥湿之效，亦有釜底抽薪之意；知母既清实火，又降虚火，具有上清肺金、中泄胃腑、下泻相火之效。与黄芩配对，增强清泻肺火之力；同石膏伍用，清解阳明胃热之力大为增强，且能滋肺润燥而不伤阴；与黄柏相合，既能滋阴降火，又能泻火解毒除湿，祛火以保阴，乃正本清源之法；栀子、丹皮伍用，长于清泄肝热，有气血两清之功；僵蚕、蝉衣配对，息风止痉之力倍增；煅龙牡相须为用，增强敛阴潜阳、镇惊安神之功；磁石、珍珠母伍用，平肝潜阳安神功效增强；琥珀粉、羚羊角粉、人工牛黄三药同用，既增强清热解毒、息风止痉之功，又有镇惊安神之效。五诊病情明显减轻，改拟调和营卫、启脾开胃、养心安神为主，佐以平肝清火；六诊诸症已基本得控，最后拟补肝健脑、息风止痉以收全功。

脑　萎　缩

医案 1

赵某，女，52 岁。1991 年 10 月 25 日。

病史：自 1989 年底感到双下肢软弱无力，步履不稳，渐至记忆力衰退，言不达意，表情呆滞。于 1990 年 2 月 10 日经某医院颅脑 CT 检查报告：双侧额、颞部蛛网膜下腔增宽，提示脑叶萎缩。西药治疗症状改善不明显。

诊查：表情淡漠，目光呆滞，沉默不语，记忆力明显衰退，思维模糊，定向力差，眩晕欲仆，大便秘结，小便黄赤，唇燥口臭，食欲不振，呃声时作。舌质暗红，苔黄腻，脉沉实。

辨证：三焦湿热，气机郁滞，精气亏虚，痰瘀交结，神府失用。

处方：

枳实导滞丸，每服 9g，每日 2 次，白开水送服。连服 2 周。

二诊：1991 年 11 月 9 日。

2 周后便秘尿赤、口臭呃气、苔黄腻均消失，食欲增加，故治以补虚化浊、通窍醒脑，改服汤剂。

处方：

生黄芪 18g　熟地 18g　天麻 9g　菟丝子 18g　菖蒲 9g　谷、麦芽各 18g　地龙 9g　苍耳子 9g　枸杞子 9g　怀牛膝

9g 黑大豆 30g 黑芝麻 30g 地鳖虫 6g 全蝎 9g 水蛭 6g 鹿角胶（烊化）6g 龟板胶（烊化）6g 青皮 6g 陈皮 6g 柴胡 6g

水煎服，每日 1 剂。

三诊：1991 年 12 月 21 日。

服药 42 剂后，眩晕大减，近期记忆力明显恢复，下肢力量增加，可以自行短距离行走，唯神痴目呆缓解不显。

处方：

上方加苏合香末 0.6g，制成蜜丸，每丸 9g，每次 1 丸，每日 3 次，白开水送服。

半年后复诊，诸症均明显好转，生活基本自理，嘱继服成药治疗，以求全功。

医案 2

郑某，男，61 岁。1992 年 6 月 8 日。

病史：患者原有脑梗塞病史，近半年来，记忆力显著减退，表情呆滞，思维迟钝，联想困难，喃喃自语，语言謇涩，行为古怪。经颅脑 CT 检查，报告：多发性脑梗塞病灶，脑室扩大，有明显脑皮质萎缩，提示陈旧性脑梗塞、脑萎缩。

诊查：神情呆滞，妄想离奇，记忆力显著衰退，思维丧失，情绪躁扰，面色晦暗，口流黏沫，不知饥饱，徘徊不眠，二便正常。舌紫红，舌体左斜，苔淡黄薄腻，脉弦滑。

辨证：精髓亏损，痰瘀交阻，清窍受蒙。

治法：益精填髓，补脾升清，活血化瘀，豁痰开窍。

处方：

党参 30g 黑大豆 30g 黑芝麻 30g 谷、麦芽各 30g

黑桑椹 30g　菟丝子 15g　枸杞子 15g　车前子 15g（包）鸡血藤 15g　芜蔚子 15g　石菖蒲 10g　远志 10g　全蝎 10g　地龙 10g　覆盆子 10g　五味子 10g　水蛭 6g　地鳖虫 6g　羌活 6g　苍耳子 6g　莲子心 6g　青皮 6g　陈皮 6g

水煎服，每日 1 剂，服 30 剂。

二诊：1992 年 7 月 9 日。

服药 30 剂后，躁扰失眠、口角流涎均已消失，记忆力稍增，纳食增加，效不更方，制成蜜丸，每丸 9g，每次 1 丸，日服 3 次，白开水送服。

经 5 个月服药治疗，诸症皆除，生活完全自理。

评按

在多种慢性颅脑疾病进程中，皆可出现脑萎缩的病理改变，呈现以进行性痴呆为主要症状的临床表现。本病为虚实相兼，虚因于脾肾亏损，实源于痰浊瘀毒之邪盘踞。其病位在脑，却涉及五脏六腑，故临证主张补虚与泻实并举，疏利三焦气机，升阳益髓，除痰化瘀，解毒散结，使脑气充盛而络脉畅达，诸症可安。

案 1 辨证为三焦湿热，气机郁滞，精气亏虚，痰瘀交结，神府失用。三焦司全身的气机和气化，为通行元气、运行水液之道路。倘上焦失宣，中焦失调，下焦失畅，气机逆乱，则势必阻碍精气代谢，使脑无所依附而病变愈重，因此，唯使三焦气机畅达，方可获升阳益髓之功。故治先清利三焦、调畅气机，后再予补虚化浊、通窍醒脑。枳实导滞丸功擅消导积滞、清热利湿。方中枳实行气散结、导滞消痞，为主药；大黄荡涤实积，与枳实配伍可破气结、泻湿热；黄芩、黄连苦寒配对，可清热燥湿；茯苓、泽泻甘淡配对，增强利水渗湿的作用，导湿下行；神曲、白术相伍，消食和胃，固土扶正，祛邪而不伐胃，故服枳实导滞丸2周后，湿热诸症皆消，食欲增加。改用汤剂，重在补虚化浊、通窍醒脑。方为自创方"三黑荣脑汤"化裁。方用黑大豆、黑芝麻（二药重用）、熟地、菟丝子、枸杞子、鹿角胶、龟板胶等益肾健脑、填精补髓；黄芪等补中益气、健脾升阳；柴胡、苍耳子升阳贯脑，使清阳得升，以壮髓海；青陈皮、谷麦芽可健脾理气，顾护胃气，促使药食运化，补中兼疏而勿使壅塞；全蝎、地龙、水蛭、地鳖虫（名为"四虫饮"）有化瘀浊、散结聚、通窍隧、畅络脉以修复病变脑组织、开窍醒脑的作用，为"结者散之，留者攻之"之意，实为治疗本病之关键所在；菖蒲化痰开窍，配苏合香末芳香开窍、提神醒脑；因痰瘀浊邪动风，故参以天麻养液、平肝息风潜阳；怀牛膝补肝肾、壮筋骨、活血化瘀，诸药合用，以奏全功。

案2辨证为精髓亏虚，痰瘀交阻，清窍受蒙，故治以益精填髓、补脾升清、活血化瘀、豁痰开窍为法，方宗"三黑荣脑汤"合五子衍宗丸化裁。方中重用"三黑"（黑大豆30g、黑芝麻30g、黑桑椹30g），合五子衍宗丸（菟丝子、枸杞子、覆盆子、五味子、车前子）以增强补肾健脑、益精填髓之力；鸡血藤与茺蔚子相伍，配合"四虫饮"，以增强祛瘀生新之功；上方去黄芪，以党参配莲子心，功在补肾健脾、清心安神；菖蒲配远志以化痰开窍、安神益智；羌活与苍耳子配伍，升阳达巅，使清阳之气贯注于脑，以壮脑髓。脑主元神，为"精明之府""髓之海"，是人体生命活动的中枢，精神意识的主宰。《灵枢·本神》云："两精相搏谓之神"，言阴精与阳气的转化输注是大脑发挥正常功能的根本保证。精气旺则脑纯灵，精气衰则脑杂钝。根据"虚则补之"、"损者益之"的原则，余在临证时特别注意扶助脾肾两脏以充实精气。补肾习用经验方三黑饮（黑大豆、黑芝麻、黑桑椹各30g）合五子衍宗丸或右归丸或左归丸以平衡阴阳、益精填髓、健肾荣脑；而扶脾则强调益气升阳之法，即以甘温之黄芪、党参等健脾益气升阳，配以辛香气雄、味薄升散之羌活、柴胡、苍耳子等一二味以助气升阳，共奏健运脾肾之功，以升发清阳之气，从而使脑得到充分荣养和修复。

总之，补虚与泻实并举，疏利三焦气机，补肾健脾，升阳益气，益精荣脑，除痰化瘀，解毒散结，使脑气充盛而络脉畅达，这是我治疗脑萎缩、老年性痴呆等慢性脑病的大法，也是我创"三黑荣脑汤"的基本思路。

颅脑损伤恢复期

医案

肖某，女，56岁，退休干部。1991年12月29日。

病史：头晕，头痛，气短，自汗近1个月。1991年12月4日外出购物，途经一商店正装修铺面，不慎将一块1.4m×7m的木制标牌脱落，击中患者头部，当即昏倒于地，急送某医院救治，该院对患者头部伤口清创、缝合后，转院进一步检查，经脑CT等检查，诊断为"脑震荡头皮裂伤"，拟收住院观察治疗，因感不便，未接受。自伤后至今感头晕，头痛，乏力，腿软，自汗，气短，纳食不甘，二便量少，喜寐嗜卧。10日后拆线，见伤口有一15cm×15cm

的血肿，伤口处有渗血，触之有刺痛感。此后又至某医院复诊，诊断为"颅脑损伤恢复期"，再次建议住院治疗，未接受，来中医治疗。既往患高血压、动脉硬化、脑供血不足5年，每于劳累、气恼时头晕。

诊查：望之神志清，精神疲惫，面色苍黄，无面瘫，无眼震，体稍胖，四肢运动功能正常，左头顶有一6cm长伤痕，其下有10cm×5cm血肿，色紫暗，质较硬，无波动感。舌质淡暗，苔白。切之头皮部伤处触痛明显，脉沉细弦。

辨证：瘀血阻络，气阴耗伤，清窍失养。

治法：化瘀通络，益气止汗，升阳。

处方：

（1）水蛭6g　土鳖虫8g　刘寄奴10g　益母草15g　生芪30g　茺蔚子15g　白蒺藜15g　仙鹤草30g　桑叶10g　五味子10g　蔓荆子10g

7剂，水煎服。

（2）三七粉30g，分装于100粒空心胶囊中，日服2次，每次2粒。

二诊：1992年1月6日。

服一诊方7剂后，伤口处疼痛见减，尚肿，仍感头晕，头痛，气短，自汗，纳食不甘，二便少，寐安。切脉沉细弦。舌淡，色暗显轻，苔薄白。辨证同前，治以化久瘀、益气滋阴、补肾健脑。

处方：

（1）水蛭6g　土鳖虫8g　桑椹30g　黑芝麻30g　地龙9g　刘寄奴10g　黄精15g　制首乌20g　生芪24g　地肤子24g　泽兰12g　炒荆芥10g

7剂，水煎服。

（2）活血通脉片 1 瓶，日服 2 次，每次 5 粒。

三诊：1992 年 1 月 13 日。

服二诊方 7 剂后，伤口疼痛继减，血肿见吸收，头晕、头痛、气短渐轻，仍自汗，纳食进步，二便调，寐安。切脉沉细弦，舌质淡，色暗显轻，苔薄白。辨证治法同前，方药稍加进退。

处方：

土鳖虫 8g　刘寄奴 10g　鸡血藤 24g　黑桑椹 30g　地龙 10g　黑芝麻 30g　龙眼肉 10g　水蛭 6g　泽兰 12g　生黄芪 30g　赤、白芍各 10g　威灵仙 15g

7 剂，水煎服。

四诊：1992 年 1 月 20 日。

服三诊方 7 剂后，伤口疼痛、头晕、头痛、气短继减，自汗亦见减轻，近日口干，喜热饮，饮量不多，纳食、二便、夜寐均正常。切脉沉细弦，舌淡，舌暗显轻，苔薄白。辨证治法同前，原方加减。

处方：

水蛭 6g　益母草 13g　制首乌 20g　黑芝麻 30g　三七 5g　仙鹤草 30g　怀牛膝 15g　龙眼肉 15g　羌活 6g　枸杞子 15g　黑桑椹 30g　菟丝子 10g　黄精 15g

7 剂，水煎服。

五诊：1992 年 1 月 27 日。

服四诊方 7 剂后，伤口肿、痛、头晕、头痛、气短、自汗进一步减轻，口干亦见减，舌淡稍暗，苔薄白。证属瘀血阻络，气阴耗伤，脑失濡养，治宜化久瘀、滋阴补骨健脑。

处方：

水蛭 6g　土鳖虫 8g　黑桑椹 24g　菟丝子 15g　沙参

15g　刘寄奴 10g　黑芝麻 30g　补骨脂 15g　天冬 10g　天花粉 15g　制首乌 20g　女贞子 15g　枣仁 20g　制黄精 15g　龙眼肉 15g

14 剂，水煎服。

六诊：1992 年 2 月 24 日。

五诊方服 14 剂后，伤口肿痛、头晕、头痛、气短、自汗、口干均已极轻微，近日感心烦，胸憋闷，微喘，纳食、二便、睡眠正常。切脉沉细弦，舌淡红稍暗，苔薄白。证属瘀血阻络，气阴耗伤，肝失条达，脑失濡养，治宜消肿化瘀、益气养阴、平肝降气。

处方：

水蛭 6g　土鳖虫 8g　益母草 15g　葶苈子 9g　泽兰 12g　刘寄奴 10g　桑白皮 12g　地骨皮 12g　秦艽 12g　川楝子 9g　生黄芪 24g

14 剂，水煎服。

七诊：1992 年 3 月 9 日。

服六诊方 14 剂后，伤处血肿已完全吸收，疼痛消失，头晕、头痛、自汗、气短、口干等均已不明显，胸憋闷大减，微喘，近日泛酸，纳食、二便、睡眠正常。切脉沉细弦，舌淡红，已不暗，苔薄白。证属瘀血阻络，气阴耗伤，肝失条达，脑失濡养，治以化瘀通络、和胃制酸、平喘滋阴。

处方：

水蛭 6g　土鳖虫 8g　乌贼骨 18g　浙贝母 9g　生地 15g　生牡蛎 24g　葶苈子 9g　仙鹤草 30g　麦冬 9g　夏枯草 15g　桑白皮 12g　北沙参 15g　当归 12g

7 剂，水煎服。

1993 年 8 月 7 日追访，经 7 次治疗后，诸症消失，既往患脑动脉硬化、脑供血不足，常因劳累、情绪改变等诱发头晕，经治疗脑外伤后，即使有诱因，亦不发作头晕。

评按

本例系外力撞击头部所致，医院诊断为"颅脑损伤恢复期"，辨证为瘀血阻络，气阴耗伤，清窍失养，故治以化瘀通络、益气养阴、补肾荣脑、平肝降气为法。方用水蛭、土鳖虫、刘寄奴、益母草、茺蔚子、鸡血藤、地龙等化瘀通络；威灵仙性猛急，走而不守，宣通十二经络，"血凝气滞，诸实宜之"，以增强化久瘀通络脉之力；黄芪、仙鹤草、茺蔚子、蔓荆子等益气升阳；黑芝麻、黑桑椹、制首乌、菟丝子、补骨脂、女贞子、怀牛膝等补肝肾、壮筋骨、健脑髓；沙参、生地、天冬、天花粉、黄精等益气养阴；龙眼肉与酸枣仁配对，补益心脾、养血和营、安神益智之力倍增；白蒺藜、白芍、川楝子平肝、疏肝、降气；桑白皮配葶苈子降肺气而平肝气，使肝气条达而气血畅通。纵观本例治疗的全过程，以化瘀通络、补肾健脑、益气升阳为主线，标本兼顾，使久瘀化，清阳升，正气旺，脑髓充，经7次治疗后，共服药63剂，诸症皆消。

颅脑损伤后遗症

医案 1

李某，女，38 岁，教师。1979 年 7 月 23 日。

病史：患者于 13 年前头部外伤，当即昏迷，经抢救脱险。经北京某医院检查脑电图示：广泛轻度异常。同位素扫描示：额顶中线偏右占位性病变。西医诊断为颅脑损伤后遗症，继发癫痫，颅内占位性病变（血肿）。

诊查：患者常剧烈头痛，癫痫经常发作，每月 3～4 次，伴有失眠多梦，目眩，易疲劳，不欲食，恶心，舌暗红，苔薄，脉细弦。

辨证：血瘀痰阻，肝肾亏损。

治法：化瘀通络，豁痰定痫。

处方：

泽兰 12g　赤芍 15g　刘寄奴 9g　苏木 9g　莪术 6g　鬼箭羽 9g　钩藤 15g　连翘 12g　鸡血藤 24g　藁本 9g　龙葵 15g　忍冬藤 15g　桃仁 9g　胆星 6g　蔓荆子 9g

水煎服，10 剂。

二诊：1979 年 9 月 30 日。

上方服后头痛明显减轻，仍有癫痫发作，失眠多梦，心悸，脉弦细，舌质淡红，苔薄白。拟豁痰息风定痫、养心安神法治之。

处方：

胆南星 6g　陈皮 9g　半夏 9g　石菖蒲 9g　茯苓 9g　远志 9g　川贝母 9g　僵蚕 9g　丹参 15g　麦门冬 9g　全蝎 6g　藁本 9g　川芎 6g　琥珀粉 3g（冲服）　朱砂粉 2g（分冲）

水煎服，效不更方。

三诊：1980 年 1 月 6 日。

上方加减服用 2 个月，癫痫发作次数明显减少。同位素扫描示：未见占位性病变。仍头晕头痛，乏力，嗜睡，脉沉弦，舌质淡。继用化瘀通络、补肾荣脑法调治两月余。

随访：1983 年 3 月 22 日。

癫痫已 1 年未发。仅时有失眠、多梦，临床基本治愈。

医案 2

孙某，男，25 岁，工人。1981 年 3 月 31 日。

病史：患者于 1981 年 3 月 24 日从 5 米高处坠落，当即昏迷，送某医院抢救。诊断：颅骨骨折；硬脑膜外血肿，脑疝。遂行手术治疗。术后 6 天神志渐清。

诊查：现患者头晕、头胀痛，活动后尤甚，视物昏花，左目偏盲（视力 0.1），小便频数，大便失禁，日 2～3 次。纳少，梦多，脉沉细，舌质暗红。

辨证：瘀血阻滞，髓虚精亏，肾气不固。

治法：活血化瘀，补肾填精明目。

处方：

土鳖虫 6g　豨莶草 30g　苏木 15g　生、熟地各 9g　赤、白芍各 9g　桑椹子 30g　川芎 6g　胡桃肉 50g　黑芝麻 30g　夏枯草 12g　白蒺藜 12g

水煎服，14 剂。

二诊：1981 年 5 月 8 日。

服上方后头晕减轻，睡眠好转，大便日行 1～2 次，已能控制，尿频好转。唯近日觉手术部位疼痛较甚，仍宗前法。上方减夏枯草，加制乳没各 3g、威灵仙 15g、泽兰 12g、蔓荆子 9g，以增活血祛瘀止痛之力。

三诊：1981 年 6 月 5 日。

服上方后手术部位痛止，诸症均减。左目偏盲如故，在某医院检查诊断为手术损伤视交叉神经所致。继治以活血祛瘀、补肾填精、滋阴明目，以善其后。

医案3

常某，男，28岁，工人。1981年12月28日。

病史：患者于1981年2月12日晨头部被钢具击伤，当即昏迷，急送某医院，急诊室检查其左耳前皮肤裂伤8cm，双颞血肿，有剧烈喷射状呕吐，二便失禁。经抢救后清醒。

诊查：现患者头痛剧烈，头晕甚，动则加重。健忘，自己不能清楚叙述病情，听力差，耳鸣频作，恶心欲吐，不思饮食，睡眠不实，小便不畅，大便秘结。舌质暗红，脉细弦。

辨证：瘀血阻络。

治法：活血通络。

处方：

当归9g　桃仁12g　红花9g　生地15g　赤芍15g　川芎6g　枳壳6g　柴胡9g　葛根9g　牛膝12g

水煎服，5剂。

二诊：1982年1月5日。

药后头痛减轻，呕吐止，余症如前，继以化瘀通络、补肾安神法治疗。

处方：

泽兰12g　赤芍15g　川芎6g　丹参15g　路路通10g　菖蒲9g　茯苓9g　蜈蚣3条　莲子心3g　首乌藤18g　黑豆30g　制首乌18g

水煎服，14剂。

三诊：1982年1月29日。

头痛已除，纳谷香，二便已调，仍耳鸣，夜寐欠安。舌脉同前。宗前法。

处方：

土鳖虫 6g　威灵仙 15g　归尾 12g　生蒲黄 12g　鸡血藤 20g　豨莶草 30g　茺蔚子 12g　赤芍 15g　黑桑椹 30g　黄精 15g　制首乌 15g　黑芝麻 30g　藁本 9g　石菖蒲 10g

水煎服，14 剂。

该患者共治疗 2 个月，头痛已止，听力恢复，改用丸药调理。半年后追访，一切正常。

医案 4

李某，男，20 岁，河南人。1982 年 7 月 20 日。

病史：患者于 1982 年 6 月 25 日头部外伤后昏迷，呕吐，鼻孔出血，经当地医院诊为"重型脑挫裂伤，颅内血肿（左半球）、粉碎性骨折（左额、颞、顶颅骨）"。次日行颅脑手术，术后右侧偏瘫，失语，在当地治疗无效，于 7 月 20 日来我院就诊。患者由家属抬入诊室，病史由其母代诉。神经系统检查：神清，运动性失语，左额、顶、颞部可见 25cm×20cm 呈不规则的头皮凹陷性颅骨缺损。双侧瞳孔等大等圆，对光反射好。右侧鼻唇沟浅，伸舌偏右。右侧肢体腱反射亢进，肌张力增高，右半身感觉减退。右上肢肌力 II 级，右手腕抬举不能。右手大、小鱼际肌、骨间肌轻度萎缩，右下肢肌力 I 级。右侧霍夫曼征、巴彬斯基征、查多克征均呈阳性。左侧肢体正常，脑膜刺激征阴性。眼底检查正常。X 线检查示：头颅大小正常，左侧顶颞部骨质缺损。诊断：1. 重型颅脑损伤术后，右侧中枢性偏瘫，运动性失语。2. 颅骨缺损。

诊查：右侧肢体不遂，失语，头痛，便秘，舌质暗，舌苔根部黄腻而厚。

辨证：痰浊瘀血闭阻络脉。

治法：豁痰开窍，化瘀通络。

处方：

石菖蒲 12g　羌活 6g　生蒲黄 12g　生姜 6g　炒枣仁 15g　羚羊角粉 1g（冲服）　沙苑子 10g　土元 6g　鲜竹沥水 30ml　防风 6g　川、浙贝母各 10g　女贞子 12g

水煎服，7 剂。

二诊：1982 年 7 月 27 日。

服药后已能自己步行来诊，并自述头痛缓解，二便正常，但说话欠清。神经系统检查：自动体位，说话构音差，右侧上肢肌力Ⅲ级，右下肢肌力Ⅲ～Ⅳ级，余症同前，舌质稍暗苔白，脉弦缓。辨证治法同前。

处方：

石菖蒲 12g　木瓜 12g　羌活 6g　制首乌 15g　菟丝子 15g　生蒲黄 12g　生、熟地各 9g　红花 9g　沙苑子 12g　豨莶草 30g　竹沥水 30ml　黄精 15g　女贞子 15g　补骨脂 12g

水煎服，7 剂。

三诊：1982 年 8 月 3 日。

患者右手腕已能上抬，走路已不跛行，右侧上下肢肌力Ⅳ级，脉症同前。守方继服 14 剂。

四诊：1982 年 8 月 23 日。

患者述走路已稳，右手可持物。查患者步态正常，构音较前准确，右手腕屈伸较前有力，余同前，舌苔薄白，脉弦。辨证治法同前。

处方：

石菖蒲 12g 羌活 6g 竹沥水 30ml 沙苑子 10g 生蒲黄 12g 防风 6g 羚羊角粉 1g（冲服） 蔓荆子 10g 土鳖虫 6g 黄精 15g 浙贝母 10g 补骨脂 12g

水煎服，8 剂。

五诊：1982 年 8 月 31 日。

服上药后步履已近常人，右手可持物高举过头。检查：构音好，右手腕屈伸自如，右侧霍夫曼征（－），右侧巴彬斯基征（－），脉沉弦，舌质红苔白。治以补肾健脑为主。

处方：

熟地 18g 制首乌 15g 旱莲草 15g 女贞子 15g 水蛭 5g 地龙 6g 黑桑椹 30g 黑芝麻 30g 羌活 6g 黄精 15g 车前子 15g（包） 僵蚕 9g

水煎服，24 剂。

六诊：1982 年 9 月 24 日。

患者已可用右手握细小物品，脉弦细滑，舌质淡苔薄白。宜补肾健脑、舒筋通络。

处方：

熟地 18g 制首乌 15g 当归 12g 鹿角粉 5g 紫河车 10g 沙苑子 10g 菟丝子 15g 楮实子 10g 枸杞子 12g 车前子 10g（包） 龙眼肉 15g 鸡血藤 20g 羌活 6g

水煎服，3 剂。

七诊：1982 年 9 月 28 日。

患者除右上肢尚有麻木感外，余均恢复。神经系统检查：说话清楚，能说绕口令。除右鼻唇沟稍浅外，右侧肢体肌力均已恢复正常。腱反射左右已基本对称，病理反射全部消失。

医案 5

李某，男，12岁，学生。1985 年 1 月 29 日。

病史：患者于 1984 年 11 月 12 日摔伤右侧头部。当即昏迷数分钟，送往医院后，出现剧烈头痛，伴有呕吐、鼻衄。继之昏迷 13 天。CT 扫描提示：脑出血，颅骨线状骨折。经 2 次开颅手术治疗。

诊查：现患者语言謇涩，肢体活动不利，头晕耳鸣，视物不清，失眠，腰酸软，大便干结，舌红无苔，脉细。

辨证：肾精亏虚。

治法：补肾填精。

处方：

熟地黄 18g　龙眼肉 9g　女贞子 9g　巴戟天 9g　枸杞子 9g　桑椹子 15g　何首乌 12g　山萸肉 9g　黑芝麻 20g　桃仁 9g　羌活 12g。

水煎服，14 剂。

二诊：1985 年 2 月 14 日。

药后说话较前清楚，睡眠好转。时有腰酸，仍肢体活动不利如故，舌红少苔，脉细。治疗在原方基础上加活血通络之品。

处方：

熟地黄 18g　龙眼肉 9g　女贞子 9g　巴戟天 9g　枸杞子 9g　桑椹子 15g　何首乌 15g　山萸肉 9g　菟丝子 12g　黑芝麻 20g　桃仁 9g　羌活 12g　地龙 9g　川芎 9g　麻仁 15g

水煎服，10 剂。

三诊：1985 年 2 月 28 日。

病人说话已清楚，肢体活动较前进步。继续前方，以巩固疗效。

医案 6

吴某，男，65 岁。1996 年 10 月 19 日。

病史：患者 3 年前头部外伤，当即昏迷，送往医院后，出现剧烈头痛，伴有呕吐，昏迷 6 天，CT 扫描示"脑出血，颅骨线状骨折"。经开颅手术治疗，术后神志渐清，住院 1 个月后出院。

诊查：望之步履艰难，需靠持拐，闻之语言謇涩，自觉四肢疼痛麻木，头晕耳鸣，视物不清，纳差，眠不实，小便频数，夜尿增多，舌质淡暗，脉弦。

辨证：瘀血阻络，气血亏虚，精髓不充。

治法：活血化瘀，益气升阳，补肾荣脑。

处方：

益母草 15g　地龙 10g　紫丹参 15g　鸡血藤 25g　川芎 10g　茺蔚子 12g　蔓荆子 10g　当归 12g　沙苑子 10g　菟丝子 18g　黄芪 30g　枸杞子 15g　制首乌 18g　菊花 10g　白蒺藜 15g　怀牛膝 15g　桑椹 30g　杜仲 12g

水煎服，14 剂。效不更方，可继服多剂。

二诊：1997 年 1 月 10 日。

上方连服 80 余剂后，头晕减轻，站立较稳，但身体仍不平衡，走路时前倾欲仆，仍需持拐，言语稍显流利，纳增眠安，余症较前明显好转，舌暗仍显，脉弦细涩。药已中病，四诊合参，瘀象仍重，虚象显露，治以增强化瘀补髓作用。

处方：

水蛭 5g　土鳖虫 10g　刘寄奴 10g　黄芪 30g　益母草 15g　骨碎补 15g　菊花 10g　蔓荆子 10g　补骨脂 15g　羌活 5g　制首乌 20g　枸杞子 15g　锁阳 20g　怀牛膝 15g　生熟地各 10g

水煎服，14 剂。效不更方，可连服多剂。

三诊：1997 年 3 月 1 日。

上方连服 45 剂后，头晕明显减轻，已能独立行走 100 米左右，思维较前敏捷，语言流利清晰，唯四肢麻木较著，舌质由暗转红活，脉沉弦细。前方效切，守法增损，重养血通络缓麻，前方中加入仙鹤草 30g、稀莶草 30g、化橘红 10g、槐米 10g。

水煎服，30 剂。

四诊：1997 年 4 月 10 日。

头晕消失，言语清晰流畅，肢体活动较前灵活，独立行走较自如，四肢麻木缓解，效果显著，守法继进 30 剂，以求巩固。

评按

颅脑损伤后遗症的临床表现比较复杂，一般常见头痛，头晕，失眠，健忘，心悸，耳鸣，肢体麻木，震颤等；病情严重者可见半身不遂，痫证，语言謇涩，失明，痴呆及神志异常等；个别患者可见到多尿（尿崩），性功能减退，经闭等。目前西医学尚无特效的治疗方法。中医文献中，对脑外伤如何引起上述后遗症，如何进行治疗，亦缺乏系统阐述。余根据中医基本理论，综合历代伤科及内科有关治疗经验，通常采用活血化瘀、补肾荣脑法为主，配合活血化瘀开窍、潜阳息风、安神定志、益气养血诸法，在几十年的临床实践中，诊治了数百名颅脑损伤后遗症患者，收到了较为满意的疗效。

案1 诊断为颅脑损伤后遗症，继发癫痫，颅内占位性病变（血肿）。此属血瘀痰阻、肝肾亏损。治以化瘀通络、豁痰定痫。方以"化瘀通络汤"（自创方）加减治之。方中刘寄奴、鬼箭羽相须为用，增强祛瘀通络疗伤之功；苏木长于活血通络，兼能消肿止痛，莪术善破气中之血，正如《医学衷中参西录》所云："……莪术味微苦，气微香，亦微有辛意，性皆微温，为化瘀血之要药……"二药合用，相须配对，增强活血化瘀、消肿止痛之力；桃仁广泛用于各种瘀血阻滞，《本草汇言》称其为"破血、行血、和血、调血之药"，泽兰活血化瘀、利水消肿，配赤芍三味并用，既增强活血化瘀之功，又可利水消肿，有利于消散血肿；忍冬藤配连翘，增强清热解毒、通络散结之力，再加龙葵三味同用，清热解毒、活血消肿之功倍增；半夏、陈皮、茯苓均为二陈汤的主要组成部分，功善燥湿化痰、理气和中；石菖蒲、远志相辅相助，功善化痰开窍醒神；胆星配钩藤，息风止痉定痫功力甚为显著；僵蚕长于息风止痉，又有化痰、消肿散结之功，与全蝎相须配伍，增强息风止痉定痫、解毒散结、通络止痛之力；琥珀粉、朱砂粉相须为用，镇惊安神定痫作用更强，且有活血利尿之功，有利于消散血肿；川芎辛温香窜，走而不守，善于活血祛风、行气止痛，为血中之气药，治头痛之良药，丹参善祛瘀而生新，且能凉血消肿，二药合用，增强祛瘀生新之力；藁本、蔓荆子寓于诸药之中导药上行，升举清阳，直达病所，共奏化瘀通络、豁痰定痫之功。

案2 诊断为颅骨骨折，硬脑膜外血肿，脑疝。此属瘀血阻滞，髓虚精亏，肾气不固，治以活血化瘀、补肾填精，佐以明目。方以土鳖虫配苏木，增强破血逐瘀、通络疗伤之功；川芎、泽兰伍用可活血祛瘀、利水消肿；制乳没相须为用，共奏宣通经络、活血祛瘀、消肿止痛之功，正如《本草纲目》所云："乳香活血，没药散血，皆能止痛、消肿、生肌，故二药每每相兼而用"；赤、白芍合用，一散一敛，一泻一补，具有养血活血凉血、柔肝止痛之功，《本草正义》云："补血，益肝脾真阴，而收摄脾气之散乱，肝气之恣横，则白芍也；逐血导瘀，破积泄降，则赤芍也。故益阴血，滋润肝脾皆用白芍；活血行滞，宣化疡毒皆用赤芍"；生、熟地合用，补血填精、滋阴润燥而有凉血止血之功；桑椹子、黑芝麻、胡桃肉三药重用，填精益髓补肾之力倍增；白蒺藜功专平肝疏肝、祛风明目，夏枯草长于清肝火、平肝阳、散郁结，二药合用，具有疏肝气、平肝阳、清肝火、散郁结、祛风明目的作用；或用泽兰配豨莶草，以祛瘀通经、活络消肿；佐以威灵仙、蔓荆子伍用于诸药之中，导药上行，升举清阳，直达病所。共奏活血化瘀、补肾填精明目之功。

案3 诊断为头部击伤，双颞血肿。此属瘀血阻络，治以活血化瘀通络，方先以桃红四物汤为主，其中四物汤（当归、地黄、白芍、川芎）补血活血，加桃仁、红花并入血分而逐瘀行血；再用专治颅脑损伤瘀血征的"化瘀通络汤"（自创方）加减治之，方以土鳖虫或蜈蚣化瘀通络、散结疗伤；生蒲黄长于散瘀，茺蔚子祛瘀生新、利水消肿，二药同用，增强祛瘀生新之功；鸡血藤活血养血通络，《饮片新参》云其："去瘀血，生新血"，豨莶草活血通络，长于走窜，二药伍用以活血通络、祛瘀血、生新血；泽兰、赤芍、丹参三味并用可活血凉血、利水消肿，有利于消散血肿；路路通行气活血通络、利水消肿，《本草纲目拾遗》云："其性大能通十二经穴……"，蜈蚣走窜最速，内达脏腑，外连经络，凡气血凝聚之处皆可开之，二味相须为用，相得益彰，行气活血，透达经络，利水消肿，路路皆通也；黑大豆、黑芝麻、黑桑椹系自创方"三黑荣脑汤"的主药，可填精益髓，补肾荣脑之力显著；制首乌长于益精血、补肝肾，黄精既能补中益气，又能养阴填精，《滇南本草》云其："补虚填精"，二药伍用，补虚填精、益肾荣脑力宏；茯苓主入心经，功专宁心安神、淡渗利湿，首乌藤（夜交藤）既能养血安神，又有通络止痛之功，石菖蒲善化痰湿而开窍醒神，莲子心清心安神，四药并用，安神之功倍增；藁本、威灵仙配伍，柴胡、葛根同用，皆有导药上行、升举清阳、直达病所之功；或用枳壳载药上行，配牛膝性善下行，又能通血脉、补肝肾，二药相伍可调畅气机，并通上下，使气行血活，瘀血得化。诸药合用，共奏化瘀通络、补肾荣脑安神之功。

案4诊断为重型颅脑损伤术后，右侧中枢偏瘫，运动性失语，颅骨缺损。此属痰瘀痹阻络脉，治以豁痰开窍、化瘀通络为主，方以石菖蒲化痰开窍醒神，竹沥水素有"痰家圣药"之称，走窍涤痰，透达内外，定惊透络，二药相须为用，豁痰开窍醒神之力倍增；川、浙贝母同用，增强清热化痰散结之功；羚羊角粉（冲服）主入肝经，兼能归心，功能平肝阳、熄肝风、清肝火，一物而三效，且效捷力佳，为余所常用，与竹沥水、石菖蒲、贝母等豁痰药配伍，豁痰开窍醒神功著，同土鳖虫等并用，化瘀开窍息风效显；生蒲黄以活血化瘀为主，配红花增强祛瘀通经之力；僵蚕辛咸，气味俱薄，升多降少，长于化痰息风止痉；地龙咸寒，下行降泄，偏于息风止痉通络，《本草纲目》云："其性寒而下行，性寒故能解诸热疾，下行故能利小便，治足疾而通经络也"；

水蛭功善破血逐瘀、通经消积，余以"三虫"并同，意在增强化痰瘀、通经络、息风止痉之功。然久瘀必虚，故加以补肾荣脑法，方以血肉有情之品鹿角粉、紫河车相须为用，峻补精血，益肾荣脑；熟地（重用）配制首乌，补精血，益肝肾，填脑髓；女贞子、旱莲草合称"二至丸"，均入肝、肾经，滋补肝肾之力倍增；黑芝麻、黑桑椹"二黑"同用，配黄精以增强补虚填精、益肾荣脑之功；枸杞子功长补益肝肾，龙眼肉功专补益心脾，二药配伍，一偏于益真阴，一偏于养营血，相辅相助，有显著的滋阴养血填精之效，且具有气血兼顾、阴阳并蓄之特点；菟丝子与沙苑子伍用，增强补肾益精荣脑之功；楮实子滋肾养肝、利尿，车前子通利三焦，偏于行有形之水湿，同补药则补，配泻药能泻，具有双向调节作用，与补益肝肾之药配用，能滋补肝肾、利尿消肿，有助于痰瘀血肿消散；当归、鸡血藤配伍，养血活血通络之力增强；菟丝子补肾益精；羌活、防风、蔓荆子等寓于诸药之中，导药上行，升举清阳，通经活络，直达病所。诸药合用，共奏豁痰开窍、化瘀通络、补肾荣脑之功。

案5诊断为右侧头部外伤所致脑出血，颅骨线状骨折，两次开颅手术后遗症。患者12岁，肾气未充，此属肾精亏虚，治以补肾填精为主，佐以活血通络。方以"补肾荣脑汤"（自创方）化裁。方中重用熟地益精血、补肝肾、荣脑髓，配首乌以增强补肾荣脑之功；黑芝麻、黑桑椹相须为用，滋肾阴，养肝血，滋水涵木治其本，并有润肠通便之力；龙眼肉、枸杞子相辅相助，前者功偏于上，补益心脾、滋养营血，后者功长于下，益真阴而助肾阳，二药合用，既有显著的滋阴养血之效，又具气血双补、滋阴助阳之妙；巴戟天专入肾经，具有温而不燥、补而不滞之特点，长于补骨壮阳，益精，强壮筋骨，菟丝子性柔润而多液，不温不燥，补而不腻，功专补肾填精、平补阴阳，山萸肉性微温而不热，为滋补肝肾、平补阴阳之品，三药并用，滋补肝肾、填精益髓壮骨、平补阴阳之力倍增；或辅以女贞子滋肾水而益肝阴，滋水涵木，补而不腻，久服无弊；桃仁长于破血祛瘀，兼有润燥滑肠之功，麻仁益血而滋润肠燥，麻仁、桃仁配对，既能破血祛瘀，又可补虚润肠通便，具有祛瘀补虚润肠兼顾之妙；川芎长于活血行气，为血中之气药，地龙活血通络，二药伍用，活血行气通络力增；佐以羌活导药上行，升举清阳，透达经络，直达病所，共奏补肾填精荣脑为主、佐以活血通络之功。

案6诊断为头部外伤后脑出血，颅骨线状骨折，开颅手术后遗症，与案5相比，两者诊断基本相似，然中医辨证有所不同，因此治法亦各异。案5属肾精亏虚证，治以补肾填精为主，佐以活血通络之法；案6属瘀血阻络证，故治以活血祛瘀为首要之法，辅以益气养血、补肾荣脑之法，主次分明，极具分寸。方以"三虫"（水蛭、土鳖虫、地龙）破血祛瘀通络；刘寄奴、益母草、鸡血藤、丹参、川芎等化久瘀、通脉络，祛瘀而生新；黄芪、仙鹤草、蔓荆子、茺蔚子、菊花等益气升阳；桑椹、菟丝子、制首乌、枸杞子、沙苑子、熟地、补骨脂、怀牛膝等补肾益精健骨。此例治疗抓住了外伤后瘀血停积、脑髓受伤、髓虚精亏这个关键，审证求因，四诊合参，辨别矛盾的主要和次要方面，施以三法，相得益彰，使瘀祛络通，髓充脑健，气畅血和，内外相贯，周流全身，故其笃疾终获痊愈。

纵观以上六个医案，均系颅脑损伤后遗症。《灵枢·贼风》曰："若有所堕坠，恶血在内而未去。"由于瘀血不去，新血不生，病久伤气损血，气为血之帅，血为气之母，故气血两亏，气虚则清阳不升，血虚则脑髓失养。《素问·五脏生成》说："诸髓者，皆属于脑。"《灵枢·海论》曰："脑为髓之海。"这不但指出了脑是由髓汇集而成，同时还说明了髓与脑的关系。《灵枢·经脉》曰："人始生，先成精，精成而脑髓生。"《素问·六节藏象论》曰："肾者主蛰，封藏之本，精之处也。"《灵枢·本神》曰："肾藏精。"肾主骨，骨生髓，髓由精生，故《素问·阴阳应象大论》曰："肾生骨髓。"由于颅脑损伤，脑髓突虚，肾精即亏，故出现脑晕耳鸣、视物模糊、步履艰难、肢体痛麻、语言謇涩、失眠多梦等瘀阻脑窍、气血亏虚、肾精不足之征。本病的治疗首先应抓住瘀血阻络和肾虚精亏这两个主要矛盾，善于运用活血祛瘀与补肾荣脑两种基本治法，辨病与辨证相结合，辨别孰主孰次，但始终以此二法为基础，治疗应有所侧重，可视患者的不同情况辨证兼施益气养血法、化痰开窍法、安神定志法、潜阳息风法等，采用其中的一法或两法配合运用，主次分明，相辅相成，诸法兼施，颅脑损伤后遗症可治也。

厥　　证

医案

于某，女，34岁。2002年7月23日。

病史：家长代诉：患者原有脑瘫病史，近3～4日大便不行，小腹硬胀，小便不利，突然昏厥，就诊时全身瘫软，小腹拒按，舌红苔黄，舌下静脉曲张，脉弦小滑。

辨证：腑实痰瘀阻滞，浊气上逆为厥。

治法：通腑降逆，兼消腹胀、化痰瘀、利小便。

处方：

大腹皮 10g　焦槟榔 10g　生枳实 10g　台乌药 15g　炙厚朴 10g　车前子 10g（包）　赤、白芍各 15g　白茅根 15g　广地龙 10g　益母草 15g　炙百合 15g　生大黄 3g（后下）　玄明粉 6g（分冲）

水煎服，3剂。

另服：首乌益智片 2瓶，每次 6粒，每日 2次。

二诊：2002 年 7 月 30 日。

家长来诉：上方 1 剂后，大便每日 2～3 次，3 剂后，每日泻 4～5 次，大便硬结、腹胀痛消失，精神恢复正常，以后大便每日 1 次，能食，睡可，惟腿软无力。舌暗红，脉沉细。

治法：益气养血，滋补肝肾，健步增力。

处方：

（1）党参 12g　当归 12g　白术 12g　桑寄生 15g　熟地 18g　茯苓 10g　白芍 18g　破故纸 15g　炙草 10g　川芎 10g　天麻 6g　菟丝子 18g　钩藤 15g　杜仲 12g　制首乌 18g

水煎服，7剂。

（2）八珍益母丸（晚服），补中益气丸（早服），首乌延寿丸（备用）。

评按

厥证是以突然昏倒、不省人事、四肢厥冷为主要表现的一种病症。本例患者原有脑瘫病史,因大便多日不行,燥屎内结于下,浊气冲逆于上,乃致昏厥窍闭,故称之为"浊厥"。如《景岳全书·厥逆》说:"厥逆之证……即气血败乱之谓也。"《类经·厥逆》指出:"厥者,逆也,气逆则乱,故忽为眩仆脱绝,是名为厥……轻则渐苏,重则即死,最为急候"。此例系腑实痰瘀阻滞,浊气上逆为厥,故急投通腑降逆之剂为主,兼以消腹胀、化痰瘀、利小便之法。方以大承气汤(《伤寒论》)泻热通便、行气荡积,生大黄、玄明粉(功似芒硝)伍用,泻热导滞,攻下破积,通便除满之力增强;枳实以破气消痞为主,有泻痰之力,厚朴以行气降逆、消胀除满为要,有消痰之功,二药为伍,相辅相助,消痞除满,相得益彰,重在理气,有利于通便,而通便亦有利于理气,四味组合,有异功同曲之妙;大腹皮行气止痛、利水消肿,《本草经疏》曰:"大腹皮即槟榔皮也。槟榔性烈,破气最捷;腹皮性缓,下气稍迟。"焦槟榔行气导滞、利水消胀,二药同用,既增强行气导滞之功,又有通利小便之效;车前子、白茅根协同为用,既增强利水通淋之力,又有利不伤阴之特点;地龙、赤芍、益母草三药组合为用,活血利水之力显著;白芍养血平肝,长于敛阴,炙百合滋阴润燥,《本草纲目拾遗》曰:"消痰火,补虚损。"二药配伍,寓于诸药之中,具有攻邪不伤正、扶正不恋邪之功。故服上方3剂后,燥屎得下,大便畅通,患者精神恢复正常。但因患者原有脑瘫病史,腿软无力,最后改拟益气养血、滋补肝肾、健步增力为法,以缓治本病。

郁 证

医案 1

秦某，女，18 岁。1987 年 9 月 25 日。

病史：患者于数年前因受精神刺激，一直精神恍惚，影响工作和学习，良以为苦。曾服用西药安定剂多种，不愈。

诊查：精神恍惚，纳差，心烦不安，手心出汗，二便尚可，月经错后，时而淋漓不断，舌红胖嫩，苔薄黄，脉沉弦。

辨证：情志不遂，肝郁抑脾，心气耗伤，阴虚内热。

治法：养心安神定志，滋阴清热除烦。

处方：

炙甘草 9g　浮小麦 30g　五味子 9g　煅龙牡各 24g　首乌藤 18g　莲子心 3g　百合 12g　生地 15g　知母 9g　桂枝 10g　白芍 18g

水煎服，10 剂。

二诊：1987 年 10 月 4 日。

手心出汗消失，精神恍惚有所减轻，但烦躁不安，纳谷欠佳，每晚睡 5～6 小时，舌淡红，苔薄白，脉沉细。经期间烦甚。治宜解郁清热除烦、滋阴养血安神。

处方：

川连 5g　黄芩 9g　栀子 6g　白芍 18g　郁金 12g　菖蒲 9g　阿胶 9g（烊化）　莲子心 3g　百合 12g　鸡子黄 2 枚

（分冲）　首乌藤 18g　牡丹皮 12g

水煎服，7 剂。

三诊：1987 年 10 月 16 日。

纳、寐尚可，心烦易怒，性情不稳，大便干结，三日一行，舌尖红，苔薄，脉沉细。治宜继续解郁除烦清热，兼以安神定志。

处方：

川连 5g　黄芩 9g　栀子 6g　知母 12g　郁金 12g　菖蒲 6g　菊花 9g　百合 12g　炒枣仁 15g　蔓荆子 9g　沙苑子 9g　茺蔚子 12g　白蒺藜 15g　川楝子 9g

水煎服，7 剂。

四诊：1987 年 10 月 18 日。

烦躁减轻，寐可，纳少，月经至，经量、色泽尚好，舌淡红，苔薄白，脉沉细。治宜安神定志、解郁除烦。

处方：

川连 5g　黄芩 9g　栀子 6g　白芍 18g　阿胶 9g（烊化）　焦曲 12g　郁金 12g　菖蒲 12g　煅龙齿 24g　灵磁石 12g　朱砂粉 1.5g（分冲）　炙甘草 9g　浮小麦 30g　五味子 9g

水煎服，7 剂。

五诊：1987 年 10 月 25 日。

精神好转，脱发，时而烦躁，纳、寐尚可，大便一周未行，舌淡，边尖红，脉沉细。证属气郁心烦，肝火尚盛。治宜平肝疏肝清热、解郁除烦安神。

处方：

淡豆豉 10g　龙胆草 10g　银柴胡 10g　益母草 15g　郁金 15g　菖蒲 10g　栀子 5g　黄芩 10g　香附 15g　朱砂 1.5g

（临睡时冲服）。

水煎服，7剂。

另用补肾养血之品，以生发固脱。处方丸药长服：制首乌80g，菟丝子50g，枸杞子40g，牛膝40g，茯苓50g，当归30g，补骨脂40g，制黄精50g。共研细粉，制成蜜丸，每丸重10g，每次1丸，日2次。

医案 2

董某，女，26岁，工人。1996年11月7日。

病史：患者2年前因恋爱失意，思虑成疾，自觉痛苦万分，莫可名状。辗转多家医院，查无阳性结果，治疗少效。

诊查：患者精神抑郁，烦躁不宁，时太息，数欠伸，悲伤易哭，胆怯易惊，自鄙自卑，时萌轻生念头，寐少梦多，神散不收，头晕昏蒙，腰膝酸软，月经先期量少，不能胜任日常工作。舌胖质淡，苔少，脉虚弦。

辨证：肝郁脾虚，阴虚火旺，阳亢神浮。

治法：疏肝理气，解郁理脾，滋阴镇潜，安神定志。

处方：

郁金12g　菖蒲12g　栀子9g　淡豆豉12g　百合15g　生地黄15g　知母10g　莲子心3g　夜交藤30g　合欢皮10g　煅龙牡各30g

水煎服，14剂。每日1剂，效不更方，可继服。

二诊：1997年3月20日。

精神好转，欲哭不能，烦怒头晕仍重，舌质显红，脉同前，宗前法调方如下：

郁金12g　菖蒲12g　栀子9g　莲子心5g　夜交藤30g　合欢皮10g　百合15g　生地黄30g　知母10g　煅龙牡各

30g　珍珠母 30g　灵磁石 15g

水煎服，7 剂。

三诊：1997 年 3 月 27 日。

药后好转，诸症减轻，惟心烦，入睡极难。略作调整。

处方：

川黄连 6g　黄芩 9g　阿胶珠 12g　鸡子黄 2 枚（分冲）白芍 18g　炙百合 15g　生地黄 30g　知母 10g　夜交藤 30g　郁金 12g　菖蒲 12g　煅龙牡各 30g

水煎服，7 剂。

四诊：1997 年 4 月 3 日。

精神集中，思维敏捷，表情丰富自然，应答流利正确，恢复上班，工作自如，服下方以固疗效。

处方：

炙甘草 10g　浮小麦 30g　肥大枣 7 枚　百合 15g　生地黄 15g　知母 10g　郁金 12g　菖蒲 15g　栀子 9g　川黄连 6g　白芍 18g　黄芩 9g　阿胶珠 12g　鸡子黄 2 个（分冲）

水煎服，20 剂。以资巩固。

评按

案 1 由于精神刺激，情志不遂，肝郁抑脾，耗伤心气营血，以致心失所养、神失所藏、脾失健运而出现精神恍惚、纳差等症；肝郁不解，日久化火，营血耗伤，阴虚内热，以致邪热内生，热扰心神而出现心烦不安，急躁易怒，故治以解郁除烦、安神定志、清热滋阴为基本法则。方用浮小麦、炙甘草、五味子三味组药，既能调养心气以安心神，又能补脾益肝、调养肝气，共为主药，即"肝苦急，急食甘以缓之，酸以敛之"之义，三药合用，心肝并治；煅龙牡相须配对，增强敛阴潜阳、镇惊安神、收敛固涩之功；首乌藤养血安神，莲子心清心安神，二药相伍，增强安神之力；百合、生地、知母三味同用可滋阴清热，与浮小麦等配合可养心安神，乃张仲景益阴安神之义；桂枝、白芍配伍，重用白芍，即酸以敛之（配合五味子），滋肝阴，养肝血，柔肝体，疏肝气，并有调和营卫之功。

案2 由于情志不遂，病始于肝，日久郁结化火，耗伤心血，及于心脾，心火亢盛，下及肾水，肾水亏于下，心火亢于上，水火不及，心肾不得相交，正如《金匮要略心典》所说："盖五志生火，动必关心，脏阴既伤，穷必及肾。"故见血燥气郁，心血不足，心失所养，神失所藏，肝郁抑脾，肾阴亏虚，心火独亢的一系列证候。方用菖蒲郁金汤之意，取菖蒲开窍宁神，以郁金行气解郁、凉心清心，二药配伍，有清心解郁、开窍宁神之妙功，正如《本草备要》所云："郁金凉心热，散肝郁"，《重庆堂随笔》曰："石菖蒲舒心气，畅心神，怡心情，益心志妙药也。清解药用之，赖以祛痰秽之浊而卫宫城；滋养药用之，借以宜心思之结而通神明。"本病与《金匮要略》百合病病机相同，故以百合清心益气安神、生地黄益心营、清血热，知母滋阴清热、除烦润燥，《金匮要略心典》云："百合色白入肺，而清气中之热，地黄色黑入肾，而除血中之热，气血既治，百脉俱清。"以甘麦大枣汤养心神、补脾气、缓肝急，为治心虚肝郁之效方也。用黄连阿胶汤中芩连之苦，直折心火，鸡子黄、阿胶之甘以滋阴养血，成无己说："阳有余以苦除之，阴不足以甘补之。"芍药之酸收阴气而泄邪热，使心肾交合，水升火降，为扶阴泻心、滋阴和阳之方。夜交藤、合欢皮同用，有养心安神、解郁、补益、怡悦心志之功，《神农本草经》载："合欢皮安五脏，和心志，令人欢乐无忧。"牡蛎本肾经之药，主入肝肾两经，功擅潜收肝肾上亢之阳，珍珠母心肝同治，既能清心肝二经之热，又能平肝阳、镇心神，《中国医学大辞典》载："珍珠母入心肝两经……故涉神志病者，非此不可"。复方合用，可滋阴补血，养心柔肝，交通心肾，安神定志。本例治疗气血同治，协调脏腑，平衡阴阳，调节升降，合"亢乃害，承乃制，制则生化"之经旨。

郁证之作为七情内伤而致，每因郁而致病，病又致郁，因果相报，往复无穷。临床辨证应掌握其要，辨虚实以定病性，辨脏腑以定病位，辨单郁独见还是诸郁相兼，治疗才能重点突出，顾及全面，"谨察阴阳所在而调之，以平为期"。临证要稳抓病机，灵活变通，有的放矢，使肝郁得解，邪热得清，心包营血恢复，神志安定而愈。

脏　躁

医案

林某，女，39岁，农民。1965年10月27日。

半年前其长女突然病故，遂精神恍惚，心悸不安，头晕烦躁，夜寐不宁。或悲或喜，反复无常，有时喃喃自语，有时放声号哭，多忧善虑，面容憔悴，形体消瘦，骨蒸潮热，周身疼痛，引及两胁，其痛楚难以名状，胃纳呆钝，二便不畅。舌红少津，脉虚弦。证属肝肾阴虚，治拟滋养肝肾为主，略参疏利肝气。

处方：

北沙参 10g　麦冬 10g　生地 30g　川楝子 10g　乌梅 5g　丹皮 10g　枸杞子 15g　桑白皮 10g　瓜蒌仁 10g

水煎服，7 剂。

二诊：1965 年 11 月 5 日。

药后纳已增，寐渐安，全身及胁肋疼痛均见减轻，稍有时头晕。拟增平肝扶脾之品于前方之内。

处方：

北沙参 10g　生地 30g　乌梅 5g　枸杞子 15g　当归 10g　山药 10g　川楝子 10g　石斛 15g　苡仁 20g　石决明 15g　白蒺藜 15g　牡丹皮 10g

水煎服，7 剂。

药后诸症悉除，嘱其家属注意劝慰，以免再发。

评按

脏躁一病，或喜或怒，或欠或伸，其症不一。而肝气郁，脏阴亏，实为症结所在。气郁则化火，化火必伤阴，上扰于心则心血虚而神不宁，下累于肾则肾阴亏而相火独旺，并殃及中土，运化失职，化源受累。同为肝郁化火，须视其何脏受累为重；脏阴亏损，当究何脏亏损为甚，然后定其滋养何脏为主，方能切中病机。

此例患者延及半身，殃及心、肝、脾、肾四脏，然肝肾阴虚是本病的主要矛盾。肝郁化火，下累于肾，肾亏为主，则魏柳洲一贯煎为妙剂也。方中之药或养血，使肝体自荣也；或补阴，滋水涵木也。吾于应用治疗时，取生地重用而舍熟地，一取一舍之间，是由于患者肝郁而致胃纳呆钝，中运不健，熟地腻膈，故去之；而以石斛配生地，增强滋肾阴养胃阴、清热生津之功；山药伍苡仁，滋阴健脾养胃；沙参、麦冬相须配对，滋阴生津之力倍增；当归、枸杞子相伍，滋阴养血而柔肝；川楝子配乌梅，相反相成，用于大量甘寒养阴药中则增强疏泄肝气之力，有利于气机调畅；桑白皮配牡丹皮可开郁泻热，透达阴分伏火；石决明与白蒺藜相须为用，则平肝疏肝力宏；再辅以瓜蒌仁与桑白皮相合，导热下行，相辅相成，有利于二便畅通。

本病抓住阴虚之病本，取"滋水涵木"法，以滋肾养阴为主，疏理肝气为辅，运用相辅相成与相反相成的中药配对法，并行不悖，药证相符，故服药14剂而诸症悉除也。

神经衰弱

医案 1

何某，女，32 岁，干部。1991 年 10 月 8 日。

患者年前因受惊后引起失眠多梦、胆小怕事等症，经医院各项理化检查均正常，诊断为神经衰弱。虽经多方求治，效果不显，病症有增无减。自述彻夜不眠，心情烦躁，心惊胆怯，记忆力明显减退，口苦咽干，月经提前，神疲乏力，舌红苔薄黄，脉弦细数。证属肝阴虚火旺，治以养血柔肝、清热安神。

处方：

柴胡 10g　黄芩 10g　白芍 10g　百合 20g　知母 10g
川芎 10g　茯苓 10g　党参 10g　大枣 5 枚　甘草 3g　黄连

6g　生地 15g　酸枣仁 20g　五味子 15g　生龙骨 25g　生牡蛎 25g

水煎服，7 剂。

二诊：1991 年 10 月 16 日。

自述药后睡眠好转，精神有增，口苦发咸。效不更方，上方继服 30 剂，诸症皆除。

医案 2

刘某，男，17 岁，学生。1992 年 5 月 9 日。

患者因去年中考学习紧张，思想负担过重，引起失眠多梦，每晚约睡眠 3 小时，次日神疲乏力，上课精力不集中，记忆力减退，心情烦躁，大便偏干，舌淡红苔薄黄，脉弦数。证属肝火旺盛，魂不守舍，治以养阴清肝、安神定志。

处方：

柴胡枣仁汤（自创方）加生龙骨 25g、生牡蛎 25g、栀子 10g、琥珀粉 3g（冲）。

水煎服，7 剂。

二诊：1992 年 5 月 16 日。

自述服药 3 剂后已能睡眠 5 小时，心情烦躁减轻，大便正常，精神好转，舌淡红苔薄黄，脉弦。用原方继服 40 剂，病症全部消失，学习成绩提高。

评按

案 1 患者为女性，女子常血不足，肝体失养，易于肝旺，加之受惊吓，胆气受伤，失于条达，久郁化火，更伤阴血，故现诸症。

案 2 患者为男性学生，肾气未充，不耐疲劳，又因学习紧张，劳累过度，罢极伤肝，肝阴亏损，致肝气不舒，出现魂不守舍。

此神经衰弱2例均以调肝安神为基本大法。以仲景柴胡桂枝龙骨牡蛎汤、酸枣仁汤、黄连阿胶汤、百合固金汤等化裁，自创柴胡枣仁汤。方中生地、白芍、知母、百合为甘寒之品，滋阴以清热，使肝木得养，肝体得润，热清神安，阴阳平衡；以酸枣仁、五味子酸以收之，敛其太过，以酸补肝；肝急欲缓，以甘草、党参、大枣之甘缓其急；肝胆有热，以柴胡配黄芩，疏肝清热，条达肝气；以茯苓宁心安神，助酸枣仁滋阴血而宁心安神；川芎伍白芍，活血、养血兼顾，疏肝、柔肝并举，使活血而不伤正，疏肝开郁而不损肝阴。诸药合用，共奏养血柔肝、清热安神之功。心情烦躁者加黄连、栀子清热除烦、导热下行；生龙牡伍用，镇静安神之力倍增，为魂魄精神之妙药也。或加琥珀粉，则镇静安神作用更强。

神经衰弱是由于长期或严重的精神刺激，或用脑过度，或心情不畅，或病后体虚等因素，引起大脑兴奋和抑制功能失调的一种病症，属临床常见病、多发病。根据其临床表现，分属于中医"郁证""心悸""不寐""虚损"等疾病的范畴。多数医家认为本病由心、肝、脾、肾功能失调所致，尤其重视心在本病发病中的作用，其理论的主要依据是藏象学说。因神志活动分属五脏，而心又为君主之官，主血脉系神明，故神志主宰于心，正如《素问·灵兰秘典论》所说："心者，君主之官也，神明出焉"。《灵枢·邪客》说："心者，五脏六腑之大主也，精神之所舍也"。然根据五行学说相生关系，肝属木，心属火，木能生火，故肝为母脏，心为子脏，二者为母子关系。吾认为神经衰弱的发病在五脏之中主要责之于肝。其一，肝藏血，肝血滋心血而共养心神，人的精神、意识和思维活动才能正常；其二，肝为刚脏，主疏泄而调情志，内寄相火，魂藏其内，"谋虑出焉"，体阴而用阳。肝血不足可导致心血不足而心神失养。肝血不足，肝体失柔，疏泄失调，久则肝阴亏损，虚热内生，相火妄动，魂不守舍，阴亏阳胜，阳不入阴，则失眠多梦；肝阴不足则肝阳偏亢，可致头晕头痛、心情烦躁；肝为罢极之本，耐疲劳而主体力，魂由肝所系，疲劳或用脑过度必伤于肝，肝伤精亏则不耐疲劳，可见神疲乏力，精力不集中，甚至记忆力减退。除此之外，与胆也有密切关系，因肝胆相照，表里相合，盛则同盛，衰则同衰。胆为中正之官，属阳木而主决断。胆气不足则胆小易惊，胆经有热则失眠多梦，故神经衰弱的多种病症无不与肝、胆有关。

综观治疗神衰全方，以调肝安神为基本大法，以养血柔肝、清热安神为"八字要诀"，治疗多以阴柔之药为主，少用阳药，方用柴胡枣仁汤加味，经治疗 94 例，总有效率为 96.8%，收到了满意的疗效，说明从肝调治神经衰弱有其重要意义。

痿　证

医案 1

康某，男，25 岁。1982 年 8 月 3 日。

患者于 1977 年 7 月头部外伤，在北京某医院行开颅术，术后昏迷不醒达两月余，后经中西医结合治疗，神志清楚，但失语，右侧肢体瘫痪，不能活动，诊断为"内开放性颅脑损伤（重），脑疝，脑干损伤，硬膜下血肿（右侧额颞），脑挫裂伤，粉碎性凹陷性骨折（右颞），颅底骨折（中、右）"。经治疗 3 年余，仍右侧肢体活动不便，右上肢不能抬举，右下肢痿弱无力，不能行走，需人扶持，记忆力减退，言语謇涩难出，时有抽搐，舌边尖红，苔薄白，脉弦细。右上肢肌力 0 级，右下肢肌力 3 级。拟补肾荣脑法。

处方：

紫河车 10g　鹿角镑 10g　桑椹 30g　赤白芍各 9g　熟地 15g　土鳖虫 6g　威灵仙 15g　女贞子 15g　旱莲草 15g　黄精 15g

水煎服，日 1 剂。效不更方，可继服多剂。

经治疗 2 年，行走正常，1985 年 9 月复诊时右侧肢体活动正常，肌力均 5 级，纳寐二便自调，仅时有癫痫小发作，以息风祛痰剂治之，以资巩固。

医案 2

贾某，女，30 岁。1984 年 3 月 20 日。

病史：患者于 3 年前无明显诱因出现手足活动不适，手指颤抖，曾在北京某医院就诊，诊断为"运动神经元病"，药物治疗无明显效果。

诊查：患者上、下肢肌肉萎缩，双手鱼际尤甚，下肢痿弱无力，不能抬腿，手足冷，夜寐多梦，纳食二便可，月经正常，舌淡、苔薄白腻，脉沉滑。

辨证：阴阳俱虚。

治法：补肾起痿，益阴壮阳。

处方：

熟地 18g　山萸肉 9g　巴戟天 9g　石斛 12g　远志 9g　石菖蒲 9g　五味子 9g　麦冬 9g　茯苓 9g　肉苁蓉 30g　仙灵脾 30g　薄荷 3g　白术 12g

水煎服，日 1 剂。效不更方，可继服多剂。

服药 150 剂后，周身较前有力气，可在平路上行走，肌肉萎缩无发展，余均正常，后配丸药以善后。

医案 3

李某，男，12 岁。1985 年 1 月 29 日。

病史：患者于 1984 年 11 月 12 日摔伤头部，当即昏迷，清醒后头痛剧烈，伴恶心、呕吐、鼻出血，再次昏迷，急诊 CT 扫描示脑膜动脉出血，颅骨线状骨折，先后行 2 次开颅术，术后神清，失语，肢体瘫痪，至 12 月 20 日肢体功能渐恢复。右侧肢体已近于正常，左侧功能较差，不能行走，言语不清。

诊查：就诊时左侧手指屈伸不利，不能坐立，不能行走，头晕，语言謇涩，大便秘结，视物双影，舌红无苔，脉弦细。

辨证：肾阴不足。

治法：补肾益阴。

处方：

生、熟地各 18g　桑椹 30g　首乌 9g　补骨脂 9g　龙眼肉 15g　黑芝麻 20g　胡桃肉 15g　巴戟天 10g　山萸肉 10g　羌活 6g

服药 14 剂后，左手能举能屈，伸展较缓慢，能久坐及站立，腰部亦感有力，继以上方加减，渐能走路。半年后追访，已能行走，但步履乏力，左侧肢体欠灵活，以上方加味配丸药以巩固之。

医案 4

王某，男，8 岁，1985 年 8 月 10 日。

病史：患者于 1984 年 8 月无明显诱因出现右侧肢体汗出，左侧无汗，左下肢软弱无力，不能长行，长行则跛，肌肉轻度萎缩，左、右腿周径相差 1cm，在中日友好医院、北京儿童医院就诊，考虑为"间脑病变"，查脑电图有中度异常及癫痫波，住院治疗效果不明显。

诊查：就诊时右侧肢体多汗，左侧无汗，行走 200 米即出现跛行，左下肢不能独腿站立，伴感觉迟钝，纳食可，口中和，二便调。

首用桂枝汤加味以调和营卫，治疗月余，左侧已有汗出，畏寒，余症同前，舌淡红，苔薄白，脉沉细无力。

辨证：肾阳亏虚。

治法：补肾益精，壮阳起痿。

处方：

（1）鹿角镑 9g　紫河车 9g　巴戟天 9g　仙灵脾 9g　熟地 18g　山萸肉 9g　杜仲 12g　白芥子 12g　补骨脂 12g　骨碎补 12g　薏苡仁 18g　怀牛膝 18g　羌活 9g

水煎服，日 1 剂，效不更方，可继服多剂。

（2）加味金刚丸、健步虎潜丸各 1 丸，日 2 次。

治疗 8 个月，症状明显好转，左下肢行走有力，基本无跛行，上体育课能参加 1500 米长跑，左侧大腿周径较前增粗 0.5cm，可独腿站立 20 秒钟。

医案5

翟某，男，40岁。1985年8月12日。

病史：患者于1985年1月头部外伤，当时无昏迷及出血，1周后出现双下肢软弱无力，左下肢抽搐，行走不稳，继而出现口角㖞斜，言语謇涩，左上肢屈伸不利，左手不能伸直，头皮麻木，颈强不适，头晕。

诊查：现症状同前，舌暗红，苔黄微腻，脉弦滑。左下肢肌力Ⅳ级。

辨证：肝肾不足，风阳上扰。

治法：补肾益精，平肝息风。

处方：

（1）熟地18g　山萸肉9g　巴戟天9g　麦冬9g　石斛12g　远志9g　云苓15g　五味子24g　生石决明24g　珍珠母24g　肉苁蓉15g

水煎服，日1剂。效不更方，可继服多剂。

（2）健步虎潜丸，每服1丸，日2次。

服药两月余，症状明显减轻，言语已流利，左手可伸直，行走较前平稳，唯抬腿稍有不适，肌力Ⅴ级。

医案6

杨某，男，25岁。1985年8月19日。

病史：患者5岁时因面部拘急不适在北大医院就诊，诊为"面、肩、肱型进行性肌营养不良症"，症状进行性发展，至15岁时，肩、背、大腿肌肉严重萎缩，平卧后难以坐立，腰背弯曲，不易站直，下肢痿软无力，行走缓慢，纳差，在协和医院就诊，以ATP等治疗，效果不明显。

诊查：现症状同前，舌红、苔白，脉沉细，治以补肾通督中药 40 剂后有所好转，但仍下肢无力、遗精、腰痛，手足心热，舌暗尖红、苔黄腻，脉弦细稍数。

辨证：肾虚夹有湿热。

治法：补肾益精，清热祛湿。

处方：

（1）山萸肉 9g　补骨脂 12g　黑芝麻 18g　知母 9g　黄柏 9g　薏苡仁 18g　苍术 12g　芡实 9g　葛根 9g　云苓 15g　炒扁豆 12g

水煎服，日 1 剂。效不更方，可继服多剂。

（2）河车大造丸，每服 1 丸，日 2 次。

根据症状加减用药，4 个月后下肢周径增粗 4 cm，后改用地黄饮子间断服用，并配合气功治疗。1 年后追访，患者双下肢大腿周径较前增粗 12cm。

医案 7

崔某，男，37 岁。1985 年 9 月 26 日。

病史：患者于 13 年前头脑外伤，昏迷半月余，曾行开颅术治疗，诊断为"脑挫伤""脑血管破裂"，经治疗后好转。

诊查：近 3 个月以来发现右侧上、下肢肌肉萎缩，下肢为甚，右下肢大腿较左侧萎缩 2 cm，伴肢体麻木无力，不能长行，行走 1000 米即感劳累乏力，头晕，恶心，呕吐，失眠，舌淡暗，苔薄白，脉细涩。

辨证：肾精不足，瘀血内阻，胃失和降。

治法：补肾益精，活血化瘀，和胃降逆。

处方：

（1）熟地黄 15g 川芎 9g 黑芝麻 20g 胡桃肉 15g 桑椹 30g 刘寄奴 15g 苏木 10g 赤、白芍各 15g 竹茹 9g 陈皮 9g 生姜 6g。

水煎服，日 1 剂，7 剂。

（2）河车大造丸，每服 1 丸，日 2 次。

1 周后复诊，呕吐止，头痛减轻，去竹茹、陈皮、生姜，加川断 15g、桑寄生 15g。服药一月余，下肢力量明显增加，可登至 550 米高的香山顶峰而未感不适，右腿较前增粗 1cm。

医案 8

赵某，女，24 岁。1986 年 1 月 4 日。

病史：患者于 3 个月前行剖腹产术，术中出血不多，但术后 2 日出现双下肢不能活动，感觉丧失，双下肢肌力 0 级，曾多方会诊，未明确诊断。

诊查：患者双下肢痿软无力，不能活动，肌肤麻木不仁，足不能动，二便失禁，舌淡嫩、苔剥脱，脉沉细，查双下肢远端肌力Ⅰ级。

辨证：肾气虚损，冲任失调。

治法：补肾通督，填补冲任。

处方：

紫河车 9g 生、熟地各 9g 鹿角片 9g 巴戟天 9g 附片 6g 肉桂 5g 羌活 6g 威灵仙 15g 菟丝子 18g 山药 12g 狗脊 15g 芡实 10g 陈皮 6g 仙灵脾 10g 当归 10g 赤、白芍各 15g

水煎服，日 1 剂。效不更方，可继服多剂。

服药 30 余剂，配合针灸按摩，症状有所缓解，下肢已能屈伸，肌肉无萎缩。

继服上方，另加首乌延寿丸 1 瓶，每服 6g，日 2 次。

服药 30 余剂，上肢活动较前好转，手可抬高至前额，下肢行走较前有力，跛行不明显，平稳且快，可步行 2000 米，纳食二便调，继以上方调服。

医案 9

吴某，女，36 岁。1986 年 11 月 2 日。

病史：患者半年前外感后出现左侧肢体无力，活动不遂，在天津医学院第二附属医院作 CT 检查提示为"脑萎缩"，在某康复医院治疗 4 个月，有所好转后出院。

诊查：现左侧肢体无力，活动不遂，左手肿胀，屈伸及握物不利，左下肢痿软，行走缓慢，跛行，可步行 1000 米，体倦乏力，舌淡，苔薄白，脉弦细。

辨证：肾精不足，脾气虚弱。

治法：补肾荣脑，健脾益气。

处方：

制首乌 18g 黑芝麻 30g 桑椹 30g 黄精 15g 黄芪 24g 苡仁 24g 云苓 30g 伸筋草 15g 泽泻 10g

水煎服，日 1 剂。效不更方，可继服多剂。

服药 30 余剂，左上肢活动较前好转，手可抬高至前额，左下肢行走较前有力，跛行不明显，平稳且快，可步行 2000 米，无疲劳感，纳食日增，二便正常，继上方调服，以巩固疗效。

评按

痿证是指各种原因而致四肢筋脉弛缓，手足痿软无力，甚至肌肉萎缩的一种病症，以下肢不能随意运动及行走为多见，故有"痿躄"之称。

痿证的范围较广，可见于西医学的多发性神经炎、急性脊髓炎、脊髓压迫症、脊髓空洞症、运动神经元病、多发性硬化症、进行性肌营养不良症、周期性麻痹、重症肌无力、小儿麻痹后遗症、小儿大脑发育不良、脑外伤后遗症、外伤性截瘫等。

案1系颅脑外伤所致的痿证。根据肾藏精、主骨生髓通于脑、脑为髓海的理论，自拟"健肾荣脑汤"治之。方以血肉有情之品紫河车、鹿角镑配伍，功在益精血、壮元阳、补元气、强筋骨、滋阴补肾而行血，具有峻补精血、滋阴助阳、气血双补、阴阳兼顾之效；熟地、白芍相须为用，静守纯养，填精补血，滋肾补肝之力显著；桑椹、黄精同用，增强滋阴补血填精之功，有气阴双补之妙；女贞子、旱莲草伍用，名二至丸，出自《证治准绳》。《医方集解》释云："二至丸补肾，补腰膝，壮筋骨，强阴肾，乌髭发，价廉而功大。"土鳖虫破血逐瘀，续筋接骨，善入血分，配赤芍凉血活血祛瘀，辅以威灵仙通达十二经，导药上行，直达病所，三味配伍，活血祛瘀通络之力倍增，寓于填精益髓、补肾荣脑、大补气血之药中，有补中兼通、补而不滞之用，是以阴阳气血双补，祛瘀通络并施，气血生长则化精而充于脑，瘀去则新血自生，脑络通则神自明。

案2为"运动神经元病"所致痿证。此属阴阳俱虚，治以补肾起痿、益阴壮阳为法。方以熟地功专填精补血，配山萸肉益精血、补肝肾、壮骨髓，滋阴而助阳；石斛、麦冬、五味子同用，滋阴而安神；白术、茯苓合用，一燥一渗，使水湿除而脾气健，健脾化湿，补后天以充先天；巴戟天长于补肾壮阳、益精、强壮筋骨，肉苁蓉为滋肾壮阳、补精血之要药，仙灵脾补肾壮阳、益精起痿，三味同用，增强温肾壮阳之力，而且润燥相宜，具有补火而不燥水之妙；远志合石菖蒲相辅相助，祛痰开窍，安神益智；并少佐薄荷以升举清阳。诸药合用，共奏益阴壮阳、补肾起痿之功。

案3为头部外伤，髓损肾亏所致痿证。此属肾阴不足，治以滋阴补肾。方以生、熟地重用，增强滋阴而生津润燥及补血而凉血止血之力；黑芝麻、首乌、桑椹（重用）滋阴血、补肝肾；补骨脂、胡桃仁相须配对，刚柔相济，金水相生，增强补肾壮阳、强筋健骨之功，《本草纲目》云："破故纸无胡桃，犹水母之无虾也"；山萸肉、巴戟天伍用，益精血，补肝肾，强筋骨，滋阴而壮阳；龙眼肉补心脾、益气血，佐以羌活导药上行。诸药合用，共奏"善补阴者，必阳中求阴"之功。

案4考虑为"间脑病变"所致痿证。证属肾阳亏虚，治以补肾益精、壮阳起痿。方以紫河车、鹿角镑相须为用，益精血，壮元阳，补元气，强筋骨，滋阴助阳，气血双补，阴阳兼顾；巴戟天长于补肾壮阳、益精、强壮筋骨，仙灵脾补肾壮阳、益精起痿，二味相须配对，既增强温肾壮阳之力，又有补火而不燥水之功；补骨脂、骨碎补伍用，温肾助阳，强筋壮骨；杜仲、怀牛膝相须为伍，补肝肾、壮筋骨之力倍增；熟地功专填精补血，配山萸肉益精血、补肝肾、壮骨髓，滋阴而助阳；薏苡仁、白芥子伍用，健脾化湿，温通而利气，寓于滋补药中，有补而不滞之妙；羌活素称"风药之燥剂，风药之刚剂"，其性辛散雄烈，载诸药运行于血脉之中，通达经气，循环无端。诸药合用，共奏"善补阳者，必阴中求阳"之功。

案 5 为头部外伤所致痿证。此属肝肾不足，风阳上扰，治以补肾益精、平肝息风。方以熟地（重用）配山萸肉益精血、补肝肾；巴戟天、肉苁蓉同用补肾益精、强筋壮骨；石斛、麦冬、五味子滋阴壮水以补肾；远志配云苓，化痰开窍，宁心安神；石决明既能清肝热镇肝阳，又具滋养肝阴之性，配珍珠母相须为用，平肝息风之力倍增。并辅以健步虎潜丸以滋阴降火、强壮筋骨。诸药合用，共奏补肾益精、平肝息风之功，故服药两月余，疗效显著。

案 6 为"进行性肌营养不良症"所致的痿证。此属肾虚夹湿热，治以补肾益精、清热祛湿。方以黑芝麻、山萸肉、补骨脂三味同用，增强补肾益精之力；黄柏、苍术相须配对，名曰"二妙散"，出自《丹溪心法》，为清热燥湿之妙方也。黄柏、知母伍用，出自李东垣《兰室秘藏》滋肾丸，主治下焦湿热，为滋阴降火之要药，正如《本草纲目》所云："肾苦燥，宜食辛以润之，肺苦逆，宜食苦以泻之。知母之辛苦寒凉，下则滋肾燥而滋阴，上则清肺金而泻火，乃二经气分药也；黄柏则肾经血分药，故二药必相须而行"；薏苡仁、炒扁豆、芡实、云苓四味并用，增强健脾化湿之力；葛根气质轻扬，其性升散，主入脾胃二经，又善鼓舞胃中清气上行以输津液，清阳得升，津液得以上承，筋脉得以濡润，寓于清药之中可补肾益精、健脾化湿，清阳得升，湿热得除，痿证自愈也。

案 7 为"脑挫伤"等所致的痿证。此属肾精不足，瘀血内阻，胃失和降，治以补肾益精、活血化瘀，佐以和胃降逆。方以"补肾活血汤"（自创方）治之。方中熟地功专填精补血，配白芍相须为用，滋阴血，养肝体，增强益精血、补肝肾之力；黑芝麻、桑椹、胡桃肉三味一组重用，补肾益精之力倍增；川芎辛温香窜，行气活血，为血中气药，赤芍逐血导瘀、破积降泄，二药伍用，既增活血化瘀之功，又借气行血行之力，使行血破滞之功倍增；刘寄奴、苏木配对，祛瘀通经疗伤功著；或加川断、桑寄生为伍，增强补肝肾、壮筋骨、通利血脉之功；佐以陈皮、生姜、竹茹理气和胃降逆。诸药合用可填精补髓、养血荣脉，与活血化瘀通经之药同用为补中兼通，更增强壮筋骨之功效。

案8系产后督脉、冲任损伤所致痿证。此属肾气虚损，冲任失调，治以补肾通督、填补冲任。方以紫河车、鹿角片一对血肉有情之品相须为用，增强益精血、壮元阳、补元气、强筋骨、补肾通督、填补冲任之功；巴戟天、仙灵脾配伍，补肾通督、益精壮阳起痿之力显著；生、熟地合用，增强补血填精、滋阴润燥之功；当归与赤、白芍并用，功在滋阴养血而活血；菟丝子、狗脊同用，补肾益精，强壮筋骨，调补冲任，平补阴阳；附子、肉桂相须为用，既具强大的温肾助阳作用，又有良好的温经通督之功；山药、芡实伍用可健脾化湿，佐以陈皮理气健脾，三药同用，有补中兼疏之妙；威灵仙性温通利，辛散善走，能通达十二经，羌活辛散雄烈，功善通达经气，二药同用以导药上行，寓于诸药之中，共奏补肾通督、填补冲任之功。

案9为"脑萎缩"所致之痿证。此属肾精不足、脾气虚弱，治以补肾荣脑、健脾益气。自拟"补肾荣脑汤"加减治之。方以制首乌、黑芝麻、桑椹三味重用为主药，补肝肾、益精血、荣脑髓、强筋骨之功显著；黄芪善于健脾益气升阳，得黄精相助，又能补肾而益精，为脾肾双补之妙药也；苡仁、云苓同用，善健脾祛湿而除肌肉筋骨之湿邪，辅以泽泻增强除湿之功，三药组合，健脾祛湿之力倍增；并佐以伸筋草舒筋活血、伸展筋脉。诸药合用，共奏补肾益精、填髓荣脑、健脾益气之功。

余在治痿独取阳明的同时从补肾着手治疗痿证，这是痿证治疗中的一个重要法则。就痿证而言，可由多种原因导致肾虚而引起，因此在治疗上也就要有不同的方法，如同属肾虚，辨证有偏阴亏，有偏阳衰，有阴阳俱乏，有髓海不足，有经脉不充，或兼脾胃俱虚，肝阳上亢，还有夹湿、夹痰、夹瘀血等，治疗上既要有所侧重，又要相互兼顾。余抓住肾虚这一关键，以补肾为主，辅以活血、祛痰、除湿、健脾益气、平肝息风等，一法为主，兼用他法，取得了满意的效果。在药物的选择上，充分发挥对药、组药、复方并用的协同作用，既体现"兵团作战"的整体配合，又突出药物的个体特点。如病久重症，必用血肉有情之品方可建功者，余常以鹿角片（鹿角胶、鹿角霜等）与紫河车相须为用，益精血、壮元阳、补元气、强筋骨之力倍增。再如于补肾药中加入羌活、威灵仙、升麻、葛根等以导药上行，升举清阳，通行经络，直达病所，往往起到事半功倍的效果。

余自创"补肾荣脑汤""补肾活血汤"等方剂，运用于痿证的治疗，特别是对于脑外伤和脊髓外伤所致的痿证，初步形成了独特体系。如脑外伤所致痿证，初期用活血化瘀法（桃红四物汤）；中期补肾益精、活血化瘀并用（补肾活血汤）；后期则以补肾荣脑为主（自拟健肾补脑汤：紫河车、龙眼肉、熟地、桑椹、太子参、赤白芍、丹参、当归、石菖蒲、郁金、远志、茯苓、生蒲黄）。对于脊髓外伤所致的痿证则补肾通督（药用羊脊髓、雄羊肾、鹿茸、海马、土鳖虫、三七、赤芍、羌活、升麻、葛根）和补肾填精、活血化瘀贯彻始终。

隐性脊柱裂

医案

徐某，女，32岁，教师。1976年2月15日。

近年来发现双下肢冷麻、软弱无力，行走艰难，且感腰脊酸麻沉重。经北京某医院X线拍片检查示"骶椎Ⅰ与腰椎Ⅴ椎板凹陷缺损，且外皮凸起，上生粗毛"，诊断为"隐性脊柱裂"。诊其脉弦细，舌体胖嫩，舌边尖有瘀点多处，苔薄白。病由先天不足，肝肾亏损，精髓不足，髓亏阴虚，血络瘀阻，致足不任身，发为骨痿。以腰者肾之府，脊者肾之所贯，故肾虚则腰脊酸沉。法拟补益肝肾、强筋壮骨、化瘀通络。

处方：

（1）熟地18g　山萸肉9g　麦冬9g　菖蒲9g　五味子9g　远志9g　肉苁蓉18g　附子6g　石斛12g　巴戟天12g　木瓜12g　赤芍15g　补骨脂12g　生苡仁24g　川牛膝12g　鸡血藤24g　红花9g

水煎服，14剂。

（2）加味金刚丸（菟丝子、肉苁蓉、杜仲、川萆薢、猪腰子等）50丸，每日2丸（12g），每日2次。

守方治疗1个月，二诊小变更动，行动稍觉轻松，脊部麻感下移，腰部微痛，下肢冷麻稍轻。舌质暗红，边尖仍有瘀点，脉弦滑。原方加炙马钱子0.25g（冲服或装胶囊送服），以增通络起痿之功，续服 3 个月。

第 4 月来诊，舌边瘀点减少，诸症略减，行动亦稍有力。原方加白芍 12g、茯苓 9g、生地 15g、川断 9g。再服 2 个月。

第 6 月来诊时，双下肢及腰部酸沉状已解，步履渐趋常态，舌边尖瘀点尽退，脉复神强。

处方：

（1）生、熟地各 12g　巴戟天 12g　川断 12g　山萸肉 9g　天麦冬各 9g　肉苁蓉 24g　女贞子 15g　旱莲草 15g　赤、白芍各 9g　薏苡仁 24g　茯苓 12g　菖蒲 9g

水煎服，14 剂。

（2）五子衍宗丸 20 丸，每次 1 丸，每日 2 次。

服药后，行路已如常人，舌脉正常。复经原北京某医院拍片对照：椎板缺陷处模糊不清，椎裂面积明显减少。收效尚佳，继服上方加大 3 倍量，制成蜜丸，丸重 6g，每服 2 丸，日服 2 次，以善后调理。

经半年追访，患者早已恢复工作，自云可胜任工作，腰及双下肢也无酸重感，余皆正常。

评按

本例"隐性脊柱裂"乃为脊椎先天性缺陷，依其临床症状，中医学名之为"痿"。《素问次注》云："痿谓痿弱无力以运动"。《儒门事亲》曰："痿之为状，两足痿弱，不能行用"。清·陈士铎云："痿证终年不能起行，面色光解，足弱无力，不能举足者……"。以上这些论述与本病症状颇为相似。

　　究其所因，《女科百病问答补遗》曾述："人身之骨，肾所主也。先天本经禀气不足则骨软而不坚不实，且髓不满骨，筋无血养以束骨，荣卫弱，故骨痿而骨变也"。《古今医统》云："有日月不足而生，或坠胎之剂不去而竟成胎者，耗伤其气，……致成斯疾"。可知先天胎禀不足，肝肾亏损，精血不充，脏气不足，致肾精虚而髓不充，故骨变而成本病也。

　　本病属临床较缠绵难治的病症之一，在治疗上余常参考西医学之诊断（主要依靠 X 光片），以中医辨证论治为核心，抓住病本先后，以肝主筋，肾主骨，故治由肝肾入手，首选刘河间《宣明论方》之"地黄饮子"化裁，配合《保命集》之"金刚丸"加味。方中熟地黄、山萸肉滋补肝肾之阴；肉苁蓉、巴戟天益精补肾、温壮肾阳；石斛及天冬二味组药以滋阴清热，与熟地黄、山萸肉相伍，则为补肾益精与滋阴润肺之品并用，母子同治，使真阴得补，阳有所依；附子、桂枝温肾助阳，温通十二经脉；女贞子、旱莲草相须伍用，滋补肝肾之力倍增；川牛膝、鸡血藤、红花组药，补肝肾，壮筋骨，养血活血通经；木瓜、苡仁舒筋活络祛湿，以除酸麻沉重；赤芍、白芍合用，一散一敛，一泻一补，养血活血，滋阴柔肝，相反相成，寓于大量滋补肝肾、温肝助阳之品中，增强补益肝肾、强筋壮骨、化瘀通络之功；金刚丸与五子衍宗丸相辅相成，补肾填精，强筋壮骨。如此配伍，寓有"善补阳者，必阴中求阳，善补阴者，必阳中求阴"之义，诸药合用，共奏益精补肾、养血滋肝、滋阴助阳之功，使阴平阳秘，肝肾得补，筋骨强壮，瘀祛络通，痿证除矣。

脊髓空洞症

医案

齐某，女，32岁，农民。1982年5月28日。

患者右上肢及腰椎Ⅰ～Ⅳ两侧呈节段性麻木不仁，不知痛温，有时感到自发性闷痛。表面皮肤干燥，触之有感觉，右臂运动无力，肌肉萎缩，脊柱弯曲。舌质淡嫩有齿痕，舌边暗紫有瘀点，无苔，脉细涩而结。经北京某医院确诊为"脊髓空洞症"。历经5年医治效不显，转来诊治。

辨证：先天不足，精髓不充，气虚血瘀。

治法：补肾填精，益髓健脑，补气活血。

处方：

巴戟天12g　菟丝子15g　当归12g　仙灵脾12g　枸杞子20g　赤芍9g　鹿角胶（烊化）9g　黄芪20g　丹参15g　龟板胶（烊化）12g　狗脊12g　熟地12g　桑寄生15g　鸡血藤20g　山萸肉30g　怀牛膝15g　太子参12g　川芎6g

水煎服，30剂。可继服多剂。

二诊：1982年7月30日。

上方服药60剂后，感觉稍复，痛已消除，麻而不木，舌色淡红，瘀点消失，脉弦细。宗上方减活血化瘀药用量，重用补肾填精益气之品。继服80剂，腰背感觉基本复常，右臂活动有力，肌肉渐丰，舌脉如常。遂拟方配丸调治，以巩固疗效。

处方：

巴戟天 15g　黄芪 30g　赤芍 6g　仙灵脾 15g　菟丝子 20g　当归 15g　川芎 6g　丹参 12g　熟地 15g　鹿角胶 12g　狗脊 15g　川断 20g　龟板胶 12g　枸杞子 30g　桂枝 12g　肉苁蓉 30g　桑寄生 20g　怀牛膝 20g　鸡血藤 30g　太子参 15g　穿山甲 12g

共研为粉，制蜜丸，每丸重 9g，每次 1 丸，每日 3 次。

服药半年左右，症状体征消失，活动如常。复经原北京某医院检查，节段性感觉分离、节段性肌肉萎缩、临床症状等均消失，检查无异常发现，病告愈。1 年后追访，未见复发。

评按

脊髓空洞症亦属中医痿证范畴。余在数十年的临床实践中潜研先辈之书，在治痿独取阳明的同时，从补肾着手治疗，取得了减慢病情发展，缓解症状，恢复肢体功能，甚至临床痊愈的疗效，体会到补肾是痿证治疗中的一个重要法则，在临床中有一定的意义。本案选用了补肾填精、益髓健脑、补气活血等法治疗。方用熟地、山萸肉补肾填精；巴戟天、肉苁蓉相须配对，益肾填精，强筋壮骨，温肾壮阳，润燥相宜，具有补火而不燥水之妙；枸杞子、菟丝子配伍，补精血，益肝肾，平补阴阳；龟板胶、鹿角胶系血肉有情之品伍用，合称龟鹿二仙胶，其质纯厚，直入任督，一阴一阳，一水一火，既可滋水填精，又可益阴壮阳，为补肾之仙方；狗脊、川断相须配对，补肝肾、壮筋骨、通督达脊之力倍增；桑寄生、怀牛膝相伍，补肝肾，壮筋骨，养血活血；仙灵脾、桂枝配对，温补肾阳，强筋壮骨，温经通阳，于大量填精益髓补血之药中，既可增强补肾填精、益髓养血之力，又有平补阴阳之功；黄芪、当归伍用，名曰当归补血汤，两药合用，气血双补，补养气血之力倍增，为补气生血之最佳对药；丹参、川芎、赤芍三药均入血分，为活血祛瘀常用的组药，用于补肾填精、益气养血方剂中，使补而不滞，增强血行之功；鸡血藤、穿山甲相须为伍，养血活血通络，直达病所。诸药合用，共奏补肾填精、益气养血活血之功。

综观全方，补肾药具有益精填髓、滋阴助阳、平补阴阳、促进生长发育的作用，能促进萎缩功能的恢复，为补益先天之大法；"补后天以养先天"，用大补气血之品，使水谷之精微充养周身，扶植正气；"久病必有瘀"，以活血通络之品祛其瘀，此寓消于补之法也。

根据病变之具体表现，采用辨证论治之原则，或补或通，兼施并用，机动灵活，方能得心应手。用药如用兵，兵不在多而在灵。

外伤性截瘫

医案

程某，男，37岁，干部。1985年5月15日。

患者于1984年10月18日在高4米的铁架房锻炼时，不慎将铁架撞倒，砸伤腰部，当时病人意识清楚，但双下肢不能活动，二便失禁。经天津某医院诊断为："腰椎压缩性骨折，外伤性截瘫"。后于当年 12 月某日行椎板减压手术，术后病人仍二便失控，双下肢运动功能丧失，于 1985 年 5 月 15 日来北京玉泉山康复医院治疗。入院时，病人被抬进病房，诊断为"外伤性截瘫，腰椎压缩性骨折，腰椎板减压术后"。请余会诊时，查患者二便失禁，双下肢功能丧失，下肢肌肤麻木不仁，舌暗红苔薄白，脉沉弦。拟补肾健骨、化瘀通络之法。

处方：

（1）骨碎补 10g 仙灵脾 10g 补骨脂 12g 巴戟天 10g 山萸肉 10g 刘寄奴 10g 土鳖虫 8g 鬼箭羽 10g 自然铜 10g 苏木 15g 干漆 8g 血竭 6g 红花 10g 黄芪 24g

水煎服，14 剂。

（2）健步虎潜丸，36 丸，每次服 1.5 丸，每日 2 次。

二诊：1985 年 5 月 30 日。

病人服 14 剂后，下肢侧身时已稍能抬起，大小便亦有知觉，但仍不能控制，舌淡，脉弦。拟补肾健骨、缩泉通络之法。

处方：

骨碎补 12g 补骨脂 12g 鹿角片 10g 炙龟板 18g 炙鳖甲 18g 山萸肉 10g 女贞子 15g 阿胶珠 10g 益智仁 9g 熟地 18g 黄柏 9g 知母 9g 牛膝 12g 白芍 18g 菟丝子 18g

水煎服，14 剂。效不更方，可继服多剂。

患者继服药 30 剂后，大小便稍可控制，肌肤感觉恢复，下肢功能已逐渐恢复，可以坐起，扶物可站立，病情平稳，于 1985 年 8 月 22 日出院。按上方配丸药以理善后。

评按

外伤性截瘫属中医痿证范畴。此例患者具有痿证的两个特点，即肢体不能随意运动和躯干、肢体肌肉萎缩。在病机方面，《素问·痿论》以五痿立论，认为由于五脏之气热，致其所主之皮毛、血脉、筋膜、肌肉、骨髓之痿。张景岳认为，五痿不能全面概括痿证的病机，提出"痿证非尽为火证，火不足者有之，伤败元气者亦有之"。张氏对痿证的病机作了进一步的补充。本例为外伤后引起的痿证，其病机当为气滞血瘀、督脊不通而致肝肾不足，所以在治疗上以化瘀通络、滋补肝肾为主。气滞血瘀、督脊不通则肌肉不得温，筋骨不得濡，肝主筋，肾主骨，肝肾不足则骨枯而筋缓。

方用土鳖虫配骨碎补，祛瘀通络，续筋接骨，补益肝肾；自然铜可祛瘀疗伤、益肾健骨；苏木与干漆配对，祛瘀通络疗伤之力倍增；红花、血竭相须为用，可活血化瘀；刘寄奴配鬼箭羽，祛瘀通络疗伤力盛；熟地配白芍，滋补肝肾、填精养血功著；仙灵脾、巴戟天相须配对，补肾助阳，温而不燥，补而不滞；菟丝子、补骨脂、益智仁三味组药，补肾益精，助阳缩尿，相得益彰；阿胶珠、炙鳖甲、鹿角片三味组药，养血填精，滋阴助阳，有阴阳兼顾、形气俱补之功；女贞子配山萸肉滋补肝肾、平补阴阳；黄柏、知母为滋阴清热之对药，寓于大剂补肝肾壮筋骨之药中，为补中兼清，平补阴阳，久服无弊也。在药物治疗的同时，还应辅以按摩、理疗、体疗等加强功能锻炼，不能主动活动时就采用被动运动，以防出现肌肉废用性萎缩而加重病情。

癔症性瘫痪

医案 1

李某，女，27 岁。1984 年 2 月 23 日。

患者原有癔症病史，因受精神刺激及劳累导致癔症复发，下肢瘫痪，不能自主，需人背负，兼见失眠、多梦、烦躁不宁、易怒、惊悸、头昏、盗汗，脘胁闷痛不舒，舌红苔腻，脉弦细数。证属肝肾阴虚夹痰浊，治以滋补肝肾、涤痰和胃、解郁安神。

处方：

熟地 18g　山萸肉 10g　杜仲 10g　麦冬 10g　制狗脊 15g　川断 10g　天冬 10g　桑寄生 15g　沙参 10g　半夏 10g　生苡仁 30g　木瓜 10g　菖蒲 10g　首乌藤 15g　郁金 10g

7 剂，效不更方，可继服多剂。

上方服药 14 剂后，已能扶持行走，以后在治疗过程中曾因恼怒而有反复，至同年 5 月 3 日，已能弃杖行走，前后历时 70 天，共服药 70 剂。

医案 2

张某，男，50 岁，工程师。1989 年 8 月 30 日。

病史：自述反复周身瘫痪 20 年，20 年前的一天，突发手脚行动不便，未经治疗，数天后恢复如常。但此后又反复发作，一般 3～5 天发作 1 次，如受外界刺激则发作更加频繁。每次发作时可瘫痪3～4天，曾经多家大医院全面检查，均无异常发现。虽经多家诊治，均不见效，延余诊治。

诊查：周身瘫痪，疲乏困倦，头晕沉闷，口苦，尿赤，失眠，多梦，纳可，大便正常，舌偏红，苔薄黄，脉细数。

辨证：阴虚内热，心神不宁。

治法：滋阴清热，养心安神。

处方：

百合 15g　炙甘草 10g　大枣 7 枚　生地 10g　川黄柏 10g　黄连 6g　白芍 12g　浮小麦 30g　黄芩 10g　阿胶珠 10g

7 剂，水煎服。

二诊：1989 年 9 月 13 日。

上方服药 13 剂，困倦疲乏、头晕沉闷等症明显减轻，口苦、尿赤已消失，但有腿重脚轻之感。使用前方加减。

处方：

百合 15g　炙甘草 10g　大枣 7 枚　白芍 12g　首乌藤 20g　生地 10g　莲子心 5g　合欢皮 10g　鸡子黄 2 个（分冲）　肉桂 5g

14 剂，水煎服。

三诊：1989 年 9 月 27 日。

上药服 14 剂，瘫痪已解，手脚活动如常。

病趋痊愈，为巩固疗效，再投滋阴、清余邪、安心神、健脾胃之品。

处方：

（1）竹叶 6g　生石膏 24g　芦根 15g　浮小麦 30g　知母 9g　远志 9g　生地 15g　合欢皮 9g　麦冬 9g　百合 12g　大枣 7 枚　炙甘草 9g

14 剂，水煎服。

（2）香砂六君子丸 5 袋，每次 1/3 袋，每日 2 次。

评按 癔症性瘫痪虽见之于外，以肢体瘫痪为主，但其本在心、肝、肾阴液之不足，心火亢盛，又常兼郁怒伤肝之诱因，木郁火发，木火上扰于心，下灼肾阴，肾水亏虚则不能荣骨，肝阴不足则不能养筋，终致不立、不行而成瘫痪。肝木乘脾则脾失健运而停食、停湿，故其症可兼脘胁胀闷、苔腻等；心神被扰则兼失眠多梦、惊悸、烦躁不安，故以滋补肝肾之阴为主固其本，辅以涤痰和胃、解郁安神，标本兼顾。

案 1 宗上法以熟地、二冬、沙参滋阴液；山萸肉、制狗脊、桑寄生、杜仲、川断补肝肾壮筋骨；半夏、菖蒲、木瓜、苡仁涤痰和胃、健脾化湿；郁金、首乌藤解郁安神，故上方共服 70 剂而痊愈。

案 2 患者反复发作周身瘫痪，其发作与外界刺激有关，虽经多家医院理化检查，均无异常发现，但仍似"癔症性瘫痪"。正如《金匮要略·百合狐惑阴阳毒病脉证治第三》所述："百合病者……欲行不能行…口苦，小便赤…"之症。此例多因脏阴不足，阴虚内热，心神不宁所致。故治以滋阴清热、养心安神为主，用百合地黄汤、黄连阿胶汤、甘麦大枣汤为主方化裁。方中百合润肺清心、益气安神；生地滋阴凉血，除血中之热；黄芩、黄连苦寒清热燥湿；鸡子黄、阿胶甘以补血；白芍酸以收阴气而清邪热；炙甘草、浮小麦、大枣补益心脾、宁心安神。初诊时因邪热较甚，故去鸡子黄，加黄柏坚阴清热；复诊时邪热已去大半，因而又去黄芩、黄柏，加鸡子黄养血滋阴；加首乌藤、莲子心、合欢皮以增强养心安神之功；并加肉桂，与黄连共成交泰丸而交通心肾。因本病属中医情志疾病，故又以情治情，令病人心情舒畅，密切配合，发挥其主观能动作用。俾阴液复，邪热去，心神宁，诸症悉除而向愈。最后为巩固疗效，再投滋阴液、清余邪、安心神、健脾胃之品，调理善后，以恢复病体，渐臻佳途。

五迟、五软

医案 1

张某，女，14 岁，学生。1980 年 4 月 23 日初诊。

患者于近期腹部手术后，伤口久不愈合，已服药治疗多时。患者自生后 6 个月仍站立不稳，两足交叉，视力低下，眼球斜视振颤，头摇，右半身肌肉萎缩。其后走路不稳，睡纳欠佳。经某医院脑扫描，诊断为"小脑型遗传性共济失调"。用营养疗法后，症状基本如故。8 岁时因交通事故后受惊，出现癫痫样发作，无规律，每次 10 分钟，屡治不效。现智力正常，其他症状逐日加重。舌淡红，尖偏红，舌体胖，苔薄白腻，脉弦细而数。拟以补肾健脑、息风止痉为治。

处方：

紫河车 9g　白僵蚕 9g　五味子 6g　车前子 9g（包）　石菖蒲 12g　鹿角镑 9g　覆盆子 9g　白蒺藜 12g　枸杞子 12g　益智仁 9g　川楝子 12g　补骨脂 12g　女贞子 12g　胆南星 6g

水煎服，14剂。效不更方，可继服多剂。

二诊：1980年5月25日。

守方加减治疗1个月，诸症减轻。现手足心热，易出汗，癫痫病未再发作，饮食睡眠尚可，大便二日一行稍干，腰膝有力，视力有所改善。舌脉如前，遵前法再进一筹。

处方：

白附子9g　石决明20g　川郁金12g　淡豆豉12g　白僵蚕9g　茺蔚子12g　石菖蒲9g　紫河车9g　鹿角镑9g　制首乌15g　制黄精15g　广地龙6g　胆南星6g　焦栀子6g　川羌活9g

水煎服，14剂。效不更方可继服。

三诊：1980年8月31日。

守方服药三月余，先天得益，后天得培，风痉已熄，筋骨劲强，站立稳当，行动自如，舌脉如常。继遵前方，以资巩固。

处方：

川羌活6g　白附子9g　香附米12g　口防风9g　香白芷9g　明天麻6g　石决明20g　菟丝子30g　紫河车9g　茺蔚子12g　制黄精15g　补骨脂15g　紫贝齿18g　女贞子15g　制首乌15g　生、熟地各9g　鹿含草9g　枸杞子15g　全当归15g　沙苑子9g　炒枳壳6g

加大3倍量，共研为粉，制蜜丸，每丸重6g，每服2丸，每日2次。

医案2

王某，女，5岁。1993年11月6日。

病史：患儿智力、语言障碍，由家长代诉。自患儿出生后，随着生长发育的各个阶段，家长渐发现其均较同龄儿差，为此曾去上海、北京请儿科专家检查，诊断为"大脑发育不全"。患儿就诊前无脑外伤及传染病史。其母因晕车，上下班乘车时需服乘晕宁，孕期面部表现呆板，对外界反应迟钝，双手举拙，步履蹒跚。

诊查：刻下患儿纳食、二便、睡眠正常，闻其呼吸音正常，语言障碍，在家长及医生指导下只能讲单音字，发音尖细，切脉沉细。

辨证：肝肾不足。

治法：补益肝肾，化痰涎。

处方：

鹿角霜12g　制龟板18g　天、麦冬各9g　党参12g　紫河车10g　盐知、柏各9g　山萸肉9g　黄芪24g　制鳖甲18g　生、熟地各9g　巴戟天12g　炙甘草9g　炒枳壳9g　北沙参15g　枸杞子15g　橘红9g

水煎服，14剂。

二诊：1993年11月20日。

服上方后，走路进步明显，说话亦有改善，纳呆，睡可，二便可，切脉沉细，舌淡稍暗。

治法：健脾生肌，补肾健脑。

处方：

木香9g　焦槟榔4g　女贞子15g　紫河车10g　砂仁6g　制首乌18g　补骨脂15g　鹿胶片12g　菖蒲12g　菟丝子18g　制鳖甲18g　天、麦冬各10g　羌活6g　枸杞子15g　制龟板18g　阿胶珠10g　白蔻5g

水煎服，28剂。

另服首乌益智片，日2次，每次4片。

三诊：1994 年 7 月 7 日。

服药 28 剂后，走路步态已正常，言语基本清晰，分析理解能力进步。停汤剂，服首乌益智片以资巩固。

评按

五迟、五软又称"胎弱""胎怯"，是指患儿先天不足所致发育迟缓或发音失常的一类儿科难治疾患。

五迟系立、行、齿、发、语发育迟缓停滞；五软系头颅、身躯、口、四肢、肌肉软弱瘫痪废弛。五迟、五软是因胎禀不足，或后天失养，致肝肾亏损、脾胃虚弱、气血不足而发生。

临床上五迟以发育迟缓为特征；而五软则以痿软无力为主症。五迟五软的症状往往可同时并见，均属小儿虚弱不足之候，属儿科杂病中难治之痼疾。五迟五软的部分症状类似西医学的"遗传性共济失调"，即以共济失调为特征的遗传性慢性中枢神经变性疾病。

《古今医统》说："有日月不足而生，或服坠胎之剂不去竟成胎者，耗伤真气，属父精不足，母气血亏，以致禀赋不足，精气亏少，脏气虚弱，筋骨肌肉失去濡养而成。"《医宗金鉴》也说："小儿五软之病，多因父母气血虚弱，先天有亏，致儿生下，筋骨软弱，步行艰难，齿不连长，坐不能稳，皆肾气不足之故。"

案 1 诊断为"小脑型遗传性共济失调"。中医辨证系肾虚精亏、髓海不足之候，治以补肾益精、填髓健脑为主。方以血肉有情之品紫河车、鹿角镑相须为用，峻补精血，益肾健脑；枸杞子配女贞子，滋阴精、补肝肾；制首乌、制黄精伍用，补肾填精，具有脾肾双补之功；生熟地、全当归三药组合，滋阴精、补营血之力倍增；补骨脂、沙苑子配对，补肾益精，脾肾并补；菟丝子、鹿含草相辅相助，补精益肾，强筋健骨。患儿因受惊后出现癫痫样发作，故兼以息风止痉之法。方以僵蚕、地龙二药合用，一升一降，升降协调，息风止痉之力增强；天麻以息风平肝为要，茺蔚子以活血凉肝为主，二药合用，共奏平肝息风、活血通络之功；紫贝齿、石决明配伍，清肝热，潜肝阳，息风解痉功效显著；胆南星、白附子相须为用，祛风痰解痉之力倍增；石菖蒲善豁痰化湿、开窍，郁金功在解郁，善清心开窍，且能化痰湿，川郁金长于活血祛瘀，二药合用，具有较好的豁痰除湿、开窍醒神之功，且有活血行气之效；羌活、防风配伍，增强祛风之力，寓于诸药之中升举清阳，透达经络，直达病所，如此加减治疗1个月，诸症减轻，癫痫未再发作。守方服药三月余，先天得益，后天得培，风痉已熄，筋骨强劲，站立稳当，行动如常。

案2诊断为"大脑发育不全"。中医辨证系肝肾不足夹痰涎，故治以补益肝肾、健脾化痰为法。方以血肉有情之品紫河车配鹿角霜，增强补肾填精健脑之力；女贞子、枸杞子、制首乌、菟丝子、补骨脂等滋阴精、补脑髓、益肝肾、壮筋骨，用药与案1基本相似。案2方中增加山萸肉配巴戟天，补肝肾、壮筋骨功著；天、麦冬及北沙参三药组合为用，既增强滋阴生津之力，又有金水相生之意；黄柏、知母伍用，出自李东垣《兰室秘藏》滋肾丸，为滋阴降火之要药，盐知柏同用，长于泻肾家之火，祛火以保阴，乃正本清源之法；制龟板、制鳖甲相须配对，滋补肾阴、益肾健骨之力倍增；党参最善健脾益气，黄芪功长补气升阳，二药伍用，增强健脾益气、升举清阳之功；砂仁伍白蔻，具有较强的化湿醒脾、行气宽中之力；橘红善燥湿化痰、理气消食，枳壳性浮而主上，以行气宽中除胀为主，二药配伍，既增强理气化痰之力，又有补中兼疏之功，亦能调畅气机，助气升举，可谓久服无弊；木香、槟榔伍用，出自《丹溪心法》木香槟榔丸，功能行气导滞消胀，具有调畅气机、温中助运的作用；阿胶珠、炙甘草与补气养血药同用，增强气血双补功效；菖蒲善豁痰化湿、开窍醒神，羌活祛风升清，寓于诸药之中，共奏补益肝肾、健脾化痰之功。

余从中医学整体观念出发，以培补先、后天为主，从补先天肝肾和后天脾胃着手，立补肾健脑、健脾益气法治之，获得满意的疗效。

痹　　证

医案 1

陈某，男，35 岁，干部。1983 年 12 月 28 日。

病史：患类风湿性关节炎 10 余年。

诊查：四肢关节疼痛，无红肿，腰脊酸痛，强硬不适，行则偻俯，不能屈伸，步履艰难，恶寒明显，天阴加重，遇寒痛剧，得暖则缓，倦怠乏力，寐差多梦，小便频数，舌淡暗体胖，苔薄腻，脉沉弦。

辨证：肝肾阳虚，气血不足。

治法：温补肝肾，壮腰强脊，益气养血，佐化湿通络。

处方：

补骨脂 10g　巴戟天 12g　寄生 30g　杜仲 15g　川断 15g　仙灵脾 10g　牛膝 12g　独活 12g　狗脊 12g　当归 10g　白芍 15g　生地 24g　制附子 9g　蜈蚣 3 条　乌蛇 15g　羌活 6g　豨莶草 30g　生苡仁 28g

水煎服，14 剂。效不更方，可继服。

二诊：1984 年 3 月 20 日。

经上方服用 30 剂，诸关节疼痛、恶寒好转。上方减附子、蜈蚣，并嘱患者，因病程日久，难以速效，需坚持治疗。经半年多治疗，诸关节疼痛基本消失，关节活动明显好转，腰已能挺起并可弯，自感柔和，已能行走较长路程。余症皆除，配丸药缓图。

医案 2

陈某，女，54 岁，工人。1984 年 4 月 17 日。

病史：患者于 1980 年因劳累引起双踝关节肿痛，渐及全身，曾在友谊医院查 RA（＋），诊断为"类风湿性关节炎"。经用温经散寒、活血化瘀及散风祛湿中药治疗 3 年多，病情虽减，但见效不著。

诊查：观其面容憔悴，面色无华，虚象外露。关节肿胀痛甚，以膝、踝、指关节为明显，晨起僵硬，双手指轻度变形，大小鱼际萎缩，双手持物无力，诸关节活动受限，右上肢抬举困难，全身困倦乏力，纳少不香，恶风，舌淡暗，苔微黄腻，脉弦细滑，RA（＋），ESR77mm/h，抗 O 为 1∶800。

辨证：气血不足，脾虚湿胜，兼有瘀血。

治法：健脾化湿，养血活血，佐散风通络。

处方：

生黄芪 30g　生苡仁 30g　茯苓 24g　党参 15g　当归

15g　赤芍 18g　丹参 24g　青风藤 30g　汉防己 12g　乌蛇 15g　甘草 6g

水煎服，14剂，效验可继服。

二诊：1984年6月14日。

服上药35剂后，病情减轻，体力有增，纳食好转，上方黄芪量加至60g继服。

三诊：1984年9月24日。

自诉黄芪加量后症状明显好转。以上方出入，汤丸交替服用半年，诸关节肿痛除右膝关节夜间时微痛外，余皆消失，双手持物有力，右上臂已能正常抬举，指关节微有变形，大小鱼际萎缩较前好转，ESR由77mm/h降至35mm/h，抗O由1：800降至1：300，病情基本控制，症状明显好转，继服丸药巩固前效。

医案 3

徐某，女，40岁，干部。1984年6月22日。

患者于1983年元月感受风寒之后，逐渐出现四肢关节、上颌及肩背关节肿胀疼痛，天气阴霾、劳累、逢寒则疼痛加重，关节活动不便，腰膝酸软，畏寒喜暖，全身乏力，头晕气短，多梦眠差。舌淡暗，苔薄白，脉弦细，ESR 46mm/h，RA（＋），双手X线拍片示"骨质疏松"。诊断为"类风湿性关节炎"。

辨证：肝肾不足，气血亏损。

治法：益气养血，补益肝肾，佐以散寒湿、通经络。

处方：

生黄芪 24g　党参 12g　苍术 12g　白术 12g　当归 15g　鸡血藤 30g　白芍 15g　熟地 18g　鹿角镑 9g　骨碎补

12g　乌蛇 9g　炙山甲 9g　生苡仁 18g　豨莶草 30g　汉防己 15g　地龙 12g　甘草 9g

水煎服，14 剂。效不更方，可继服多剂。

以上方出入治疗 5 个多月，诸关节肿胀消失，除阴雨天稍感不适外，已无疼痛，各关节活动恢复正常，ESR 由 46mm/h 降至 4mm/h，RA 转阴，疾病基本痊愈。

医案 4

刘某，男，37 岁，工人。1984 年 12 月 10 日。

患者于同年元月因过度劳累再受寒湿之邪而引起腰痛，渐至双膝，又延及肘、腕、指关节肿胀疼痛，麻木酸楚，疼痛游走不定，晨起指关节僵硬，恶寒喜暖，天阴加重，纳少不香，疲倦乏力，舌淡暗，苔白腻，脉沉细弦。RA（＋），西医诊断为"类风湿性关节炎"。

辨证：血虚生风，气虚血瘀，肝肾不足。

治法：养血息风，益气化瘀，温补肝肾，佐散风通络。

处方：

当归 18g　赤、白芍各 15g　生苡仁 30g　鸡血藤 30g　丹参 12g　生黄芪 30g　牛膝 15g　青风藤 30g　汉防己 12g　全虫 6g　生甘草 10g　熟地 15g

经上方增损治疗四月余，血复而风祛，气旺则瘀化，气血充盈，筋骨得养，除 RA（＋）外，诸症皆除，近日随访，未有复发。

评按：

痹证是指人体营卫气血失调，经络气血为风、寒、湿、热、痰浊、瘀血等病邪闭阻所引起的肌肉、关节、筋骨疼痛、酸楚、重着、麻木、肿胀、变形、僵硬、萎缩，甚至累及脏腑为特征的一类疾病。主要包括西医学结缔组织自身免疫病的风湿性关节炎、类风湿性关节炎、强直性脊柱炎、大动脉炎、红斑狼疮等病。类风湿性关节炎与中医历代文献所描述的"骨痹""历节风""痛风""鹤膝风"等相近似。

案1、2、3、4例诊断均为"类风湿性关节炎"。病名相同，均系中医痹证范畴。案1证属肝肾阳虚、气血不足，治以温补肝肾、壮腰强脊为主，佐以养血活血、化湿通络之法。方以补骨脂、巴戟天伍用，增强补肝肾、壮筋骨之力；杜仲、川断配对，名曰杜仲丸，出自《赤水玄珠》，二药相须为用，补肝肾、壮筋骨药力倍增，且有补而不滞之特点；制附子辛热燥烈，走而不守，为通行十二经的纯阳之品，仙灵脾内壮肾阳而强筋骨，外散风湿而疗痹痛，二药相辅相助，温肾散寒，壮腰强脊，祛风除湿而疗痹痛功著；狗脊长于补肝肾而强筋骨，兼能祛除风湿，桑寄生既能祛风湿、调血脉、舒筋通络，又能补肝肾、壮筋骨，二药配伍，既能增强补肝肾、壮筋骨之力，又能祛除血中风湿，具有养血舒筋通络功效；羌活气清性烈，发散力强，善行气分，能直上巅顶，善治上部风邪，独活味较厚，其性和缓，善行血分，长于祛风湿而偏治下部，二药相伍，一上一下，相须为用，既增强了祛风胜湿、通痹止痛作用，又照顾到表里上下之病位，配伍甚妙；蜈蚣性善走窜，祛风力佳，具有良好的通络止痛作用，乌蛇专入肝经，为祛风通络治痹痛常用之品，二药相辅相助，增强祛风通络止痹痛之功效；豨莶草长于走窜，开泄之力甚强，善治腰膝无力，为祛风除湿活血之要药，牛膝专入肝肾二经，功善下行，具有补肝肾、壮筋骨、活血祛瘀之功，二药伍用，既增强祛风除湿、活血祛瘀之力，又有补肝肾、壮筋骨的作用；生苡仁以健脾利湿、舒筋除痹为其所长，与祛风湿药同用，增强祛湿除痹之力，同补益药为伍，具有补而不滞之特点；当归、白芍、生地三药组合为用，滋阴养血之力倍增。羌活、豨莶草寓于诸药之中，增强祛风升清之力，导药直达病所。诸药合用，共奏温补肝肾、壮腰强脊、养血活血、祛风除湿通痹之功，故服方半年余诸症皆除。

案2证属气血不足，脾虚湿盛，兼有瘀血，治以健脾化湿、益气养血为主，佐以活血通络之法。方以党参、生黄芪相须伍用，既增强健脾益气之力，又有升阳利水功效；生苡仁、茯苓配合为用，增强健脾化湿之功；当归、赤芍、丹参三药组合配伍，养血活血、祛瘀止痛之力增强；青风藤祛风湿、通经络、利水止痛，乌蛇善祛风通络而止痹痛，二药相辅相助，增强祛风湿、通经络而止痹痛之功。此方黄芪量加至60g后，症状明显好转，服药半年左右，病情基本控制。黄芪性味甘温，具温运升发脾阳之性，有益气扶阳之功，补气之力甚佳。《本草求真》谓其"入肺补气，入表实卫，为补气诸药之最，是以有耆之称"。《本草汇言》谓其"补肺健脾，实卫敛汗，驱风运毒之药也"。本例重用黄芪居中策应，与当归相辅相助，补气生血，名曰当归汤，出自《内外伤辨惑论》。《名医方论》说："当归味厚，为阴中之阴，故能养血；黄芪则味甘，补气者也。今黄芪多数倍而云补血者，以有形之血不能自生，生于无形之气故也。《内经》云："阳生阴长'，是之谓耳。"汉防己性偏疏导水道、利水消肿，功能祛风湿而止痛，主治风湿痹痛，与黄芪伍用，出自《金匮要略》防己黄芪汤，黄芪以升为主，防己以降为要，二者相使配对，一补一泻，共奏益气利湿之功，防己得黄芪为引，内能祛风除湿，外可走表行水；黄芪、茯苓相使伍用，增强健脾益气利湿之力；黄芪配丹参，一以补气生血，一以养血活血，则补气养血之效更强。另外，黄芪补气升阳，与党参相须为用，又助丹参活血，故养血之中又有助血运行之功；黄芪配甘草，补中益气之力增强，且有补虚解毒之功。综观此方，重用生黄芪（30～60g）为君，居中策应，与诸药交叉配合，共奏益气养血、健脾化湿、祛风活血通络之功效。

案3辨证为气血亏损，肝肾不足，拟益气养血、补益肝肾为主，佐以散寒湿、通经络之法。方以生黄芪配党参，增强健脾益气升阳之力；苍术、白术伍用，出自《张氏医通》，苍术偏于燥，走而不守，最喜运脾，白术偏于补，守而不走，最善补脾，二者相配，一散一补，燥湿与健脾相互促进。《本草崇原》曰："凡欲补脾，则用白术，凡欲运脾，则用苍术，欲补运相兼，则相间而用。"熟地、当归、白芍三药组合为用，增强滋阴精、养营血、补肝肾之力；鹿角镑、骨碎补配伍，益精血、补肝肾、壮筋骨功效显著；炙山甲性善走窜，为祛瘀通经之要药，鸡血藤活血养血通络、祛瘀生新，二药伍用，增强祛痰通络生新之功；地龙通络利痹，与乌蛇为伍，增强祛风通络利痹之力；豨莶草祛风除湿是其本功，又能强健筋骨，与补肝肾之药同用，增强壮筋骨之力；与生苡仁配伍，祛湿除痹功效显著；寓于诸药之中，则能通过经络载药直达病所。综观本例，益气养血与补益肝肾两法并重，使气血双补，肝肾得养，筋骨得壮，风寒湿邪得祛，痹通而病愈。

案4证属血虚生风，气虚血瘀，肝肾不足，治以养血息风、益气行瘀、补益肝肾为主，佐以散风通络之法。方中重用当归和熟地，二药相须配对，增强滋阴精、养营血之功；

赤、白芍同用，行血祛瘀，养血和营；鸡血藤与丹参为伍，养血活血，祛瘀生新；青风藤配生苡仁，祛风湿，通经络，祛湿除痹而止痛；生黄芪合汉防己，共奏益气利湿、祛风除湿之功；黄芪配当归，增强补气生血之力，与生甘草为伍，补中益气，补虚解毒；牛膝祛瘀通经，同补血药合用，增强补肝肾壮筋骨功效，与活血药配合，祛瘀功著；全虫息风力强，为息风止痉之要药，与当归、熟地等补血药并用，增强养血息风通络之功。"治风先治血，血行风自灭"，气行则血活，气旺则血足，气旺则瘀化，气血充盈，肝肾得补，筋骨得养，诸症皆除也。

　　痹证的发病是内外合邪，而内外之间又以正虚为其本，是发病的关键。《灵枢·百病始生》曰："风雨寒热，不得虚，邪不能独伤人。卒然逢疾风暴雨而不病者，盖无虚，故邪不能独伤人。此必因虚邪之风，与其身形，两虚相得，乃客其形。"《素问·刺法论》曰："正气存内，邪不可干。"《素问·评热病论》曰："邪之所凑，其气必虚。"脾虚则外湿易侵；血虚则外风易入；阳虚则外寒易袭；阴虚则外热易犯。同时还有外来受邪，因脾虚生内湿，久生痰浊，血虚生内风，阴虚生内热，阳虚生内寒，气虚生瘀血等。风寒湿热、痰浊、瘀血从内而生，留滞经脉，停滞关节，闭阻气血，痹从内生。以往每多重视肝肾在痹证发病中的作用，然痹多夹湿，湿之由在脾；痹多夹风，风之源可由血虚；痹多夹瘀，瘀之因多为气虚；气血之源又在脾胃，痹证病变的部位主要在四肢肌肉关节，而脾主四肢，又主肌肉，阳明主润宗筋，宗筋主束骨利关节，故脾胃虚弱、气血不足在痹证的发生发展中是不可忽视的。痹证的证候表现不仅要注重关节肌肉，更要重视整体，不仅有实象，更多见虚候，久病不已，治疗不当，更伤正气。痹证不论其病因病机还是证候表现皆以虚为主，故其本为虚，这是扶正培本法治疗痹证的理论基础。

顽　痹

医案 1

苏某，男，51 岁，水泥工。1963 年 10 月 8 日。

病史：1 周来从右臀至腘、小腿外侧、外踝作痛，日益严重，近日来痛势加重，夜间尤剧，疼痛难忍，痛如灼热之锥刺。病史已 11 年，冬季遇冷则发病，此次不仅提前发作，且痛势剧不可挡。口服及注射维生素 B_1、维生素 B_2 和止痛药少效。6 年前某医院确诊为"坐骨神经痛"。刻下畏风寒，无汗，不思饮食，痛不成寐，二便少。

诊查：望之痛苦病容，向左侧卧于床，右膝关节微屈，右腿不敢动，外观无红肿、畸形等。眼周发黑，舌暗淡苔白，闻之不断呻吟，切之右股后、腘窝、外踝有压痛，右腿皮温正常，脉弦紧。

辨证：风寒湿三气杂至所致痛痹。

治法：散寒止痛，祛风除湿。

处方：

制附子 10g　地龙 12g　牛膝 10g　木瓜 16g　秦艽 15g　麻黄 6g　白芍 15g　没药 5g　独活 10g

水煎服，2 剂。

针刺风市、环跳、委中。

二诊：1963 年 10 月 10 日。

步行前来就诊。药后痛势大减，已能下地行走，昨夜入睡约 6 小时，可进食。右腿可抬至 30°，但牵及臀部作痛。舌暗淡苔白，脉弦，面带笑容。续散寒止痛、祛风除湿。

处方：

制附子 6g　木瓜 10g　牛膝 10g　秦艽 12g　没药 3g
桑枝 10g　白芍 12g　地龙 10g

水煎服，3 剂。

针刺环跳、风市、委中。

随访：15 年未发。

医案 2

王某，女，18 岁，学生。1981 年 3 月 16 日。

病史：5 年前始觉指、腕关节游走性刺痛，渐由腕及肩、肘，2 年后刺痛渐至髋、膝、踝、足。查：ESR80mm/h，抗"O"乳胶凝集试验阳性，类风湿因子乳胶凝集试验阳性。X线摄片提示：两膝关节轻度脱钙，肌肉萎缩，两侧髌骨上囊、下囊均模糊不清，符合类风湿性关节炎之诊断。

诊查：周身关节游走性刺痛，以双膝、双腕、双手指、双足趾尤著，对称性肿胀疼痛难忍，关节变形，呈典型梭形指，晨起僵硬，气候变化时诸症加重。每天服泼尼松 150mg仍不能控制病情。生活不能自理，被迫停学。望之舌胖大紫黯，边有瘀点，切之脉弦涩无力。

辨证：风寒湿邪外侵，经络闭阻，气血失畅，阻滞日久，痰浊血瘀凝滞所致。

治法：祛风散寒，除湿化痰，活血化瘀。

处方：

防风 10g　全蝎 10g　羌活 10g　独活 10g　苡仁 30g
秦艽 12g　当归 15g　川芎 15g　蜈蚣 2 条　甘草 6g　制川
乌、制草乌各 4.5g　制马钱子 0.5g（分冲药后若无毒性反应
酌情增至最多 0.9g）　麝香 0.3g（分冲）　白花蛇 1 条

文火水煎服，早晚分服，每日 1 剂，14 剂。

二诊：1981 年 4 月 1 日。

服药后病情稍减，药已中病。首方继进，制马钱子增至
0.7g，激素减半。进药 30 剂。

1 个月后诸症减轻，关节功能改善，效不更方，继进 30
剂，制马钱子再增至 0.9g，撤激素。

三诊：1981 年 6 月 4 日。

患者疼痛肿胀消失，行走自如，生活自理。上方制马钱
子减至 0.6g，续服 30 剂，诸症皆除，恢复学业。查：ESR
5mm/h，抗 “O” 阴性，类风湿因子阴性，X 线摄片提示：
未见明显骨质改变。为巩固疗效，上方易汤为丸，每年初冬
服 30 天，连服 3 年。随访至今，病无复发。

医案 3

于某，女，30 岁，职员。1997 年 3 月 10 日。

病史：患者 5 年前双手、足、膝关节肿痛，逐步加重，
渐至右膝关节变形，弯曲受限，不能步履，在北京某医院诊
为 “类风湿性关节炎”。屡治少效，坐轮椅由其父陪诊。

诊查：体显消瘦，面色萎黄，双手腕、掌指、近端指
间关节红肿疼痛，双踝关节肿胀，双膝关节肿大变形，不
能弯曲，活动受限，怕风畏寒，五心烦热，凉汗自出，动
则益甚，急躁易怒，觉痛发热，阴雨天加重，纳谷不馨，腹
胀肠鸣，大便时肛门有灼热感，尿黄而短，月经量多，带下

色黄，舌体胖大，质暗，尖红，苔薄黄，舌下脉络紫滞，脉沉细。

辨证：气血肝肾亏虚，邪郁化热，痰瘀阻络。为本虚标实、寒热错杂之病。

治法：寒温并用，清化温通；气血双补，肝脾肾同治；化瘀祛痰，健步缓痛。

处方：

黄芪 30g　党参 15g　炙甘草 10g　熟地 20g　白芍 20g　当归 15g　川芎 10g　鸡血藤 25g　山萸肉 15g　枸杞子 10g　苍术 15g　黄柏 10g　生苡仁 30g　辽细辛 3g　乌梢蛇 15g　地龙 10g　净全蝎 5g　白僵蚕 10g　炙乳没各 3g　香附 12g　益母草 15g

水煎服，每日 1 剂，30 剂。

二诊：1997 年 4 月 11 日。

服药后关节疼痛有减，肿胀见消，右膝关节活动幅度增大，痛处热减，怕风感轻，汗出少，动时仍多，舌脉进步，前方有效，稍作增损，加桂枝 10g、牛膝 10g，减香附、益母草。30 剂。

水煎服，每日 1 剂，效不更方继续服。

三诊：1997 年 6 月 5 日。

患者持拐前来，步行缓慢，显吃力，余症进步显著，前方继进。而后复诊时稍做调整，继服 2 个月，来诊时已能独立行走，且较为自如。

评按

痹者，闭也，指闭阻不通之意。《素问·痹论》曰："风寒湿三气杂至合而为痹也。"根据病邪偏胜和病变部位、证候特点，有风痹（行痹）、寒痹（痛痹）、湿痹（着痹）、热痹、骨痹、筋痹、脉痹、肌痹、皮痹、肾痹、肝痹、心痹、脾痹、肺痹……，而未闻有顽痹之名也。顽者，固也，痹证中之顽疾，名之顽痹。

案1诊断为"坐骨神经痛"，患者痛如锥刺，遇寒痛势剧不可挡，证属痛痹，系风、寒、湿三气杂至，以寒邪偏盛，故治以散寒止痛为主，佐以祛风除湿之法。方以制附子大辛大热之品，药性刚雄，走而不守，配麻黄增强祛寒止痛之功；没药偏入血分而长于散瘀止痛，配牛膝祛瘀通经，引血下行，二药伍用，祛瘀止痛功效倍增；木瓜酸温气香，以香温为用，化湿为功，酸入肝而舒筋活络以治筋急，白芍养血和血，长于敛阴、柔肝缓急，二药相须配对，增强舒筋活络、缓急止痛之效，与附子等药性刚雄之品同用，可谓刚柔并济；独活善行血分，长于祛风湿、通行气血，疏导腰膝，下行腿足，偏治下部，为治风湿痹痛之要药，秦艽辛以疏风，苦以燥湿，亦为祛风除湿之要药，且能入肝经以舒筋止痛，二药伍用，增强祛风除湿、舒筋止痛之功效；桑枝善于祛风湿、通经络，长于通，地龙通络利痹，性善走窜，二药配对，增强祛风除湿、通络利痹之功。另外，针刺环跳、委中、风市三要穴，善治坐骨神经痛。环跳、委中伍用，出自《杂病穴法歌》。环跳为足少阳胆经腧穴，乃本经脉气所发，有通经活络、祛风除湿、强健腰膝、宣痹止痛之功；委中为足太阳膀胱经腧穴，乃本经脉气所入，为合土穴，又是四总穴之一——"腰背委中求"，有舒筋活络、强健腰膝、调和阴阳之效。环跳以疏通髋与下肢气机为主；委中以调腰背气机为要。二穴伍用，疏通两经经气，行气活血、宣痹止痛之功益彰。再配风市祛风定痛，三穴组合并用，疗效显著。

　　纵观本例治疗的全过程，针药并施，相辅相成，相得益彰。治"痛"从"寒"着手，但风、湿二者亦不可忽略。

　　案2、案3诊断均为"类风湿性关节炎"，然中医辨证不同。案2证属风寒湿邪外侵，经络闭阻，痰浊血瘀凝滞，治以祛风散寒、除湿化痰、活血化瘀之法。患者呈周身关节游走性刺痛，故以全蝎、蜈蚣伍用，名曰止痉散，有息风止痉、通络止痛之功。然全蝎息风力强，蜈蚣搜风力胜，二药相须配对，既增强祛风之功，又有通络利痹止痛之效，可谓祛风与通络二者兼顾；秦艽与防风均为"风药之润剂"，秦艽为祛风除湿之要药，且能入肝经以舒筋止痛，防风偏于祛周身之风，且能胜湿止痛，二药相伍，祛风除湿、活络止痛之效显著；羌活发散力强，善行气分，善治上部风邪，独活味厚性缓，善行血分，长于祛风湿，偏治下部，二药伍用，相须相助，既增强了祛风胜湿、通痹止痛作用，又照顾到全身表里上下之病位，为利痹之妙对也；当归专能补血，又能行血，补中有动，行中有补，为"血中之圣药"，川芎辛温而燥，善于行走，有活血行气之功，二药伍用，活血、养血、行气三者并举，且润燥相济，共奏活血祛瘀、养血和血之功，亦有"治风先治血，血行风自灭"之妙；制川、草乌同用，增强祛风除湿、散寒止痛之力；制马钱子毒性减弱，张锡纯认为本药"开通经络，透达关节之力，实远胜于他药"，与当归、川芎等养血活血药同用，既能增强养血活血之力，又能缓和马钱子的毒性；同渗湿健脾的苡仁配伍，既增强祛湿利痹之功，又能缓和马钱子的燥性；麝香辛散温通，芳香走窜，活血散结，与川芎等活血化瘀药同用，增强活血散结之力；同全蝎、蜈蚣合用，增强祛风通络、解毒散结之功。《本草纲目》曰："麝香能通诸窍之不利，开经络之壅遏。若诸风、诸气、诸血、诸痛、经络壅闭，孔窍不利者，安得不用为引导以开之通之耶！非不可用也，但不可过耳。"白花蛇专入肝经，善祛风通络治痹痛，又为治痛风之要药，与全蝎、当归、防风、羌活、独活等药配伍，治诸风顽痹，筋脉挛急，出自白花蛇酒（《濒湖集简方》）。

综观本例顽痹，病变日久，虚实并见，若单用平和之剂以祛风散寒、胜湿通络，实难奏效。在辨证的基础上，以毒药猛剂，虫类搜剔，祛痰化瘀，通利关节，以当归、甘草等养血润燥，缓解毒性，刚柔相济，攻邪不伤正而获良效。后以丸易汤缓图以巩固疗效。但对制马钱子及制川、草乌等毒性药物，应用时需严格掌握用药方法及剂量。

案 3 诊断为"类风湿性关节炎"，病名与案 2 相同。然中医辨证为本虚标实、寒热错杂之病，证属气血肝肾亏虚、邪郁化热、痰瘀阻络。本例组方的特点在于寒温并用。黄芪甘温，为补气升阳之要药，且善补胸中大气，大气壮旺，则气滞者行，血瘀者通，痰浊者化，此即"大气一转，其结乃散"之谓，且能祛肌中之热，行水祛湿，消肿通络，堪称治痹之妙药，配党参相须为用，补气之力倍增；熟地善补肾填精而养血，白芍功专入肝、养血补血，二药合用，滋肾补肝、养血补血之功较著；当归、川芎伍用，共奏活血祛瘀、养血和血之功；山萸肉、枸杞子配对，补精血，益肝肾，平补阴阳；炙乳没合用，气血并治，宣通经络，活血化瘀、消肿止痛之力倍增；僵蚕伍地龙，祛风通络止痛之力增强，再配全蝎为"三虫"并用，祛风通络、利痹止痛之功倍增；僵蚕祛顽痰，消痰散结，乌梢蛇祛风通络、除湿攻毒，《本经逢原》曰："乌蛇治诸风顽痹……"，蛇蝎剔络道，如清道之夫，为他药开通发挥疗效之道，"四虫"组合为用，既增强祛风通络、利痹止痛之功，又有消痰解毒散结之效；细辛善开通结气，宣散郁滞，能上透巅顶，旁达百骸，散风邪、祛寒凝无处不到，宣络脉、通百节无微不至。川芎辛温香窜，走而不守，可上行巅顶，下达血海，外彻皮毛，旁通四肢，有较强的活血行气、散风止痛作用。二药合用，既增强祛风散寒止痛之力，又有活血行气通络之作用；黄柏苦寒，寒以清热，苦以燥湿，偏入下焦；苍术苦温，善能燥湿运脾；苡仁甘淡微寒，善利湿除痹、健脾益胃；牛膝能祛风湿，补肝肾，强腰膝，利关节，消瘀血，通经脉，且引药下行，四药组合为用，名四妙丸（《成方便读》），为治湿热下注致痹之良剂。配伍之妙，在乎寒温并用，故有四妙之美名；全方并辅以"气病之总司，血病之主帅"的香附，与化瘀血且能行水之益母草为药对，一气一血，总调全身之气血，佐以鸡血藤养血活血通络。

综观本例治疗的全过程，当归补血汤、四物汤、四妙丸、补阳还五汤、"四虫饮"等复方组合化裁，寒热并用，共奏理想之佳效。寒温并用愈顽痹，实例不胜枚举，俯拾皆是，此举一例，意在明证，设非寒温并存、寒热错杂之痹，肯定终无已时。

风 湿 热

医案

覃某，女，12 岁，学生。1978 年 6 月 13 日。

病史：患者于数日前外感，右腕关节肿痛，1个月后疼痛加重，继而左手腕关节也肿大疼痛，且全身其他关节呈游走性窜痛，初在某医院就诊。化验：血沉88mm/h，胸透：心影向两侧扩大，听诊：心尖部可闻及Ⅱ级收缩期杂音，诊为"风湿热"而收住院。曾用青霉素、阿斯匹林、激素等治疗4个月，症状未见明显缓解，复查：血沉25mm/h，类风湿因子弱阳性，血浆脂蛋白80mg%，疑为"类风湿性关节炎"，转请中医治疗。

诊查：患者两踝、腕、指、趾关节肿大畸形，疼痛剧烈。舌胖嫩，苔薄白，脉弦结，此属中医"历节风"。

辨证：风寒湿邪闭阻经络。

治法：疏风散寒胜湿，益气活血。

处方：

当归8g　黄芪15g　丹参15g　牛膝15g　桂枝6g　羌活6g　防风9g　秦艽9g　伸筋草9g　木瓜9g　白蒺藜9g

水煎服，6剂。

二诊：1978年6月21日。

四肢关节疼痛稍缓，仍肿大畸形，低烧37.2℃左右，舌质红，苔薄白，脉弦细。证属风寒湿邪郁留阴分，久则化热，宜以祛风清热、敛阴养血为主，以白虎汤合大秦艽汤加减。

处方：

生石膏12g　知母6g　苍术6g　秦艽9g　当归9g　威灵仙15g　赤芍9g　木瓜9g　薏苡仁15g　鸡血藤20g

水煎服，3剂。

三诊：1978年6月25日。

服上方肿痛减轻，热退。守方续服月余，至症状消除。最后以滋阴清热、益气补血、健脾利湿为治，选用秦艽鳖甲汤合防己黄芪汤加减。

处方：

银柴胡 12g 地骨皮 12g 汉防己 12g 生黄芪 12g 威灵仙 15g 白茅根 15g 秦艽 15g 鸡血藤 24g 千年健 9g 赤、白芍各 9g 苍、白术各 9g

水煎服，6 剂。

另服金鸡虎丸 1 瓶，按说明服用。

经随访，药后完全恢复健康。

评按

本例诊断为"风湿热"，疑为"类风湿性关节炎"，属中医"历节风"。《金匮要略·中风历节病脉证并治》曰："……身体羸瘦，独足肿大，黄汗出，胫冷，假令发热，便为历节也。""病历节，不可屈伸，疼痛……。"本病初诊辨证为风寒湿邪闭阻经络，故以三痹汤（《校注妇人良方》）化裁，通治风寒湿三痹之证，辅以当归补血汤（《内外伤辨惑论》），补气生血，养血活血。方以秦艽、防风二味"风药之润剂"相须相助，秦艽为祛风除湿之要药，防风善祛周身之风，羌活气清性烈，发散力强，能直上巅顶，横行肢臂，善治上部风邪，三药组合为用，刚柔相济，增强祛风除湿、舒筋活络止痛之效；桂枝辛甘温煦，温通经脉，通阳化气而缓解疼痛，木瓜酸温入肝，除湿利痹，缓急舒筋，为舒筋活络之要药，伸筋草苦辛温，善祛风通络、舒筋活血，三药并用，增强温经通络、舒筋利痹止痛之功；白蒺藜辛散苦泄温通，轻扬疏达，善祛风疏肝、行气活血，牛膝长于活血通经利关节，二药配伍，增强活血通经利痹之力，与丹参同用，增强祛瘀生新作用；当归伍黄芪，名当归补血汤，两药合用，补益养血之力倍增。

以儿童生机勃勃，阳气偏盛，诸邪极易化热化火的生理、病理特征，以及风寒湿痹郁久化热的转机，改拟祛风清热、滋阴固本之法。二诊方以白虎汤合大秦艽汤加减，生石膏、知母伍用，出自《伤寒论》白虎汤，二药相合，清热滋阴益胃，加苍术燥湿运脾，三味组合为用，共奏清热燥湿之功，亦有运脾益胃之效；木瓜、薏苡仁配对，祛湿之功显著，无论偏寒偏热者皆可应用；威灵仙辛散善走，性温通利，通达十二经，可导可宣，应用广泛，秦艽为祛风除湿之要药，又为"风药中之润剂"，二药相伍，祛风除湿、活络止痛之效显著，且无疏散辛燥太过之弊；当归甘补辛散，苦泄温通，为血中之气药，既能补血，又能活血，赤芍苦寒，主入肝经血分，长于清热凉血、祛瘀止痛，对瘀血诸痛功效尤佳，二药伍用，既增强化瘀止痛之力，又有祛瘀生新之妙；辅以鸡血藤活血养血通络，祛瘀生新功效倍增，《饮片新参》谓其"去瘀血，生新血，流利经脉。"三诊以滋阴清热、益气补血、健脾利湿为治，方用秦艽鳖甲汤合防己黄芪汤加减。银柴胡寒能清热，甘缓和平，善凉血固虚，为治虚热之良药，地骨皮性寒善于清热凉血，味甘淡而不伤阴，为退虚热之佳品，秦艽既是祛风除湿之要药，又能退除湿热，三药组合为用，既增强退虚热之功，又有祛风除湿之效；白芍养血和营，其性收敛，以补为功，赤芍活血行滞，其性疏散，以泄为用，二者相合，一敛一散，一补一泻，具凉血滋阴、养血活血、柔肝止痛之功；千年健苦、辛、温，归肝、肾经，长于祛风除湿、强筋健骨，《本草正义》曰："千年健，今恒用之于宣通经络，祛风逐闭，颇有应验。"威灵仙辛散善走，可导可宣，有较好的通络止痛作用，二药配伍，既增强祛风除湿、通络止痛之力，又有强筋健骨作用；防己、黄芪伍用，出自《金匮要略》防己黄芪汤，黄芪益气升阳行水，以升为主，汉防己偏于利水消肿，以降为要，二者相使配对，共奏益气利水、祛风除湿之功；苍、白术相须为伍，白术得苍术，补脾之不足而泻湿浊之有余；苍术得白术，运脾湿，泻湿之有余而益脾之不足。二者伍用，可谓相得益彰，珠联璧合，俾燥湿与健脾互为促进。

综观本例治疗的全过程，在辨证的前提下，复方组合化裁为用，充分体现了"用药如用兵，兵不在多而在灵"之意；药物配伍突出了"治风先治血，血行风自灭"之旨；对药运用体现了多种形式的交叉配伍作用，因而大大增强了疗效；根据病因病机变化及儿童生理、病理之特征，随证选药组方，充分体现了辨证论治和"三因制宜"之特点；治则把握了标本邪正之间的辨证关系，故"历节"可治，顽疾可愈也。

腰椎骨质增生

医案

韩某，男，54岁，干部。1989年11月11日。

病史：右侧腰、髋、腿疼痛半年，近3个月加重。今年6月份去峨嵋山地区出差，路途劳累，不适应当地潮湿气候，感右侧腰、髋、腿疼痛，回家后疼痛加剧，以致站立、行走、弯腰、床上翻身、起床等活动均感困难，于今年10月

12 日在铁路总医院诊为"腰椎骨质增生,腰 4～5、腰 3～4 椎间盘突出,椎管狭窄。"经服活络丹,卧床休息 2 周,病情未见改善。

诊查:望之痛苦病容,腰、髋活动及步履受限,按之关节不肿,右腿腓侧痛感降低。纳食不馨,大便微溏,每日一行,小便如常,夜寐不安。舌淡红、质嫩、有瘀点,脉沉小弦。

辨证:肝肾不足,寒湿瘀血阻滞,筋骨失养。

治法:补肝肾,壮筋骨,利关节,化瘀滞,缓疼痛。

处方:

杜仲 12g　狗脊 15g　巴戟天 12g　川断 12g　桑寄生 15g　独活 6g　熟地 18g　山萸肉 9g　细辛 5g　鸡血藤 25g　川芎 9g　牛膝 15g　威灵仙 15g　秦艽 12g

水煎服,20 剂。

二诊:1989 年 12 月 16 日。

服药后感腰、髋、腿痛减轻,站立行走时间较前延长,但弯腰及在床上翻身、起床仍困难。纳食不馨,便溏,小便可,睡稍安。舌质淡红,苔薄,脉沉小弦。证属肝肾不足,寒湿瘀血阻滞,筋骨失养。治以补肝肾,壮腰膝,健步增力,通络缓痛。

处方:

(1)女贞子 15g　狗脊 15g　独活 6g　牛膝 15g　桑寄生 15g　细辛 5g　锁阳 20g　白芍 20g　补骨脂 12g　川芎 9g　秦艽 12g　杜仲 12g　骨碎补 12g　地龙 9g　茜草 10g　威灵仙 15g　鸡血藤 25g

水煎服,10 剂。

(2)健步虎潜丸,每日 2 次,每次 1 丸。

三诊：1990 年 2 月 4 日。

服二诊汤、丸药方后，腰、髋、腿疼痛进一步减轻，活动已基本自如，可骑自行车上下班，纳食、二便、睡眠均正常。舌淡红，苔薄白，脉沉小弦。证属肝肾不足，筋骨失养，寒湿瘀血余邪未尽。治以补益肝肾、荣筋壮骨为主，辅以温经化瘀之法。

处方：

（1）熟地 18g　肉苁蓉 24g　巴戟天 12g　紫河车 9g　鹿角霜 12g　山萸肉 9g　天、麦冬各 9g　附子 6g　麻黄 6g　五味子 9g　白芥子 12g　炙甘草 9g　菖蒲 9g　石斛 9g　远志 9g　白芍 18g　锁阳 18g

水煎服，30 剂。

（2）健步虎潜丸，河车大造丸，每日 2 次，每次各 1 丸。

随访：1993 年 8 月 14 日。

共服汤药 60 剂、健步虎潜丸 54 丸、河车大造丸 20 丸后腰、髋、腿痛缓解，活动自如，至今未犯。

评按

本例诊断为"腰椎骨质增生，腰椎间盘突出，椎管狭窄"，总属中医"痹证"范畴。《类证治裁》曰："诸痹……良由营卫先虚，腠理不密，风寒湿乘虚内袭。正气为邪所阻，不能宣行，因而留滞，气血凝涩，久而成痹。"本病证属肝肾不足，寒湿瘀血阻滞，筋骨失养，故自始至终以补益肝肾、强壮筋骨治其本，温经散寒、祛湿化瘀通络治其标。方以杜仲、川断相须配对，补肝肾，壮筋骨，使药力倍增，疗效加强，且有补而不滞之特点；桑寄生苦甘而性平，既能祛风湿、调血脉、舒筋活络，又能补肝肾、强筋骨，独活辛苦微温，气芳香，性走窜，搜风祛湿，善治下部，为疗风湿痹痛之要药，二药相使配对，擅入足少阴经，能益肾壮骨、祛风除湿、通痹止痛，具有扶正祛邪并施、标本兼顾之优点，两者伍用见于《千金要方》独活寄生汤；巴戟天甘温能补，辛温能散，专入肾经，补则益肾，散则祛寒湿，狗脊味甘苦而温，能入肝肾，具有补肝肾而强筋骨，兼能祛风除湿之特点，二药相须为用，增强补肝肾而强筋骨之力，又能祛除风湿，可谓扶正祛邪，标本兼顾；重用熟地益精血、补肝肾，配山萸肉增强补肝肾而强腰膝之力；牛膝专入肝肾二经，性善下行，长于活血通络、舒筋利痹，鸡血藤善活血养血通络，《饮片新参》谓之："祛瘀血，生新血，流利经脉。"二药伍用，既增强活血通络、舒筋利痹之力，又有祛瘀生新之效，亦有"治风先治血，血行风自灭"之意；威灵仙辛散善走，性温通利，能通十二经，可导可宣，为治痛风之要药，秦艽辛以疏风，苦以燥湿，且能入肝经以舒筋止痛，为祛风除湿之要药，二药伍用，祛风除湿利痹之力倍增。二诊增加善入肝肾、补肾气、祛风湿、强筋骨而兼有活血之功的骨碎补，配补骨脂补肾壮阳，既增强补肝肾之力，又能祛风湿、强筋骨；锁阳甘温质润，能补肝肾、益阴精、助阳道、养筋骨、润肠燥，与补骨脂等补肾助阳之品配伍，既增强补肝肾、壮筋骨之力，且无伤阴之弊，《本草纲目》称其可"润燥养筋"。《本草求真》曰："锁阳，本与苁蓉同为一类。……其性虽温，其体似润，未可云为命门火衰必用之药也。"附子辛热燥烈，走而不守，能通行十二经，峻补下焦之元阳而逐在里之寒湿。《本草正义》曰："附子，本是辛温大热，其性善走，故为通行十二经纯阳之要药，外则达皮毛而除表寒，里则达下元而温痼冷，彻内彻外，凡三焦经络，诸脏诸腑有真寒，无不皆治。""细辛，芳香最烈，故善开结气，宣泄郁滞而能上达巅顶，通利耳目，旁达百骸，无所不至，内之宣络脉而疏通百节，外之引空窍而直达肌肤。"二药合用，表里内外兼顾，在内则附子治之，细辛托之散之；在外则细辛疏之，附子鼓之助之。性则善走通行，功则散寒止痛。麻黄辛温散寒，可祛风除湿、宣通经络，《本草正》曰："麻黄以轻扬之味，而兼辛温之性，故善达肌表，走经络，大能表散风邪，祛除寒毒。"三药组合为用，温经散寒止痛之力倍增，出于《伤寒论》麻黄附子细辛汤。女贞子伍白芍，滋阴血、补肝肾而养经脉，与附子、细辛、麻黄等辛燥刚烈之品同用，以制约其耗气折阴之弊。三诊增血肉有情之品紫河车大补元气、养血益精，鹿角霜壮元阳、益精血、强筋骨，二药相须为用，补肾壮阳、益精养血、强筋壮骨之力倍增；同时辅以天冬、麦冬、五味子、石斛等滋阴养液之品配伍，有金水相生之意，即"善补阳者，必阴中求阳"；菖蒲能燥脾湿、化湿浊，《本草正义》曰："菖蒲味辛气温，故主风寒湿邪之痹者。"白芥子辛温气锐，善走善通，具有利气豁痰、散结止痛之效；远志苦辛性温，善于祛痰，三药组合为用，增强豁痰利痹之力；肉苁蓉、山萸肉、巴戟天三药组合并用，补肝肾、壮筋骨、祛寒湿之功倍增，而且润燥相宜，具有补火而不燥水之妙。

综观本案治疗的全过程，始终抓住补肝肾、壮筋骨这条主线治其本，重用熟地、肉苁蓉、巴戟天、狗脊、桑寄生及血肉有情之品紫河车、鹿角霜等一专多能之药，既增强益精血、补肝肾而壮筋骨之力，又兼有散寒除湿利痹之功；方以细辛、麻黄、附子等辛燥刚烈之品，增强散寒止痛作用，又以女贞子、白芍、天冬、麦冬、五味子等滋阴养液之品相反相成，既制约伤阴之弊，又有金水相生、阴中求阳之意；威灵仙辛散善走，可导可宣，能通十二经，配秦艽既增强祛风除湿利痹之力，又能引诸药直达病所，可谓事半功倍也；痰瘀同源，互为因果，治痰不忘化瘀，治瘀不忘祛痰，治痰即化湿，治瘀即通络；方以牛膝、川芎、地龙、茜草、鸡血藤等活血通络、祛瘀生新；又以白芥子、菖蒲、远志等豁痰利痹，可谓痰瘀并治。全方润燥相宜，刚柔相济。既有阴中求阳之旨，又有"治风先治血，血行风自灭"之妙；既重视补肝肾、壮筋骨治其本，又兼顾祛寒湿、化瘀滞治其标；既发挥汤剂的主导作用，又佐以丸药相辅相成，此为扶正祛邪兼施，以扶正为主，佐以祛邪，扶正而不留邪，祛邪而不伤正，故正足邪自去，邪去正自安。

血 液 病

医案 1

邓某，男，37 岁，干部。1977 年 9 月 7 日。

患者自觉神疲乏力，嗜睡困倦，颜面唇舌淡白无华，头昏心悸，汗出短气，肢倦纳呆，鼻常衄血，病情日渐加重，不能坚持工作。曾经某医院检查：红细胞为 240 万 /mm³，血红蛋白 8g/dl，白细胞 3000/mm³，血小板 6 万 /mm³，网织红细胞 0.1%。并经骨穿证实增生降低，确诊为"再障"。经用丙酸睾丸素、强的松、人力补、康力龙等治疗数月，病势有增无减，遂来求治。察其唇舌、爪甲苍白，两脉细数无神。

辨证：虚劳血虚。

治法：补气养血，益阴填精，稍佐止血。

处方：

党参 10g　当归 10g　生、熟地各 12g　白芍 10g　黄精
10g　砂仁 6g　龟板胶 9g（烊化）　鹿角胶 6g（烊化）　三七
粉 1.5g（冲）　甘草 6g　大枣 10 枚

水煎服，14 剂，效不更方，可继服多剂。

二诊：1978 年 3 月 5 日。

服药近 6 个月，出血止而病情稍有改善，化验血象略有
上升，骨穿报告同前，舌脉如故，治疗进展甚缓。思之再
三，觉原方似有病重药轻之嫌，尤以补气之力不足。前人
谓："孤阴不生，独阳不长""无阴则阳无以生，无阳则阴无
以化。"是阳气不足则阴血难生。故原方之中加重党参用量，
增入黄芪，俾其阳生阴长，以益化源。

三诊：1978 年 7 月 8 日。

上方服用三月余，血色素升至 11g/dl，红细胞已达 320
万/mm³，白细胞 5000/mm³，血小板 16 万/mm³，网织红细
胞增至 0.8%，骨髓明显增生。面显红色，舌转红润，脉缓
有神，且胃口大开，精神大振，遂改汤为丸，坚持服用。又
服两月，脉症已如常人，红细胞增至 330 万/mm³，血色素
13g/dl，白细胞 6000/mm³，血小板 22 万/mm³，网织红细
胞 2%，病情基本缓解，恢复全日工作。至今仍坚持间断服
药，未有复发。

医案 2

龚某，女，24 岁，学生。1978 年 5 月 15 日。

病史：初春两下肢时发紫斑，近日又兼鼻衄牙宣。经某医院查血小板在 6 万～7 万 /mm³，确诊为原发性血小板减少性紫癜。

诊查：视其腹部瘀点斑斑，两下肢尤甚，此起彼伏，颜色较深。且面色㿠白，眩悸气短，舌质偏红，脉细而数。

辨证：阴虚血热发斑。

治法：滋阴清热，凉血止血。

处方：

水牛角尖 9g　生地黄 9g　生白芍 9g　牡丹皮 12g　旱莲草 9g　制首乌 12g　连翘 20g　鸡血藤 30g　仙鹤草 15g　生甘草 6g

水煎服，10 剂。

二诊：1978 年 5 月 26 日。

服上药 10 剂后，衄止而斑点不减，舌转淡红，脉为弦细。血小板上升至 10 万 /mm³。又服 10 剂，紫斑已稀疏可见，血小板升至 13 万 /mm³，病情基本缓解。再以鸡血藤 18g、仙鹤草 15g、连翘 15g、制首乌 20g 共制为丸，善后调理，一月后诸症消失，病得痊愈。

医案 3

徐某，女，37 岁，干部。1979 年 12 月 5 日。

病史：1978 年确诊为阵发性睡眠性血红蛋白尿，经住院治疗，病情有所缓解。血色素 6.8g/dl，红细胞 140 万 /mm³，白细胞 2000/mm³，网织红细胞 2.7%，血小板 10 万 /mm³，尿中含铁血黄素弱阳性。后转请中医治疗。

诊查：观其面色苍黄，皮肤及巩膜黄染，自云：尿色黑红，犹如酱油，且心悸气短，头晕耳鸣，乏力嗜卧，纳谷不馨。综观脉症，属于中医"黄疸"或"虚劳发黄"之范畴。察其舌淡而苔黄腻，脉弦细而涩。

辨证：气血两虚，湿热内蕴，虚实夹杂。

治法：益气养血，清利湿热。

处方：

茵陈蒿 20g　党参 9g　猪、茯苓各 15g　白术 9g　泽泻 6g　生山药 20g　当归 9g　赤小豆 30g　白芍 9g　连翘 12g　虎杖 12g

水煎服，14 剂，效不更方，可继服多剂。

二诊：1980 年 3 月 18 日。

服上方 50 剂后，黄疸减轻，饮食好转，贫血有改善，精神振奋，继进 30 剂，苔转薄白，黄疸亦退，湿热邪气已减，转以健脾益气养血为主，以扶其正。

处方：

党参 12g　茯苓 12g　白术 9g　生山药 20g　当归 12g　白芍 12g　升麻 3g　黄芪 20g　陈皮 9g　虎杖 6g　茵陈蒿 15g

水煎服，14 剂。效不更方，可继服。

三诊：1980 年 7 月 21 日。

又服 50 剂，病情大减，惟腰腿酸困，头晕耳鸣，月经量少色黑。切其脉尺部偏虚，是脾气渐旺而肾阴未复，转拟左归丸以培补下元。连服 40 天后，病情明显好转，经复查血色素为 8.8g/dl，红细胞 380 万/mm³，白细胞 3400/mm³，血小板 12.8 万/mm³，网织红细胞 2%，至今仍服健脾益肾之剂以资巩固，未有复发。

评按

案 1 诊断为"再生障碍性贫血"，简称"再障"。是因骨髓造血组织显著减少，引起造血功能衰竭而发生的一类贫血。属中医学虚劳、血虚范畴。中医认为脾胃合称后天之本，气血生化之源，肾为先天之本，藏精，生髓化血，故治以补气养血、益阴填精为主，方以黄芪伍当归，补气生血，名曰当归补血汤（《内外伤辨惑论》），再益补气要药党参，补中而健脾，补气养血之力倍增；生、熟地合用，补血而凉血止血，滋阴而生津润燥；黄精长于补中健脾润肺，兼以养阴益精，配白芍补血敛阴，二药相须配对，增强补血滋阴之功；鹿角得天之阳气最全，为纯阳之品，善通督脉，益精化血，峻补元阳，兼能止血，龟板得地之阴气最盛，为纯阴之品，善通任脉，滋阴益肾，补血止血。张景岳云："善补阳者，必阴中求阳，则阳得阴助而生化无穷；善补阴者，必阳中求阴，则阴得阳升而泉源不竭"。鹿角、龟板用胶，其质纯厚，直入督任，阴阳相合，水火相济，既可滋阴填精，又可益水壮阳，既增强补血之力，又兼有止血之效；甘草、大枣均能补脾益气、缓和药性。然甘草长于补气，大枣善于养血，二者相须配对，一气一血，一阴一阳，具有调脾胃、益气血、和营卫、协调阴阳之功，又无补而恋邪之弊，有缓和调补之效；砂仁入脾胃而有行气调中之功，偏于化湿而醒脾，与熟地、龟板胶、鹿角胶等滋腻纯厚之品同用，一取砂仁辛散以调理脾胃，既有效地发挥熟地等的滋补作用，又克服其滞胃碍脾之弊；二取砂仁行气下达以引熟地等入肾，即所谓"引诸药归宿丹田"之义。三七功偏止血化瘀、消肿定痛，尤为止血之要药，且具有"止血而不留瘀"之特点，与熟地等补血药同用，补而不滞；与鹿角胶、龟板胶为伍，止血之力倍增而无留瘀之弊。

再生障碍性贫血的全身虚弱情况较重，故应属于"虚劳"范畴，因其常有出血的症状，故与"血证"有一定的联系。血液的滋生在脾，而根源于肾。饮食依靠脾胃运化成为精微，然后化生血液。如《灵枢·决气》说："中焦受气取汁，变化而赤，是谓血。"而肾为全身元气之根，藏精气，主骨，骨生髓，精髓充足则可化而为血。可见血虚之由与气不能生血、精虚不能化血有密切关系，故重用温补及血肉有情之品，起到益气生血和补精化血的作用，从而取得较好的效果。

案2诊断为"原发性血小板减少性紫癜"，是临床较常见的一种出血性疾病。中医辨证系阴虚血热发斑，故治以滋阴清热、凉血止血之法。方以犀角地黄汤（《千金要方》）化裁治之。叶天士说："入血就恐耗血动血，直须凉血散血。本方用水牛角代犀角，以清热凉血、泻火解毒，《大明本草》称水牛角能"治热毒风及壮热"，生地长于滋阴清热、凉血生血，二药合用，相辅相助，增强清热凉血、止血化斑之力；牡丹皮功善凉血祛瘀，具有凉血不留瘀、活血而不动血之特点，生白芍滋阴养血、敛阴和营，二药合用，一散一敛，一泻一补，具有滋阴清热凉血、养血活血、敛阴凉血而不恋邪之功；旱莲草滋阴补肾泄热、凉血止血，仙鹤草功专收敛止血而有强壮作用，民间称之为"脱力草"，二药配伍，既增强止血作用，又有滋阴泄热、补肾强壮之功；连翘功入心经而长于泻心火、除烦热，根据叶天士《外感湿热论篇》所提出"入营犹可透热转气"的理论，连翘清心解毒，并可透邪外出，使热邪转出气分而解，甘草生用清热解毒力宏，且能补中益气、缓和药性，《本草汇言》曰："和中益气，补虚解毒之药也。"与连翘等清热解毒药同用，增强清热解毒之力，与生白芍配伍，有酸甘化阴之效；制首乌益精血、补肝肾,《本草纲目》称其:"为滋补良药,不寒不燥,功在地黄、天门冬之上。"鸡血藤养血活血,与制首乌伍用,增强补血之力而无留瘀之弊。诸药合用,共奏滋阴清热、凉血止血而不留瘀之效,亦有养血补虚邪自去之功。

本病属中医"血证"范畴。血证是指血不循经,自九窍排出体外,或渗溢于肌肤,包括各个不同部位的出血性病症,为某些疾病的一个症状,不仅是造血系统的出血性疾病,还包括某些系统疾病有出血症状者在内。辨证当分清实热、阴虚和气虚之不同,本例证属阴虚血热,故以滋阴清热凉血为主,佐以止血而不留瘀为法,临证当注意虚实的联系与转化,采取相应的处理,不宜单纯苦寒或止敛。

案3 诊断为"阵发性睡眠性血红蛋白尿",系溶血性贫血。归属中医"虚劳发黄"或"黄疸"之范畴,辨证为气血两虚、湿热内蕴、虚实夹杂,故治以益气养血、清热利湿,扶正祛邪兼顾。方以党参、白术相须配对,增强补气健脾之功;白术苦温健脾燥湿,山药健脾益气而偏于补脾阴,二药伍用,刚柔相济,增强健脾益气之力;茯苓渗湿健脾,泽泻渗湿清热,泽泻得茯苓则利水而无伤脾气,茯苓得泽泻则利水除湿之功倍增,猪苓专主渗泄,利水作用较强,三药组合为用,以增强利水渗湿之功,且具有利而不伤正之特点;茵陈蒿苦寒清利湿热,功专治疗黄疸,力佳效宏,虎杖清热利湿退黄,二药相辅相助,清热利湿退黄之力倍增;赤小豆利水消肿、清热利湿退黄,兼清热毒,连翘清热解毒,二药合用,具有清热解毒、利湿退黄之效;当归、白芍配伍,养血和血之功最良。二诊黄疸已退,湿热已减,故增以健脾益气升阳之品,方以补气要药黄芪益气升阳,升麻助黄芪升举之力,使清阳上升而浊阴下降,二药伍用,增强益气升阳功效。三诊改拟左归丸（《景岳全书》），即六味地黄丸去茯苓、泽泻、丹皮，加川牛膝、菟丝子、鹿角胶、龟板胶，增强滋肾水补下元之力，坚持服用脾肾双补之剂，病愈未发。

本例系虚实夹杂证，宗急则治标、缓则治本、扶正祛邪的原则，故一诊以祛邪为主，兼以扶正，治以清热利湿退黄，兼以益气养血之法；二诊病邪大势已去，则转以健脾益气养血为主，佐以祛邪；三诊邪去而肾虚，故转以左归丸增补下元，继服脾肾双补之剂，巩固疗效。正如《景岳全书》所云："治病之则，当知邪正，当权重轻。""补泻之法，补亦治病，泻亦治病，但当知其要也。""用补治法，贵乎先轻后重，务在成功；用攻之法，必须先缓后峻，及病则已。"

淋 巴 瘤

医案

孙某，女，30岁，北京市市民。1997年6月20日。

病史：患者10年前恼怒悲伤后发病，在北京某医院确诊为"淋巴瘤"。

诊查：刻诊症见颈部右侧肿块如拳，顶突根深，质地坚硬，边界不清，推之不移，表面不甚光滑，按之隐痛，肤色紫暗，身体显瘦削，毛发不泽，面色暗滞，下半身凉，纳眠不馨，舌质淡红边有瘀斑，苔白腻，舌下脉络虚细紫滞，脉沉细弱。

辨证：肝郁痰凝，痰瘀互结，毒聚正衰。

治法：益气养荣，疏肝理气，化痰逐瘀，解毒散结。

处方：

仙鹤草30g　郁金12g　川楝子10g　夏枯草15g　浙贝母10g　生牡蛎30g　玄参15g　连翘12g　瓜蒌20g　益母草15g　蛇莓15g　龙葵15g　忍冬藤15g　白花蛇舌草15g　半枝莲15g　炒枣仁20g　柏子仁15g

水煎服，每日1剂，30剂，效不更方。

之后3次来诊，药后感觉舒适，肿块未增亦未见消，邪正僵持，已是有效之征，守法略作加减，每日服1剂，30剂，效不更方，可继服多剂。

五诊：1997年11月25日。

肿块见消，质地变化不显，按之痛减，肿块皮肤较前红活，根脚有聚拢之势，纳增，体质有复。多汗，咽部有痰，舌质淡苔白，脉沉细弱。综观舌脉症，已现邪却正复之象，调方以化痰祛瘀解毒为主，辅以益气养血。

处方：

天竺黄12g　白芥子12g　浙贝母10g　蓬莪术6g　荆三棱6g　血竭5g　赤芍10g　玄参15g　生牡蛎25g　夏枯草15g　连翘15g　龙葵15g　败酱草15g　白英15g　半枝莲15g　白花蛇舌草15g　黄芪30g　白芍10g

水煎服，每日1剂，30剂。效不更方，可继服多剂。

六诊：1997年12月25日。

病人全身状况及肿块局部稳中有复，嘱病人坚定信心，坚持服药，可望生命得到延续，提高生存质量，以图延其前功。

评按

淋巴瘤是原发于淋巴网织细胞的恶性肿瘤，一般位于淋巴结内。临床以无痛性、进行性淋巴结肿大为主要表现。因淋巴网织细胞全身广泛分布，故淋巴瘤亦可发生在淋巴结外，或发生至淋巴系统以外，如肺、骨、肠道、肝等部位。

恶性淋巴瘤可侵犯所有淋巴结与淋巴组织，因此，表现有多种多样，病情变化也很复杂。西医以化疗、放疗、手术治疗为主，但效果不理想。

中医认为出现颈部肿块，坚硬如石，身体消瘦，面容憔悴，失去荣华，属"失荣""痰核""石疽""恶核"等病的范畴。

本例患者由于郁怒伤肝，思虑伤脾，痰瘀凝结少阳、阳明之经，日久化毒，气血耗损，内夺于荣，如《外科正宗》说："其心或因六欲不遂，损伤中气，郁火相凝，遂痰失道停结而成"；"其患多生肩以上，初起微肿，皮色不变，日久渐大，坚硬如石，推之不移，按之不动，半载一年，方生阴痛，气血渐衰，形容瘦削"。方以黄芪、仙鹤草、白芍益气养血、强壮补虚以扶正。黄芪一味，寓消于补，《珍珠囊》载："黄芪纯阳，其用有五：补诸虚不足，一也；益元气，二也；壮脾胃，三也；去肌热，四也；排脓止痛，活血生血，内托阴疽，为疮家圣药，五也"。郁金偏入肝经血分，长于行气解郁、祛瘀止痛，川楝子功能疏泄肝热而解郁止痛，二药伍用，增强疏肝解郁、行气祛瘀之功；玄参、牡蛎、浙贝母配伍，出自《医学心悟》之消瘰丸，功能清热化痰、软坚散结；白芥子豁痰利气、散结消肿，天竺黄清热豁痰，二药相辅相助，增强豁痰散结之力，合消瘰丸为伍，共奏清热滋阴、化痰散结之功，使阴复热除，痰化结散；荆三棱长于破血中之气，蓬莪术善于破气中之血，二药相须为用，破血祛瘀、行气消积之力更雄；血竭、赤芍入血分，消瘀血，祛瘀生新；忍冬藤功能清热解毒，活血通络与祛瘀药合用，增强活血通络之功，使瘀祛而痰无所依；同豁痰药配伍，痰祛瘀除则毒无所生，实有络通默运潜消之妙；夏枯草清火散结，长于宣泄肝胆之郁火，散郁结，瓜蒌清热化痰、散结消肿，二药伍用，清热化痰、消肿散结之力增强；连翘、蛇莓相辅相助，增强清热解毒、消肿散结之功；白英、白花蛇舌草、半枝莲、龙葵、败酱草均有清热解毒、消瘀散结之功，药理研究有抗癌作用。综合前后六诊之方，邪正兼顾，有益气养血以扶正；有疏肝理气，调畅气机，治痰先治气，气畅痰自消，气行血自活之妙；治痰不忘化瘀，治瘀不忘祛痰，此谓痰瘀并治之功；软坚散结，解毒抗癌，直达病所，即"用攻之法必须先缓后峻，及病则已"。

本例辨治重情志内伤之因，《疡科心得集》认为外科病"病发于脏者为内因，不论寒热虚实，皆由气郁而成"。析病理演变之机，郁怒伤肝，肝气郁结，郁久生火，"气有余便是火"；肝郁伤脾，脾失健运，痰湿内生；痰瘀同源，互为因果，以致气郁、火郁、痰瘀阻于经络，气血凝滞，结聚而成。辨病位与质地，颈之两侧属肝胆经循行所过，治有标本缓急之则，疗有郁、痰、瘀、毒之药。故而力遏恶病之发展，且有所恢复，实属患者不幸中之万幸，亦医者不理想中之理想也。

肺　癌

医案

董某，男，60 岁，干部，1981 年 8 月 16 日。

因患肺癌，曾于 1980 年 8 月 8 日行右上肺叶切除术，术后 1 个月始作纵隔放疗，放疗后曾 4 次出现发热，但常于一两天内退烧。1981 年 8 月 16 日又现发热，呈持续高热状态，绵延未平，伴胸痛，咳嗽，口干而苦，脉弦缓，舌质干红，苔有裂纹。以气阴两虚之体，加之手术、放疗，反复发热，耗伤津液。真阴亏损则不能制火，火炎刑金，清肃之令失常，水津不得四布，以致咳嗽胸痛，口干而苦。法拟清虚热，养阴利肺。方拟泻白散以清金，百合固金汤以保肺，更入冬虫夏草补肾益肺，协而收功。

处方：

桑白皮 12g　百合 12g　青蒿 15g　白芍 12g　地骨皮 12g　生地 12g　白薇 9g　藕节 15g　知母 9g　石斛 12g　茜草 12g　白茅根 15g　冬虫夏草 3g

水煎服，7 剂。

另服：利肺片 2 瓶，每次 5 片，日 2 次。

清开灵 10 支，每次 1 支，日 1 次肌注。

二诊：1981 年 8 月 25 日。

药后热势稍缓，转为午后发热，仍宗前法略增补土生金之品，前方加生黄芪 15g、白术 20g、阿胶 9g（烊化），水煎服，再服 7 剂。

三诊：1981 年 9 月 3 日。

热已平息，咳嗽尚剧，胸痛口干，纳少肢肿，大便微溏，脉滑，舌红苔少有裂纹，仍以前方加减，巩固疗效。

处方：

桑白皮 12g　百合 9g　杏仁 9g　白茅根 12g　地骨皮 12g　白薇 9g　茜草 9g　藕节 15g　补骨脂 9g　升麻炭 6g　冬虫夏草 6g　琥珀末 3g（冲服）

水煎服，5～10 剂。

四诊：1981 年 9 月 15 日。

诸症减轻，拟养阴润肺、止咳化痰法，以月华丸加减。

处方：

北沙参 15g　瓜蒌 15g　川贝母 9g　茯苓 9g　阿胶 9g（烊化）冬虫夏草 5g　石斛 12g　枇杷叶 12g　莲子 9g　山药 12g　天、麦冬各 9g

水煎服，5～10 剂。

五诊：1981 年 9 月 27 日。

治疗期间，患者又因肠痈而手术，术后又现低热，恶心纳呆，查舌红少津，脉弦滑。术后气血再伤，津耗待复，急治以益气生津，兼清余邪，竹叶石膏汤加减。

处方：

北沙参 15g　石斛 12g　鲜芦根 15g　天、麦冬各 9g　天花粉 12g　竹叶 9g　清半夏 12g　生、熟地各 9g　淡鲜竹沥水 30ml（冲）

水煎服，5～10 剂。

六诊：1981 年 10 月 9 日。

4 个月来共服药 50 余剂，近期已一月余未现发热。胸痛、咳嗽亦除，纳食日增，睡眠正常。拟养阴润肺法收功，仍宗月华丸方加减。

处方：

天、麦冬各 9g　北沙参 15g　茯苓 9g　浙贝母 9g　百部 12g　生、熟地各 9g　阿胶 9g　山药 12g　冬虫夏草 6g　石斛 12g　功劳叶 15g　三七粉 3g（冲服）　淡鲜竹沥水 30ml（冲）　蛇胆陈皮末 1 支（冲）

水煎服，5～10 剂。

另服养阴清肺膏 4 瓶，每服 1 食匙，日服 2 次。

评按

肺癌是原发性支气管肺癌的简称，系指原发于各级支气管上皮的恶性肿瘤。肺癌好发于 40 岁以上的中老年人，男性多于女性，男女之比约为 4∶1。本病病死率高，5 年生存率不到 10%。西医学对肺癌的治疗采取以手术切除为主，放疗、化疗、免疫治疗为辅的综合治疗方法，其预后取决于早期发现和及早治疗。

肺癌，中医学称之为"肺积""息贲"。本例肺癌患者术后气血戕伤，正气虚损，术后又施放疗，反复发热，气阴亏耗，再遭"肠痈"之苦，诸多因素皆致津液重亡，虚热内生，当属"虚劳"之范畴。因此治宜补"虚"为主，尤以养阴清热乃其治疗关键。初探以泻白散、百合固金汤之意；中又转以泻白散、竹叶石膏汤之旨，以清肺中伏火及肺胃余热；待其炎上之势趋平，则终以月华丸养阴益肺而收全功。方中桑白皮、地骨皮合用，早见于《小儿药证直诀》泻白散。桑白皮偏入气分，泻肺中邪热，地骨皮偏入血分，清肺中伏火，二药皆为甘寒之品，相须为用，一气一血，具有清肺热而不伤阴、护阴液而不致恋邪之特点；百合甘寒清润不腻，长于润肺固金止咳，知母苦寒降火不燥，善泻火邪而能滋阴，两药相配，补虚清热效力更强；生、熟地合用，补血而凉血止血，滋阴而生津润燥；天、麦冬为伍，滋阴清热之功显著；阿胶为血肉有情之品，补血养阴、滋肺润燥之力较强，百部偏于润肺止咳化痰，二药配伍，既增强滋阴润肺之功，又有止咳化痰之效；川贝母重在润肺化痰、开郁泄热，瓜蒌侧于清热化痰、宽中散结，二药相辅为用，一润一清，且皆具有开散之性，故清热化痰散结之力倍增；白茅根、藕节配对，增强凉血止血之功而无滞血之弊，再加升麻炭，既增强止血之力，又能扶助阳气；北沙参长于滋阴润肺，益胃生津力强，鲜芦根既能清泄肺胃之热，又能生津止渴，石斛功能清热养阴，《药品化义》曰："气味轻清，合肺之性，性凉而清，得肺之宜。肺为娇脏，独此最为相配。"三药组合为用，既增强清热生津之力，又有滋阴润肺之效，若再配天花粉，则清热生津功效更强；半夏辛温，化痰力佳，为治各种痰证之要药，竹沥甘寒，为纯阴之品，功专清热涤痰，"为痰家之圣药"，《本草选》曰："乃阴虚有大热者仙品，中年痰火，舍此必不能成功"。竹沥、半夏合而为一，寒温并用，相辅相成，既增强清热化痰之力，又无伤阴之弊；山药补脾气，养胃阴，莲子健脾补肾养心，《食疗本草》曰："主五藏不足，伤中，益十二经血气。"茯苓渗湿健脾，三药组合为用，补中有利，利中有补，增强健脾益气之功；茜草活血祛瘀，三七化瘀止血，二药与凉血止血之品同用，既增强止血之力，又无留瘀之弊；功劳叶清热解毒、养阴润肺、抗癌，冬虫夏草补肾益肺、扶正抗癌，两药合用，攻补兼施，扶正祛邪，相得益彰；黄芪为益气升阳之要药，白术善健脾补中，二药相须为伍，脾肺兼顾，培土生金，增强益气扶正之功；白薇善入血分，长于清解，青蒿芳香清热透络，引邪外出，两药配对，增强退虚热功效。

《素问·至真要大论》曰："诸气膹郁，皆属于肺。"证候表现有咳逆、胸痛、发热等。究其原因，由于热毒引起肺热叶焦，肺阴消灼，故治癌先治肺，治肺必救阴。诸药合用，一为救阴，二为抗癌，达到救肺阴抗癌肿之目的。虚劳是多种慢性虚弱性疾病发展到严重阶段的总称，亦称虚损。本例始终抓住养阴清热这一治疗关键，并佐以冬虫夏草、补骨脂等补肾助阳扶正之品，意在阳中求阴，正如《景岳全书》所说："阴虚者宜补而兼清……善补阴者，必于阳中求阴，则阴得阳升而泉源不竭。"

贲　门　癌

医案

赵某，男，59岁，干部。1976年3月5日。

病史：患者于1976年1月在北京某医院检查：食道上、中段大致正常，食道下段距门齿35cm处可见食道右侧壁有一个直径0.2cm突出隆起物，其下外方食道前壁可见不规则的黏膜肿物，向管腔突出，表面水肿苍白，披以白色伪膜，碰触易出血，进入贲门后，见贲门部小弯侧黏膜肿物呈菜花状隆起，界限不清，有胃壁侵润，肿物表现糜烂充血，有黄色分泌物，触之易出血，病变长约5.6cm，约在距门齿45cm

处。胃底黏膜尚正常。诊断：贲门癌（侵及食管下段）；胃腺癌Ⅱ级。患者拒绝手术治疗，就治于中医。

诊查：患者吞咽困难，咽物滞涩而痛，伴有呕吐。只能吃流食，疲倦消瘦，脘痛堵闷，食少腹胀，睡眠欠佳，面色无华，肩背及胸骨窜痛，不欲食，舌体胖嫩，苔水滑，脉沉弦。

辨证：湿热蕴结，结毒盘踞，幽膈滞碍，呈噎膈反胃之象，正虚邪盛，颇虑难挽。

治法：清热利湿解毒，活血通络，启膈通幽。

处方：

蚤休30g 生苡仁30g 赤芍15g 桃仁12g 冬瓜仁8g 银花15g 郁金12g 菖蒲9g 龙葵15g 天葵子15g 土贝母9g 桔梗15g 枳实9g 红花12g 铁树叶30g 王不留行9g 石燕15g 急性子9g 石见穿15g 苏木6g 山慈菇9g

水煎服，14剂，效不更方，可继服多剂。

同服散结灵，每次4粒，日3次。

二诊：1976年6月15日。

守方治疗3个月，诸症稍减，吞咽稍利。

仍继前法，适当加入扶正之品，如黄芪、党参、菟丝子、生熟地、当归、太子参、甘松、荜茇、梭罗子。另用紫金锭1.5g（分2次冲服）。

水煎服，14剂，效验可继服。

三诊：1976年10月14日。

又经治4个月，症状基本消除。原方继进，并加紫硇砂1.5g（分冲），日2次；西黄丸1.5g（分服），日2次。

四诊：1976年12月16日。

又服药 2 个月，一般情况良好，食物吞咽较畅，食量已增，舌质淡嫩，苔薄白，脉弦缓。

拟下方以巩固疗效。

处方：

北沙参 12g　丹参 15g　茯苓 30g　土贝母 9g　郁金 12g　蟾皮 3g　凌霄花 9g　川贝母 9g　蚤休 15g　苏木 6g　八月札 9g　忍冬藤 30g　山慈菇 9g　麝香 0.9g　牛黄 6g　乳香 30g　没药 30g　神曲 30g

制糊丸，每次 1.5g，日 2 次。

五诊：1977 年 4 月 12 日。

药后复经医院检查，病灶消失。又续拟解毒抗癌、益气扶正法善后。

处方：

（1）山慈菇 9g　浙贝母 9g　蚤休 15g　龙葵 15g　白花蛇舌草 15g　连翘 12g　急性子 9g　生苡仁 30g　天麦冬各 9g　生熟地各 12g　北沙参 12g　黄药子 9g

水煎服，日 1 剂。

（2）紫硇砂 9g　紫金锭 30g

两药研细粉混匀分为 10 包，每服 1 包，日 2 次。

药后精神转佳，饮食二便如常。眠安，面色华泽，舌苔正，脉缓滑，全部疗程 1 年余，共服药 200 余剂。

3 年后随访，患者病未复发。

评按

贲门癌过去常被列入胃癌的范畴，或者与食管癌混在一起，现在认为贲门癌应指发生于胃贲门黏膜上皮及贲门腺的癌。国内贲门癌手术后 5 年生存率为 15.4%～18.5%。

中医学对贲门癌的认识亦大体属于"噎膈"范畴。其病理特点突出一个"郁（瘀）字"。郁者，滞而不通，或结而不疏是也。

本例证属湿热蕴结，结毒盘踞，幽膈滞碍，正虚邪盛，治以清热利湿、解毒散结、活血通络、启膈通幽之法。方以蚤休、龙葵、土贝母、天葵子、白花蛇舌草、石燕等清热解毒、抗癌利湿；石见穿、铁树叶、王不留行等活血消肿、抗癌解毒；山慈菇、急性子等软坚散结、抗癌解毒；八月札理气散结抗癌，连翘清热解毒散结，配银花并用，增强清热解毒散结之功；桃仁、红花为活血化瘀常用对药，苏木长于活血通经兼能消肿止痛，赤芍清热凉血、祛瘀止痛，四药同用，增强活血通经、祛瘀止痛之效；乳香偏入气分而善于调气，止痛力强，没药偏入血分而长于散瘀，破泄力大，二药相须为用，气血并治，共奏宣通经络、活血祛瘀、消肿止痛之功；凌霄花祛瘀通经消癥，《本草求真》曰："凡人火伏血中，而见阳结血闭、风痒、崩带、癥瘕，一切由于血瘀血热而成者，所当用此调治，盖此专主泻热，热去而血自活也。"丹参活血祛瘀作用广泛，专入血分，清而兼补，《本草正义》曰："专入血分，其功在于活血行血，内之达脏腑而化瘀滞，故积聚消而癥瘕破……。"二药合用，既增强活血祛瘀消癥之力，又有清热凉血之效；浙贝母、川贝母、黄药子三药均有清热化痰散结之功；生苡仁清热利湿，冬瓜仁清热化痰利湿，二药合用，清热化痰利湿功效增强，与桃仁等活血祛瘀药配合，可有痰瘀并治之妙；麝香性善走窜，能开通经络壅闭，有活血散结之功，牛黄为清热解毒要药，有消痈利咽之效，蟾皮解毒消肿，善治肿瘤，取其攻毒拔毒之力，三药组合为用，增强消肿散结、攻毒解毒功效；生、熟地合用，增强滋阴养血之力；天、麦冬同用，滋阴清热功效增强，再加北沙参为伍，滋阴生津清热之力倍增；黄芪善补气升阳，配当归增强补气生血之功，加党参同用，气血双补之力倍增；菟丝子补肾益精，为平补阴阳之要药，《本草汇言》曰："补肾养肝，温脾助胃之药也。但补而不峻，温而不燥，故入肾经，虚可以补，实可以利，寒可以温，热可以凉，湿可以燥，燥可以润。"与扶正诸药配伍，增强扶正抗邪之力；桔梗辛散，功能宣通肺气，祛痰排脓，清利咽喉，升提利水，以升提上行之力为最，故有"载药上行"之说。枳实苦泄力大，性沉降而下行，功能行气化痰消积，为破气散结之要药。二药相伍，一升一降，一宣一散，具有升降肺气、宣郁下痰、宽胸利膈作用。同诸药配合，调畅气机，气行痰自消，血行瘀自化，有促进痰瘀并治之功。另服紫金锭、紫硇砂、散结灵、犀黄丸等，以增强消肿核、散结毒、抗癌瘤之效。

《素问·阴阳别论》曰："三阳结，谓之膈。"张子和解释谓："三阳者，谓大肠、小肠、膀胱也，结为热结也。小肠热结则血脉燥，大肠热结则便秘，膀胱热结则津液涸。三阳既结，便秘不通，火反上行，所以噎食不下。"《医宗金鉴》云："三阳热结，伤津液干枯，贲幽不通，贲门不纳为噎膈……贲门干枯则纳入谷之通道狭隘，饮食不能下为噎塞也。幽门干枯则放出腐化之道路狭隘，故食入反出为反胃也。"可见热伤津液，贲幽干枯，热腐谷道狭隘壅涩，致成斯疾。李用粹说："因忧郁失志及膏粱厚味，醇酒淫欲而动脾胃肝肾之火，致令气血衰耗，胃脘枯槁，气郁化火，液凝为痰，痰火固结，妨碍道路，饮食难进，噎膈所由成也。"谓气郁饮食不节动火化痰，痰凝固结不解，也是本病病机的一个重要方面。痰瘀同源，皆可因气的改变而生成。朱丹溪

《局方发挥》中说："自气成积，自积成痰，痰夹瘀血，遂成窠囊，此噎膈反胃之次第也。"痰瘀互为因果，由痰生瘀，因瘀生痰，以致痰瘀互结。罗周彦《医学粹言》明确论述："先因伤血，血逆气滞，气滞则生痰，痰与血相聚，名曰瘀血夹痰……治宜导痰消血，若素有瘀痰所积，后因伤血，故血随蓄滞，与痰相聚，名曰痰夹瘀血……治宜破血导痰。"总之，本病与脾胃相关，以阴阳不和、水火失调为转机；以情志所伤、房事不节、正气亏损为发病之内因。饮食失常，醇酒厚味伤于中州，于是阴伤、湿郁、痰阻、湿热、气滞血瘀，胶结盘踞，化为癌毒。本病以正虚邪实为特点，故治宜邪正兼顾。祛邪用清热解毒、活血化瘀、软坚散结、消痰化湿、通经活络五法；扶正以益气健脾、养血益阴、温肾助阳诸法。其目的在于启膈通幽、安内攘外，正复邪祛，从而达到治愈癌症的目的。

胃　　癌

医案

吴某，男，48岁，教员。1983年4月10日。

病史：患者于1982年底因呕吐、腹痛、消瘦，先后在当地县医院及太原市三院行胃镜检查，发现胃小弯处有3cm×2cm，胃大弯处有2cm×2cm肿物，病理报告：找到癌细胞。患者拒绝手术，遂来京诊治。

诊查：胃脘疼痛，食入即吐，甚则辗转不安，夜难成瘰，时时汗出，口干口苦，自诉食饮后痛势可稍缓，腹胀体颤，耳鸣如蝉，形体日瘦，小便灼热，大便干结，约七八日一行，舌体胖大，舌质暗红，苔微黄腻，脉弦数，上腹部可摸及包块，质地稍硬，有压痛。

辨证：气滞血瘀，痰凝湿聚。

治法：行气缓痛，活血化瘀，清热解毒。

处方：

罂粟壳 9g　龙葵 15g　生牡蛎 20g　三棱 6g　莪术 6g　元胡 6g　川楝子 12g　射干 6g　鸡内金 9g　十大功劳叶 15g　白花蛇舌草 15g

水煎服，7 剂。

另：番泻叶 30g，分 5 次代茶饮。

犀黄丸 10 小瓶（每瓶 3g），每服半瓶，日服 2 次。

二诊：1983 年 4 月 19 日。

腹痛减轻，大便通利，稍能进食，唯汗较多，胃寒口苦，脉弦小滑，舌胖大而润。

处方：

石斛 15g　花粉 12g　白蔹 6g　浮小麦 30g　五味子 6g　三棱 6g　莪术 6g　虎杖 9g　川芎 6g　龙葵 15g　连翘 12g　白芷 9g　射干 6g　蚤休 12g　生牡蛎 20g

水煎服，7 剂。

犀黄丸继服，用量同前。

三诊：1983 年 4 月 28 日。

上药继服 7 剂。

四诊：1983 年 5 月 12 日。

食欲增至每日七八两，口干喜冷饮，舌体胖。拟益气养阴、清热解毒、软坚化核法。

处方:

黄芪18g　川连3g　黄柏9g　黄药子6g　浙贝母9g　黄芩9g　当归12g　升麻3g　山慈菇9g　土贝母9g　五味子6g　薏苡仁30g　生、熟地各9g

水煎服,7剂。

犀黄丸继服,用量同前。

五诊、六诊治法同前,稍事加减。

七诊:1983年6月6日。

时觉胃脘隐痛,舌苔白腻,脉细缓。

处方:

枇杷叶12g　藿香12g　砂仁6g　藤梨根15g　浙贝母10g　赤芍10g　土茯苓15g　薏苡仁18g　墓头回15g　泽兰12g　藕节15g　龙葵15g　乌药9g

水煎服,7剂。

同服犀黄丸,每次1g,每日2次。

八诊:1983年6月15日。

病情较前稳定,酌情给予养阴增液、益气扶正之品。

处方:

玄参15g　白芍12g　黄芪18g　茯苓9g　桃仁12g　连翘12g　北沙参15g　西洋参5g　射干6g　青皮6g

水煎服,7剂。

九诊:1983年8月10日。

服上方药后,体力增加,乃续服至49剂。犀黄丸服法同上,每次1g,日2次。

十诊:1983年10月4日。

患者自诉:精神好,食纳增,每日进食七八两,3个月来体重增加11kg,现胃脘有冷感,口干苦,舌质淡胖,边有齿痕，苔白腻，脉弦小数。予养阴增液、扶正固本调理善后。

处方：

石斛 12g　天、麦冬各 9g　花粉 15g　玄参 15g　山慈菇 9g　土茯苓 15g　土贝母 10g　连翘 12g　黄精 15g　藤梨根 15g　川贝母 9g　铁树叶 15g　白英 15g

带药 7 剂，返回故里，嘱其如无不适反应可继续服用。

患者于 1983 年底至 1985 年 6 月先后 3 次复查上消化道造影，均未见占位病变，以后一般情况好，即改作间断服用中药调理。

近期随访，患者精神体质良好，无明显不适。

评按

胃癌是最常见的恶性肿瘤之一，占我国消化道恶性肿瘤的 40%～50%，居第一位，占全身癌肿的 10%，居第三位。发病年龄以 40～60 岁为多见，男性多于女性，约为（3～4）：1。胃癌的好发部位以幽门部最多，贲门区次之，胃体部再次之，广泛者较少。胃癌按病理学组织学分类，绝大多数为腺癌，亦常见黏液癌和低分化癌。胃癌早期发现较难，故常被误诊。

胃癌属于中医学"噎膈""反胃""癥积"等病范畴。多由饮食失调、脾胃虚弱或情志郁结等以致气血痰湿阻滞，壅瘀蕴结而成。本例证属气滞血瘀、痰凝湿聚，治以行气缓痛、活血化瘀、清热解毒之法。方以三棱长于破血中之气，莪术善于破气中之血，二药相须为用，破血祛瘀、行气消积止痛之力更雄；川楝子配元胡，一入气分，一入血分，气血并行，共奏行气活血、泄热止痛之功；龙葵、白花蛇舌草、十大功劳叶三药组合为用，增强清热解毒抗癌之力；射干清热解毒、祛痰破结，《本草正义》曰："射干之主治，虽似不一，实则降逆开痰、破结泄热二语足以概之。"生牡蛎软坚散结，鸡内金消积化坚，三药组合配伍，增强散结化坚功效；黄药子、浙贝母同用，化痰散结之力增强；山慈菇伍土贝母，既增强解毒抗癌之功，又有软坚散结之效；黄芩、黄连、黄柏同为苦寒之品，"三黄"并用，清热燥湿、泻火解毒之力倍增；藤梨根、墓头回合用，增强清热解毒抗癌之力；铁树叶配白英，既增强解毒抗癌之功，又有化痰和胃之效；土茯苓利湿解毒，薏苡仁利湿健脾，二药伍用，增强利湿祛痰作用；赤芍、泽兰活血凉血、利水消癥；虎杖活血通经、清热解毒，《名医别录》曰："主通利月水，破留血癥结。"川芎入血分，下达血海，长于活血祛瘀，二药伍用，增强破瘀消癥之力；蚤休配连翘，增强清热解毒抗癌、消肿散结之功。二诊之后，酌增扶正之品。石斛、五味子同用，增强滋阴生津之力；天、麦冬相须为伍，滋阴清热功效倍增；北沙参配玄参，既增强清热养阴之力，又有养胃散结之功；黄芪长于益气升阳，与当归伍用可补气生血，同茯苓配对，健脾益气、利水消肿之力增强；生、熟地相须为用，补血而凉血，滋阴而润燥，从而扩大了治疗范围；西洋参、黄精益气养阴；佐以升麻等升举清阳，增强扶正之功；藿香配砂仁理气和中、醒脾开胃。诸药合用，攻邪而不伤正，扶正而不碍邪。

本病的发生与脾胃密切相关，而痰浊瘀结，邪毒内耗，日久正气亏衰，正虚邪实是其关键所在。因此在治疗上强调扶正与祛邪兼顾，早期应以祛邪为主，中后期多以扶正固本为要；祛邪则多用清热解毒、活血化瘀、软坚散结、消痰化核、通经活络五法；扶正固本则宜养脾胃之阴为主。临证当根据病情分别应用，或交替合用。

胃癌术后转移

医案

戴某，男，45 岁，军人。1983 年 6 月 27 日。

病史：患者于 1982 年 6 月于北京解放军某医院行胃癌切除术。术后 1 年经反复诊查会诊，认为确系胃癌术后肝脏及腹膜转移。腹部 B 超及 CT 扫描均发现了肝门的左、右方可见 5.5cm×4.0cm×3.1cm 实质性占位病变。遂于 1983 年 6 月 1 日住北京医院进行化疗。静脉点滴氟尿嘧啶、自力霉素、长春新碱，每日滴注 1 种，隔日 1 次。仅进行 1 周即出现周身乏力、头晕恶心、纳食减少，并呕吐，吐血 2 次，白细胞下降，半月后化验血中白细胞仅为 2700/mm^3，因而中断化疗。

诊查：右胁肋刺痛，胸肋闷胀不适，周身乏力，恶心纳差，面色欠华，形体较前明显消瘦，舌质暗红，脉沉弦缓。

辨证：气滞血瘀。

治法：化瘀疏肝理气。

处方：

旋覆花 9g　茜草 12g　红花 9g　川楝子 12g　元胡 6g
三棱 6g　莪术 6g　白芍 12g　黄精 12g　鸡血藤 20g
牡丹皮 12g　豨莶草 30g　炙乳没各 3g

水煎服，14 剂。

另：犀黄丸，每次 1.5g，每日 2 次。

二诊：1983 年 7 月 12 日。

仍诉恶心纳差，周身乏力，气短，右胁隐痛，语声低怯，舌质暗，脉沉弦缓。

处方：

西洋参 5g　黄芪 12g　当归 10g　丹参 15g　凌霄花 6g　鸡血藤 20g　黄精 9g　鸡内金 9g　炒山楂 9g　冬虫夏草 5g　生苡仁 30g　龙葵 12g

水煎服，14 剂。

另：加味保和丸 10 袋，每袋分 3 次服用。

犀黄丸继服同前。

三诊：1983 年 7 月 28 日。

纳食有增，精神好转，已无明显恶心。仍觉肝区隐痛不适，舌暗红，苔根腻略厚，血白细胞 2900/mm^3。

处方：

西洋参 5g　黄芪 12g　当归 12g　黄精 12g　鸡血藤 20g　生苡仁 25g　白芍 15g　三棱 6g　莪术 6g　炒山楂 9g　炙乳没各 3g

水煎服，14 剂。

犀黄丸继服同前。

并另配丸药：

牛黄 4.5g　麝香 4.5g　乳香 15g　没药 15g　三七 30g　冬虫夏草 15g　生丽参 30g

研末装胶囊，每粒约重 0.3g，每服 2～3 粒，每日服 2 次。

四诊：1984 年 3 月 23 日。

共服药 9 个月，患者自述服药后精神良好，每日能进食

0.5kg 左右，体重增加约 10kg，寐佳，二便调，每日坚持散步锻炼，查血白细胞已恢复至 7600/mm³。

以后间断服用中药调理，随访 4 年，患者精神饮食良好，一如常人。

评按

本例诊断确系胃癌术后肝脏及腹膜转移。由于患者病后情志不舒，寡郁忧虑日久，证属气滞血瘀之候存在无疑，加之化疗的副反应，饮食难下，气血阴液亏损，致使体质明显衰退，以正虚邪实为其特点，故治以邪正兼顾为法。先拟旋覆花汤合金铃子散加减以调达气机、化瘀消癥。方中旋覆花性善降逆，有下气消痰之功，《本草汇言》曰："消痰逐水，利气下行之药也。"川楝子（金铃子）、元胡伍用，名金铃子散（《保命集》），川楝子清热行气、疏肝止痛，元胡活血行气，两药相伍，正如《本经逢原》所说："以金铃子能降火逆，延胡索能散结血，功胜失笑散，而无腥秽伤中之患。"三药组合为用，气血并行，痰瘀共治，尤善行气而止痛；三棱、莪术相须配对，破血祛瘀、行气消积止痛之力更宏；乳香偏入气分而善于调气，止痛力强，没药偏入血分而长于散瘀，破泄力大，二药合用，气血并治，共奏行气活血、消瘀定痛之功；白芍配丹皮可柔肝平肝。继以增加扶正之品，黄芪伍当归，补气生血，气血双补；西洋参配黄精，气阴双补，健脾养胃；鸡内金、炒山楂合用，健脾消食，破气消瘀；冬虫夏草"秘精益气，专补命门"（《药性考》），有促进免疫功能的作用，生苡仁健脾利湿，二药为伍，增强扶正抗癌功效；鸡血藤活血养血通络。茜草又名活血草，善行血活络，凌霄花长于祛瘀通络消癥，三药组合为用，活血通络、祛瘀消癥之力增强；龙葵功专清热解毒抗癌，并配牛黄、麝香、犀黄丸以祛毒邪，共奏攻邪不伤正、扶正不碍邪、邪正兼顾之效，本病虽为癌症晚期，每可危及生命，但只要辨证准确，治法得当，扶正祛邪恰到好处，如胃气尚存，转危为安可也。

胃气衰亡证

医案

漆某，男，76岁，干部。1986年3月25日。

病史：患者素有肺心病、冠心病、心肌梗死及心衰和肺衰的病史，此次住同仁医院保健病房，出现了顽固性呃逆，伴有呕吐，食饮俱废，痛苦不堪，该院中医会诊，以旋覆花、代赭石、丁香、柿蒂、橘皮、竹茹诸方投之不效，诸症有增无减，于同年3月25日邀余前往会诊。

诊查：

虽有呃逆频作，时呕哕，但细察其症，呕哕虽频作，但声音低微，兼有身倦乏力，气短嗜睡，脉弱舌淡等一派虚极之象，昭然可见。联系其久病之病史，病久体虚，胃气衰微，所以诸症皆见。

辨证：中焦虚衰欲脱。

治法：扶正固脱，佐以和胃降逆。

处方：

附子6g　干姜6g　熟地18g　山萸肉18g　山药12g

白芍 15g　生龙牡各 24g　清半夏 9g　代赭石 12g　阿胶 10g
（烊化）　灶心土 30g（煎汤代水煎药）　黄芩 10g　白术 10g

水煎服，4 剂。

二诊：1986 年 3 月 29 日。

药后呃逆少作，显效，仍宗原方意加减以助胃气升发，开胃进食。但脉结代未见缓解，进食、精神均见好转，病人家属均感满意。

评按

本例患者系多种严重器质性疾病缠身，病久体虚，脾胃阳衰，清气不升，浊气不降，胃气衰亡，以致顽固性呃逆。

呃逆一证，可以单独出现，亦可并发于许多疾病的过程中，特别是在某些严重疾病中出现，常为预后不良的征象，本例属后者。《景岳全书》曰："呃逆大要，三者而已；一曰寒呃，二曰热呃，三曰虚脱之呃。"本例为虚脱之呃，系胃气衰亡证。故治以扶正固脱，佐以和胃降逆为法。方以附子、干姜伍用，出自《伤寒论》四逆汤。附子辛甘大热，走而不守，为通行十二经纯阳之要药，具回阳救逆、散寒除湿之功。干姜辛而大热，纯阳之味，守而不走，有温中回阳通脉之力。二药相须配对，增强回阳救逆之功。喻昌阐曰："用附子、干姜以胜阴复阳，取飞骑突入重围，搴旗树帜，使既散之阳望而争趋，顷之复令耳。"生龙牡相须为用，增强敛阴潜阳、收敛固涩之力，山萸肉长于收敛固脱，既能滋阴，又能补阳，三药组合，敛中寓补，标本兼顾，其收敛固脱之力大增；熟地黄填精补肾而养血，白芍专养血而敛阴，二药合用，静守纯养，滋肾补肝、养血敛阴之功较著，阿胶为血肉有情之品，补血养阴润燥之力增强，三药组合为用，补血养阴之力倍增；白术健脾益气补脾阳，山药健脾益气养脾阴，二药相须为伍，燥润相宜，刚柔相济，阴阳相合；代赭石质重降逆，以降为要，尤以降气血上逆为专长，法半夏功擅和胃降逆，二药配对，有较好的降逆和胃作用，灶心土温中降逆，三药组合为用，降逆之力倍增，又有温中和胃之功。

胃气衰亡的临床表现除了一派中焦虚寒之外，尚有胃气虚极欲脱之象，故治疗胃气衰亡的关键在于回阳固脱，与寒者温之、脱者固之的治则相符。余运用张锡纯的既济汤（熟地、山萸肉、山药、附子、白芍、生龙牡、茯苓）和温降汤（白术、代赭石、半夏、白芍、山药、干姜、厚朴、生姜）二方化裁，治疗效果比较理想。本例治疗重用山萸肉为固脱之主药，张锡纯说："萸肉救脱之功，较参术芪更胜……凡人身阴阳气血将散者，皆能敛之。故救脱之药，当以萸肉为第一"。综观本例治疗的过程，回阳之中峻补真阴，有阴中求阳之意，固脱以山萸肉为主帅，佐以生龙牡敛阴潜阳，增强收敛之力，使阴阳固结，阳不上脱而阴不下脱。《景岳全书》曰"惟虚脱之呃，则诚危殆之证，其或免者，亦万幸矣。"

十二指肠溃疡

医案1

张某，男，40岁，瓦工。1963年10月4日。

病史：患者胃痛7年，反复发作，经某医院确诊为

"十二指肠球部溃疡"，近月来胃痛加重，以上午 9～11 点及下午 3～5 点为重，呈饥饿样疼痛，进食（半流食或流食）后疼痛可减轻。伴嗳气，大量泛酸，烦急暴怒，失眠，无冷热，少汗，便秘，尿少。

诊查：望之面黯黄消瘦，痛苦病容，低声呻吟，舌淡苔薄白，脉细弦。

辨证：胃痛，证属木郁乘土，不通则痛。

治法：疏肝制酸，散结止痛。

处方：

乌贼骨 15g　生牡蛎 15g　炙甘草 15g　浙贝母 10g　生白芍 15g

水煎服，3 剂。

二诊：药后胃痛大减，食量增加，精神好转，舌淡苔薄白，脉沉细微弦。

将上方研细末装胶囊服，日服 2 次。

1964 年 3 月 11 日随访告知十二指肠溃疡已愈。

医案 2

朱某，男，37 岁，牛奶工。1972 年 9 月 17 日。

病史：患者胃痛 3 年，反复发作，经某医院确诊为"十二指肠球部溃疡、慢性胃炎、胃下垂"。1 个半月来胃痛，呕吐，泛酸呃逆，痛剧则汗出，喜按恶凉，3 周来诸症加重，胃痛已无规律。每日勉强进米汤少许，二三日大便一行，曾有黑便，尿少，头沉无力，心悸气短，烦躁易怒，某医院建议手术治疗。

诊查：望之面容枯黄消瘦，舌淡无华，以手按胃部，闻之声低气怯，切诊肤凉，脉细弦。

辨证：脾虚气弱，中州虚寒，营卫失调。

治法：补气健脾，温中散寒，调和营卫。

处方：

党参12g　白术10g　茯苓12g　炙甘草10g　乌贼骨15g
吴茱萸5g　小茴香5g　陈皮10g　竹茹10g　伏龙肝30g

水煎服，3剂。

二诊：1972年9月21日。

药后胃痛等诸症悉减，食量略增，舌淡无华苔薄白，脉细弦，仍补气健脾，调和营卫。

处方：

桂枝12g　白芍15g　炙甘草10g　大枣6g　元胡5g　党参12g

水煎服，7剂。

三诊：1972年9月28日。

胃痛大减，日进主食350g，精神面色好转，舌淡苔薄白，脉细缓，效不更方，继服10剂巩固疗效。

随访：药后胃痛已解，一直胜任体力工作。

评按

胃痛，又称"胃脘痛"，主要包括西医学中的急、慢性胃炎和胃神经官能症、胃及十二指肠溃疡、胃下垂等疾患。

案1确诊为"十二指肠球部溃疡"，证属木郁乘土，系肝气横逆犯胃所致。本例病程7年，内必有结，不通致痛，故用咸、涩、微温、入肝、收涩制酸止痛之乌贼骨；生牡蛎软坚散结、制酸止痛，兼有平肝之功；浙贝母散结化痰，长于开泄；生白芍和血敛阴、柔肝缓急，长于平降肝阳；炙甘草能入十二经，益气补中，缓急止痛，调和药性，与乌贼骨同用，即乌甘散，增强制酸止痛之力；与白芍为伍，酸甘化阴，增强敛阴柔肝、平肝缓急之功；乌、贝配对，即乌贝散，既增强软坚散结之力，又有制酸止痛之效；乌、芍组合，即乌芍散，既有收涩制酸止痛之功，又有柔肝平肝缓急之力。诸药合用，复方组合，未循常法治疗，既未施疏肝和胃止痛之方，亦未予健脾温中和胃之剂，而从入肝制酸着手，间接除痛。"用药如用兵，兵不在多而在精。"综观全方，用药仅五味，药到病除，可谓事半功倍也。

案2确诊为"十二指肠球部溃疡、慢性胃炎、胃下垂"，胃痛3年，正气已虚，故以补虚扶正为主，治拟补气健脾、温中散寒、调和营卫之法。方以四君子汤补中益气、培补中州；吴萸、小茴香温中散寒、降逆止呕；陈皮、竹茹健脾和胃、理气止呕；伏龙肝与诸药合用，增强温中止呕之功。至二诊胃痛之势已减，急以桂枝汤调和营卫（自备饴糖），属小建中汤温中补虚、缓急止痛于内。此属正虚邪实之证，既补虚散寒，又理气降逆止呕，既以扶正为主，又兼顾祛邪，双管齐下，标本兼治，奏效始捷。

慢性溃疡性结肠炎

医案

欧阳某，男，39岁，干部。1978年7月16日。

病史：久罹"慢性溃疡性结肠炎"，虽屡经治疗，未见显效，深以久泻口不能食为苦。

诊查：观其面色萎黄憔悴，症见腹痛，脓血便，大便溏，日七八行，纳谷不香。脉细缓，舌淡胖。

辨证：脾虚不运，湿浊内蕴。

治法：健脾利湿，涩肠止血。

处方：

太子参 15g　白术 9g　茯苓 9g　炒扁豆 12g　山药 12g　薏苡仁 15g　砂仁 5g　乌梅 15g　薤白 9g　陈皮 9g　灶心土 30g（包，先煎，代水煮药）黄芩 9g　阿胶 9g　锡类散 2 瓶（冲服）

水煎服，14 剂。效不更方，可继服多剂。

二诊：1978 年 9 月 17 日。

经治 2 个月，腹痛除而泻止，大便已成形，日一二行，沉疴之症，今已向愈。嘱其饮食自调，半年后来告，已可进一般饮食，工作如常。

评按

本病是一种原因不明的直肠和结肠慢性炎性疾病，病变主要在直肠和乙状结肠的黏膜和黏膜下层，且以溃疡为主，也可遍及整个结肠，全称慢性非特异性溃疡性结肠炎。主要症状有腹泻、脓血便、腹痛和里急后重。病程漫长，病情轻重不一，常反复发作，多发于青壮年。目前多认为本病的发病既有自身免疫机制的参与，也有遗传因素作为背景，感染和精神因素只是诱发因素。本病属中医"泄泻""痢疾""腹痛"等范畴。

本例辨证为脾虚不运、湿浊内蕴，故拟健脾利湿治其本，涩肠止血治其标。方以太子参益气养阴，《本草从新》谓其"大补元气"。《饮片新参》谓其"补脾肺元气，止汗生津，定虚悸"。茯苓渗湿健脾，两药伍用，健脾利湿而不伤阴；白术健脾益气，偏于燥湿，山药健脾益胃，偏于养阴，二药组合，刚柔相济，共奏健脾燥湿之功而无伤阴之弊；薏苡仁健脾利湿止泻，炒扁豆健脾化湿止泻，二药相须为伍，健脾化湿止泻之力倍增；陈皮偏于燥湿健脾，砂仁偏于化湿醒脾，二药伍用，一燥一化，使湿去而脾运，其特点为在理气调中的同时具有较佳的除湿作用，寓于补药之中，可使补而不腻，补中兼疏，更有利于药效的发挥；薤白以辛散温通为要，通行阳气，散结开痹，上开胸痹，下行气滞，此病中着重用其下泄气滞之力，与健脾同用，既增强散寒通阳之功，又有行气导滞之效；灶心土温中止血，阿胶补血止血，二药配伍，既增强止血之功，又有温中补血之力；黄芩苦寒，上清肺火，下利大肠湿热，寓于温补之中，寒温并用，有反佐之意，《素问·五常政大论》曰："治热以寒，温而行之；治寒以热，凉而行之。"乌梅善人脾、肺、大肠经，入肠则治久泻，入血则摄阴血。在《济生方》中记载了"济生乌梅丸"，曰乌梅敛肝风，风平火熄而血自宁，此方最宜于肠风，便血久者亦可服，可谓止泻止血一药双功。近人研究乌梅抑菌高度敏感，又抗绿脓杆菌效强。古人认为其酸甘化阴，可养胃生津。今以乌梅与温中止血之灶心土同用，增强涩肠止血之效。锡类散方出《金匮翼》，为解毒消肿、生肌止痛之常用中成药，一般用于治疗咽喉口舌牙龈诸疾，而余移用于结肠炎，前人有灌肠之用，我则改为口服，疗效相当满意。

　　本例患者泄泻日久，正气极虚，余认为其寒宜温，其虚宜补，宜以健脾化湿法为主，辅以固涩止血之法，以参苓白术散合黄土汤化裁治之，但仍有虚不受补之嫌，故兼施反佐之法，诸法合用，极具分寸，腹痛除而泻止，痼疾向愈也。

慢性腹泻

医案

左某，女，52 岁，工人。1987 年 10 月 24 日。

因患"慢性肠炎"，20 年来经常出现大便溏泻，每于进寒凉食物或水果即可加重。近半年来每日大便溏泻约 2～4 次，甚则 10 余次，曾服"痢特灵"、"四神丸"及中药数十剂无显效。脘腹隐痛不适，喜得温按，肠鸣，时有腹胀恶心，纳呆食少，倦怠乏力，舌淡红，苔薄白，脉沉细。

辨证：中焦虚寒。

治法：温中止泻。

处方：

灶心土 45g（先煎去滓，代水煎药）　炙甘草 10g　生苡米 25g　黄芩 10g　干姜 10g　熟地 20g　山药 15g　炮附子 10g　白术 15g　扁豆 15g　锡类散 2 小瓶（每瓶 0.48g，分冲）

水煎服，7 剂。

二诊：1987 年 11 月 2 日。

服药后胃脘明显舒适，疼痛减轻，大便已成形，为软便，唯两胁胀满，嗳气，饮食无味，肠鸣，舌稍暗红，苔薄微黄，脉沉细小弦。

治法：疏肝理气和胃。

处方：

柴胡 12g　当归 12g　白芍 15g　薄荷 3g　鸡内金 10g
炒麦芽 12g　焦神曲 12g　砂仁 6g　木香 10g　芦根 15g　竹
叶 10g　麦冬 10g

水煎服，7 剂。

忌食生冷寒凉食物，常服香砂六君子丸或理中丸调理
善后。

评按

本例诊断为"慢性肠炎"，属中医"泄泻"范畴。《内
经》始称为"泄"，分"飧泄"、"濡泄"、"鹜溏"等。如《素
问·脏气法时论》曰："脾病……虚则腹满肠鸣，飧泄，食
不化"。《素问·阴阳应象大论》曰："清气在下，则生飧
泄……湿胜则濡泄"。《素问·至真要大论》曰："腹中鸣，
注泄鹜溏"。《景岳全书》曰："泄泻之本，无不由于脾胃。
盖胃为水谷之海，而脾主运化，使脾健胃和，则水谷熟腐而
化气化血，以行营卫。若饮食失节，起居不时，以致脾胃受
伤，则水反为湿，谷反为滞，精华之气不能输化，则合污下
降而泻利作矣"。在治疗上，一般以脾胃及湿邪为主要着眼
点。本例患者因脾胃素虚，脾阳不足，运化失职，水谷清
浊不分，混杂而下，故久泄不止。因此，治以温中止泻为
法，方用黄土汤为主，温运脾阳，养胃和中。黄土汤为《金
匮要略·惊悸吐衄下血胸满瘀血病脉证治》篇中治疗中焦虚
寒便血之方剂。余常以此方加减，治疗脾胃虚寒日久，纳差
不下，或有恶心呕吐、泄泻之患者，或配以锡类散，往往收
效显著。方中灶心土即是伏龙肝，使用时宜先煎数十沸，然
后过滤去滓，用余汁代水煎余药，本品既能温中涩肠，又可

养胃和中，白术善健脾燥湿、温脾阳，《本草经疏》曰："其气芳烈，其味甘浓，其性纯阳，为除风痹之上药，安脾胃之神品。"附子辛甘大热，纯阳之味，前人有"附子无姜不热"之说，姜附相须配对，温中散寒之力倍增；白术、附子、干姜三药组合，增强温阳健脾之力；山药、扁豆、苡仁三药同用，相辅相助，补脾以促化湿，化湿更助脾运，共奏调补脾胃、和中化湿之功；熟地性温，益阴养血，寓于温阳药中而不伤阴，益阴养血而不碍脾；炙甘草补中益气，缓以调中；黄芩苦寒以为反佐，防其温燥之过。诸药合用，刚柔相济，共奏温中健脾、升阳止泻之功。因患者以后出现胁胀满闷、嗳气、肠鸣等肝木乘脾土之证候，故继以逍遥散之意加减，以疏肝和胃、调理肝脾，并嘱忌生冷寒凉食物，常服香砂六君子丸或理中丸，调理善后，以巩固疗效。

心　悸

医案

杨某，女，39 岁，教师。1993 年 9 月 4 日。

病史：心悸、气短 3 年余，近半年加重。3 年余来时感心悸、气短，常由劳累、心情紧张所诱发。近半年来，发作渐频，常伴头晕、头痛、易紧张，曾在合同医院进行心电监护，24 小时累计有室性早期收缩 500 余次，诊断为"心律不齐，频发性室性早期收缩"。服西药治疗无效。纳食正常，二便调，寐安，近半年来月经量减少，周期、血色尚正常。

诊查：望之神志清，精神尚可，面色萎黄而暗。舌淡红而暗，苔薄白少津。切脉沉细结（每分钟脉间歇 15 次以上）。

辨证：气阴两虚，心神不宁。

治法：益气养阴复脉，养心安神定志。

处方：

黄芪 30g　黑芝麻 30g　五加皮 3g　生地 30g　麦冬 10g　炙甘草 10g　制鳖甲 30g　阿胶珠 10g　龙眼肉 15g　茯苓 12g　石菖蒲 12g　龙骨 20g　炙远志 10g

水煎服，7 剂。

二诊（1993 年 9 月 11 日）：服上方后，心悸气短见减，仍感头晕、头痛、易紧张，纳食、二便、睡眠正常。切脉沉细结（每分钟间歇 5 次），舌淡红，稍暗，苔薄白。

辨证：气阴两虚，心神不宁。

治法：益气养阴，宁心复脉，稍佐升散以清头目。

处方：

黄芪 30g　藁本 9g　白蒺藜 15g　远志 9g　生地 30g　炙甘草 9g　茯苓 15g　菊花 10g　五味子 10g　沙苑子 9g　葶苈子 10g　升麻 3g　桑白皮 12g

水煎服，7 剂。

三诊：1994 年 1 月 17 日电话随访，7 剂服完后，心悸、气短已平，头痛、头晕亦瘥，心情平静，纳食、二便正常，睡眠安。

嘱：每晚服柏子养心丸 2 丸，以善后调养。

评按

本病诊断为"心律不齐，频发性室性早期收缩"。心律失常是指多种原因导致的心脏冲动起源部位、频率、节律、传导速度及激动次序方面的异常。早期收缩即期前收缩，简称早搏，为最常见的心律失常，本例为室性早搏最常见。心肌供血不足而诱发室早（室性早搏的简称），应予以重视，如频发性室早，以免发展成为心室颤动而危及生命。本病属中医"心悸"范畴。《素问·至真要大论》中讲的"心澹澹大动"和《灵枢·本神》讲的"心怵惕"是类似心悸的描述；到汉代，张仲景在《金匮要略》和《伤寒论》中正式提出了"悸"与"惊悸"的病名；《医学正传》说："惊悸者，忽然若有所惊，惕惕然心中不宁，其动也有时。怔忡者，心中惕惕然，动摇不静，其作也无时"。《济生方》不仅对惊悸有所载述，还提出了怔忡的病名，"夫怔忡者，此心血不足也"。综上所述，本例当属"怔忡"范畴，证属气阴两虚，治以益气养阴复脉、养心安神定志之法。方以炙甘草益气补中，通行百脉，滋养五脏，安神养心；黄芪补气升阳，振元阳，健中州，升清阳，行血脉，养脏腑，二药伍用，既增强补气升阳之力，也有通行血脉之效；龙眼肉补心脾、益气血，既能补脾气，又能养心血而安心神；阿胶珠为血肉有情之品，甘腻纯厚，功能填精益阴、养血润燥，两药配伍，既有养血滋阴之功，又有补心脾安心神之效；生地、麦冬合用，增强滋阴清热、生津润燥之力；制鳖甲配龙骨，增强滋阴潜阳、平肝安神之功；茯苓通心气、安心神，远志宁心安神，《别录》谓之"远志，定心气，止惊悸。"石菖蒲开窍安神，《本经逢原》曰："菖蒲，心气不足者宜之"，《本经》言："补五脏者，心为君主，五脏系焉。"三药组合为用，增强养心安神定志功效；黑芝麻功长养肝血、滋肾阴，五加皮善入脾、肾，入脾补后天以益气，入肾补先天以添精，二药配对可养血填精，增强补虚扶正之功；沙苑子与白蒺藜，一擅入肾补虚，一偏入肝平肝，合用则补肾疏肝并施，滋水涵木，共奏补肾养肝疏肝之功；藁本、菊花、升麻三药轻清升散，助黄芪益气升阳，寓于诸药之中，载药上行，直达病所，共奏益气滋阴、补血复脉、养心安神之功。

心悸是患者自觉心跳不安的一种症状，其发生与体质虚弱、精神刺激及外邪入侵等因素有关、心悸的病变主脏在心，"是心脏之气不得其正"，但与其他脏器有相互影响的整体关系。辨证应以虚实为纲，虚者为心气阴血的亏耗，甚则可以发展为心阳衰弱的重证；实者则有痰火、血瘀的证候，但临床更要注意虚实的错杂与转化。本例属"怔忡"，为气阴两虚之证，故治以炙甘草汤加减，益气养阴复脉。本方原为"伤寒，脉结代，心动悸"之证而设，后世温病学派在本方的基础上化裁，组成加减复脉汤，功用以滋阴润燥、清热生津为主；现代药理实验证明，炙甘草汤方有明显的抗心律失常作用，余临证用之，每获良效。

肺胀　胸痹

医案

李某，女，43 岁，北京市市民。1996 年 11 月 9 日。

病史：患者 6 年前始发咳喘，咯吐痰多，色白质稀，呈泡沫状，胸闷气促，易感外邪，感即病发，咳喘日甚，3 年后感心悸，动则尤甚，胸部膨满，胀满如塞，双下肢浮肿，经某院摄胸片、查心电图，诊为"肺源性心脏病"。半年前又发胸部闷痛，如任重物，疼痛彻背，呼吸不畅，上腹饱胀，经某院诊断为"肺心病""冠心病"。

诊查：望之呼吸困难，张口抬肩，动则益甚，面部虚浮，色显晦暗，口唇紫绀，下肢浮肿，按之凹陷，吐痰量多稀白，胸部望之膨满，击之鼓音，自感胸闷如窒，痛牵背部，舌红暗，苔腻微黄，脉沉细弱。

辨证：该病由肺气弱，痰浊壅肺，反复感邪诱发，致使肺脾同病，痰瘀互结，潴留于肺，肺气胀满不能敛降而成肺胀。病久及心，痰瘀阻遏，心阳不宣而为胸痹。证属肺心气虚，痰浊壅肺，胸阳不展，心脉痹阻。

治法：益气化痰平喘，通阳化瘀止痛。

处方：

杏仁 10g　冬瓜仁 12g　桑白皮 12g　地骨皮 12g　炙百部 12g　鱼腥草 15g　生黄芪 30g　葶苈子 10g　五加皮 3g　云茯苓 30g　三七粉 3g（包煎）　赤芍药 15g　薤白 9g　丹参 15g　川芎 9g　枳壳 10g　红茜草 10g

水煎服，每天 1 剂。效不更方。

二诊：1997 年 3 月 1 日。

守方治疗 3 个月，咳喘减轻，浮肿有退，胸闷痛有缓，咯痰量少，舌红苔腻干，脉沉弱。前方有效，标症不显，原方损益，加天、麦冬各 10g、天花粉 15g 及生、熟地各 10g 以滋阴化痰；苍、白术各 10g 及广、藿佩各 10g、厚朴 10g 以益气化痰湿，加强扶正之力。

三诊：1997 年 5 月 26 日。

诸症显减，舌质红苔薄白，脉复神强，嘱再服 1 个月以资巩固。

评按

本例"肺源性心脏病""冠状动脉粥样硬化性心脏病"属中医学"肺胀""胸痹"范畴,《灵枢·胀论》篇说:"肺胀者,虚满而咳喘。"《诸病源候论·咳逆短气候》曰:"肺虚为微寒所伤则咳嗽,嗽则气还于肺间则肺胀。"可见本虚加外感是主要的发病机制。心肺同居上焦,肺与心脉相通,肺气辅佐心脉运行血气,肺虚治节失调,久则病及于心。肺气郁滞,水道不通,脾失健运,水湿不化,肾不蒸腾,津液不归正化而成痰饮,痰停在肺,故见喘咳痰胀之肺胀见症,"痰瘀同源",互结遏胸,闭塞心络,则见胸闷如窒、疼痛彻背之胸痹。饮溢肌肤,流于四肢而见水肿。总之,痰瘀互结是其标,心肺气虚、心阴不足是其本。故治疗以桑白皮、地骨皮、鱼腥草以泻肺清热、止咳平喘;《内经》言:"肺气上逆,急食苦以泻之",杏仁、冬瓜仁、炙百部化痰以平喘;黄芪补脾肺之气,益气化痰瘀且行水消肿,充分利用其多效性;葶苈子泻肺行水;云茯苓、白术、藿香、佩兰健脾胃强中州以生万物,气血阴阳非此不能滋,升降出入舍此不能发,痰浊瘀血密切相关,以此祛痰之源,出痰之因,为"心脾同治"方法;薤白通胸阳、散结滞,行气开痹之功颇佳;桔梗、枳壳一升清阳一降浊阴,配伍极具巧思;丹参、三七、红茜草、川芎、赤芍药活血祛痰,为"痰瘀同治"之法;天麦冬、生熟地、天花粉为滋阴化痰的新思路和方法。本例虽病情复杂,条分缕析,先以攻补兼施以攻为主,以治其标缓其急,后以扶正兼祛邪,意以缓图治其本,使数载顽疾获显效。

咳　嗽

医案 1

刘某，男，27 岁，工人。1981 年 2 月 15 日。

病史：患者胸脘满闷，咳嗽多痰日久，逐渐加重，舌苔白厚腻，脉濡滑。胸透示：心、肺、膈无异常；胃镜示：慢性胃炎。细询知初因暴饮暴食，胃脘胀满，嗳腐吞酸，继则胸脘满闷，咳嗽多痰。

辨证：胃气所伤，其症在肺，其源在胃。

治法：消积导滞，化痰止咳。

处方：

山楂 20g　薏苡仁 20g　神曲 15g　麦芽 15g　茯苓 15g　莱菔子 15g　半夏 12g　杏仁 12g　苍术 12g　陈皮 9g　甘草 6g　川厚朴 12g

服药 3 剂，咳减痰少，胸脘满闷减轻，食增，苔薄微腻，药已中病，上方继进 7 剂，诸症皆除。为巩固疗效，上方易汤为丸，久服缓图，随访 1 年病无复发。

医案 2

汪某，男，51 岁，教师。1991 年 12 月 24 日。

病史：患者咳嗽 9 个月，从无宁日，昼夜均作，时轻时重。气短无力，口干咽燥，近 3 日来鼻塞，头身痛，咳嗽加重，少痰，纳差，便秘。

诊查：望之面黄形瘦，舌暗红干苔白夹黄，闻之不断咳嗽，切脉细弦稍数。

辨证：气阴两伤，兼感新邪，肺气上逆。

治法：扶正祛邪，理肺降逆。

处方：

桑皮、叶各 10g　杏仁 10g　象贝 6g　前胡 6g　豆豉 6g　北沙参 15g　苏子 6g　芦根 20g　桔梗 10g

水煎服，3 剂。

二诊：1991 年 12 月 31 日。患者异常兴奋地说："服第二剂药后，不但咳嗽好了，没想到来治咳嗽，却连 32 年的便秘也治好了。用番泻叶、果导等通便药，越用量越大，便秘却日益严重。"

评按

案 1 诊断为慢性胃炎。咳嗽多痰为积滞成痰所致，治以消积导滞、化痰止咳。方以山楂消食化积，散瘀行滞，尤能消化油腻肉积，麦芽升发脾胃之气而消化食积，更长于消化米面之积，消食和中，神曲专入脾胃，消化食积，健脾助运，导滞之力较胜，三药同用，合称"三仙"，消食导滞之力倍增；茯苓渗湿健脾，薏苡仁健脾利湿，二药配伍，增强健脾祛湿之力，杜绝生痰之源；苍术苦温，性燥主升，最善除湿运脾；厚朴苦温，性燥主降，功偏温中化湿、下气除满，二者合用，苍术燥湿为主，厚朴行气为辅，协同相助，化湿浊、健脾胃，功倍力加；升脾气，降胃气，相得益彰，合为化湿运脾、行气和胃之良剂。《和剂局方》平胃散中以此药对作君臣之用，名为平胃，以求胃气得平之故；半夏功擅燥湿化痰、降逆止呕，陈皮长于理气健脾、燥湿化痰，二药伍用，见于《和剂局方》之二陈汤，燥湿化痰、健脾和胃、理气止呕之功显著；莱菔子辛平行散，质沉而降，归脾胃能消食化积、行气导滞，入肺经能降气化痰，与"三仙"同用，增强消积导滞之力，与苍术、厚朴、半夏、陈皮等药配合，健脾胃、化湿浊、消食积之力更强，燥湿化痰与降气化痰兼备，化痰之力倍增；杏仁苦温质润，功擅降气行痰，为止咳平喘之要药，兼能润肠通便，与化痰诸药伍用，增强行气化痰之力，肺与大肠表里相合，肠道通畅，肺气肃降，有助于化痰止咳；甘草补中益气，又能祛痰止咳、调和药性，寓于诸药之中，共奏消食导滞、化痰止咳之功。

本例系饮食不节伤胃，致胃气不降，上逆犯肺。痰浊从胃滋生，湿浊不化，积聚成痰，上渍于肺，肺气失宣，故咳嗽痰多，痰白而黏，胸脘满闷，食后加重等，均为痰湿内停而气失宣发所致。余细审求源，从治胃着手，使脾胃健而清阳升，肺气宣发通降，诸症悉除。

案 2 系久咳伤肺，属正虚邪实之候，辨证为气阴两伤兼感新邪，故用桑杏汤加减治之。方中北沙参以养阴为主，兼有清补之力，芦根"更善滋养肺阴"（《医学衷中参西录》），两药伍用，既增强滋养肺阴之力，又兼有清补之功；桑叶、豆豉清宣燥热；前胡功能化痰止咳，《本草纲目》谓："其功长于下气……气下则火降，痰亦降矣，所以有推陈致新之绩，为痰气要药。"苏子功能化痰止咳平喘，《本经逢原》谓其"诸香皆燥，唯苏子独润，为虚劳咳嗽之专药。性能下气，故胸膈不利者宜之……消痰顺气之良剂。"二药伍用，化痰下气之力倍增；象贝开泄力强，止咳化痰，长于宣肺，与前胡、苏子配合，增强宣降肺气、止咳化痰之功；杏仁苦温，归肺与大肠经，为肺家要药，具止咳平喘、润肠通便之功，其性辛散，以降为主，长于宣通肺气、润燥下气、滑肠通便。桔梗独入肺经，既升且降，以升为主，功擅宣通肺气，升清降浊，澄源清流，疏通肠胃，《本草求真》曰："桔梗系开提肺气之药，可为诸药舟楫，载之上浮，能引苦泄峻下之剂至于至高之分成功，俾清气既得上升，则浊气自克下降，降气之说理根于是。"二药相合，协同为用，既增强宣降肺气、祛痰止咳之功，又有润肠通便之效。本例患者本治久咳不愈，服药 2 剂后，不仅咳嗽痊愈，此时 32 年之便秘亦愈，实属意外惊喜。余反思再三，偶然之中有必然也。《素问·五脏生成》曰："诸气者，皆属于肺"。肺主一身之气，司呼吸，与大肠相表里。《素问·灵兰秘典论》曰："大肠者，传导之官，变化出焉。"肺与大肠通过经脉互为络属而构成表里相合关系。在生理功能上，主要体现在肺气肃降与大肠传导之间的相互依存关系。由于"肃降"与"传导"能影响脏腑气机，故肺气肃降下行，布散津液，则能促进大肠的传导；大肠传导糟粕下行，亦有利于肺气的肃降。本例患者 32 年之便秘不愈，势必影响肺气宣降功能，故久咳不愈；而久咳伤肺，肺气肃降失调，津液失布，更影响大肠传导糟粕下行，加之久服泻药伤津，则便秘多年不愈。本例可谓一箭双雕之效，系中医整体观念与辨证的有机统一。

咳　血

医案

患者李某，女，29 岁，农民。1989 年 9 月 25 日。

病史：患者反复咳血 10 余年，近半年加重。西医诊断："支气管扩张""右下叶肺不张"。多次服用消炎止血药，效不显。

诊查：咳血量多，其色鲜红，咳嗽咯痰清晨为甚，痰色黄白相兼，质黏稠易咳出，伴有气短懒言，倦怠无力，潮热盗汗，手足心热。望其色，面部萎黄，两颧潮红，目光无神，形体消瘦，舌质暗，苔薄白黄。闻其声，语音、咳声低微。候其脉，寸关沉细数，尺弱。

辨证：肺阴不足。

治法：养阴生津，益肺止血。

处方：

百合 12g　北沙参 15g　元参 15g　川贝母 9g　桔梗 12g　生地 15g　天、麦冬各 9g　枇杷叶 12g　炙甘草 6g 白芍 12g　鱼腥草 15g　当归 12g　凤凰衣 9g　阿胶 9g（冲溶）　仙鹤草 30g

水煎服，7 剂。

二诊：1989 年 10 月 5 日。

诸症同前，咳血未减，气短喘促，倦怠懒言，脉沉细。宗前方加益气补肺之百合 20g、太子参 15g、生黄芪 12g、五味子 6g、三七粉 3g（分冲）、百部 9g。

水煎服，14 剂。

三诊：1989 年 10 月 21 日。

叠进 14 剂，咳血未止，血色紫暗，咳嗽咯痰，胸闷气短憋气，口干咽燥，潮热盗汗，唇青舌暗，边有瘀点，脉沉细数。一派瘀血征象，当以化瘀为先。

治法：化瘀利肺，金水相生。

处方：

三棱 6g　莪术 5g　桃仁 9g　三七粉 3g（分冲）　百合 12g　元参 15g　桔梗 12g　川贝母 9g　生、熟地各 9g　炙甘草 9g　鱼腥草 15g　阿胶珠 9g　功劳叶 15g　太子参 9g

水煎服，7 剂。

四诊：1989 年 10 月 30 日。

药进 7 剂，血止咳轻，微感胸闷气短，口干咽燥，唇红。舌淡暗，苔薄白，拟以补肺纳气、滋阴止咳之剂，调理善后。

随访 1 年，咳血未作。

评按

本例诊断为"支气管扩张""右下叶肺不张"，反复咳血不止，属中医血证范畴。咳嗽咯痰，气短懒言，倦怠无力，潮热盗汗，手足心热，两颧潮红，脉沉细数，证属气阴两虚，选用百合固金汤化裁，以润肺止咳、益气化痰、补肺止血，但药后平平，咳血未止。余冥思之，结合脉症，病属气阴两虚，辨证无误。详究病因，病家咳血，前有焦虑急躁之诱因，致肝失疏泄，肝气郁结，气滞血瘀，肝之血分夹有瘀滞也。故一为止血收敛则血凝留瘀，肺气不畅，瘀浊内生，气短憋气更甚，犯虚虚实实之弊。缪仲淳亦云："治吐血有三诀，宜行血不宜止血。血不循经络者，气逆上壅也，行血则血循经络，不止自止。"

余玩味其方药，以活血化瘀为主，行血以止血。方中三棱长于破血中之气，莪术善于破气中之血。正如《医学衷中参西录》所云："三棱气味俱淡，微有辛意；莪术味微苦，气微香，亦微有辛意，性皆微温，为化瘀血之要药……。若细核二药之区别，化血之力三棱优于莪术，理气之力莪术优于三棱。"二药相须配对，破血祛瘀、行积消积之力更雄；桃仁有破血祛瘀、润燥滑肠之功，其质沉降，长于破脏腑瘀血，益母草辛开苦降，专入血分，能行瘀血，散恶血，生新血，行血而不伤新血，养血而不留瘀滞，两药合用，相辅相助，共奏破瘀血，生新血，破血而不伤血，祛瘀生新之功；三七甘温微苦，为止血化瘀之佳品，且止血而不留瘀。《本草求真》云："三七，世人仅知功能止血住痛，殊不知痛因血瘀而疼作，血因敷散则血止，三七气味苦温，能入血分化其血瘀。"与祛瘀诸药同用，既增强活血化瘀功能，又有止血作用；阿胶为补血止血之良药，又能益肺气、滋肺阴、润肺燥，仙鹤草收敛止血，能敛能涩，行中有收，尤以敛血溢、涩血络、理血滞为其见长，《现代实用中药》说："仙鹤草为强壮性收敛止血剂，兼有强心作用。"二药配对，相辅相助，养血补虚止血之力增强；鱼腥草、功劳叶伍用，增强清热泻火解毒功效；二地、玄参三药组合为用，滋阴清热以凉血；太子参、百合、川贝母三药，相辅相助，益气生津以润肺，养阴化痰以止咳；桔梗既升且降，善于开提肺气，宣胸快膈，祛痰止咳。"可为诸药舟楫，载之上浮，具有引药入肺之功。炙甘草补中益气，祛痰止咳调和药性。两药合用，增强补肺祛痰止咳之力。诸药合用，共奏化瘀止血、滋阴清热、化痰止咳之功，故获显效。

本病属中医血证范畴。血证是人体各个不同部位出血的统称。发病原理为气火逆乱，血不循经，络伤血溢。病理性质有虚实之分，本例患者反复咳血10余年，证属气阴两虚，病属本虚；然又多次服用止血之品，加之前有肝气郁结之因，瘀血之象显现，瘀浊阻滞为其标，故宗急则治标之法获显效，后拟益气养阴固其本，调理善后，故咳血未作。

胁　痛

医案

杨某，女，27岁，农民。1963年5月3日。

病史：昨日进餐后突然左胁下刺痛，不敢深呼吸，不敢动，动则疼痛难忍，入夜痛甚，影响睡眠。末次月经4月底，色黑有血块，伴痛经。

诊查：望之痛苦面容，泪流满面，以手按左胁下，舌暗微紫苔白；闻之断断续续低声呻吟；切脉沉弦。

辨证：气滞血瘀。

治法：理气活血，祛瘀通络。

处方：

降香3g　元胡3g　郁金10g　乌药10g　白芍12g　九香虫3g　苏木15g　沉香面3g（分冲）

水煎服，2剂。

二诊：1963年5月6日。

服药2剂后，胁痛消除，原方继服5剂，水煎服。另以疏肝丸继服，巩固疗效。

评按

胁痛是以一侧或两侧胁肋部分疼痛为主要表现的病症，也是临床比较多见的一种自觉症状。如《灵枢·五邪》说："肝病者，两胁下痛引少腹。"《景岳全书·胁痛》说："胁痛之病本属肝胆二经，以二经之脉皆循胁肋故也。"综上所述，胁痛的病变主要在肝胆。胁痛之辨证当以气血为主。本例证属气滞血瘀。患者左胁下刺痛难忍，入夜痛甚，经色黑有血块，伴痛经，舌暗微紫，属"瘀血"无疑，但既不是瘀血痼疾，又非单纯的肝气郁结。《血证论·吐血》曰："气为血之帅，血随之而运行；……气结则血凝……。"气行则血行，气滞则血瘀，故治宜以理气活血、祛瘀通络为法。方以沉香专于化气降气，《本草经疏》曰："沉香治冷气，逆气，气郁气结，殊为要药。"《本经逢原》曰："专于化气，诸气郁结不伸者宜之。"乌药辛温开道、顺气降逆，九香虫行气止痛，三药组合为用，理气之力倍增；元胡功善活血行气止痛，《本草纲目》谓其"能行血中气滞，故专治一身上下诸痛，用之中的，妙不可言。"郁金既入气分以疏肝解郁，复入血分能活血调经止痛，《本草汇言》谓其"清气化痰，散瘀血之药也。其性轻扬，能散郁滞，顺逆气，……此药能降气，气降则火降，而痰与血亦各循其所安之处而归原矣。"二药相辅相助，增强行气活血、祛瘀通络之功；降香独入肝经，入血分而下气，功擅活血祛瘀、行气止痛，苏木功偏和血活血，《本草纲目》谓其"少用则和血，多用则破血。"有祛瘀通经之功，两药配伍，既增强祛瘀通络之力，又有行气活血止痛之效；白芍养血活血，长于敛阴柔肝、缓急止痛，寓于诸药之中，刚柔相济，具有攻邪不伤正、扶正助祛邪之特点。气滞得通，瘀血得散而痛除。

慢性肝炎

医案

孟某，女，34 岁。1990 年 3 月 13 日。

病史：患慢性肝炎已 3 年，经检查化验，SGPT280 单位，TTT14 单位，TFT（++），肝大 4cm，脾脏正常。

诊查：纳少，食后腹胀闷，打嗝，恶食油腻，胁肋疼痛，口苦不欲饮，心烦急躁，大便不畅，头晕，小便黄，疲乏无力。舌边红苔黄腻，脉沉弦滑。

辨证：肝热气郁，肝瘀，脾胃虚弱。

治法：清肝解郁化瘀，培土抑木。

处方：

当归 12g　生白芍 12g　云苓 24g　生白术 9g　山栀 9g　丹皮 12g　柴胡 9g　炒郁金 9g　鳖甲 30g　胆草 9g　薄荷 9g　鸡内金 6g　茵陈 12g　黄柏 9g　生草 6g

水煎服，14 剂。效不更方，可继服多剂。

二诊：1990 年 5 月 16 日。

守方服用 58 剂，症状确有好转，饮食增加，胁痛止，精神振作。舌苔薄白，脉弦细。SGPT 180 单位，TTT 12 单位，TFT（+）。原方去山栀、胆草、黄柏，加党参、山药。继服 60 剂后，症状消失，肝功能正常，用原方配丸剂服以善后。

评按

慢性肝炎包括慢性迁延性肝炎（简称"慢迁肝"）和慢

性活动性肝炎（简称"慢活肝"）。根据其临床表现，本例归属中医"胁痛"范畴，病为虚实夹杂，证属肝热气郁、肝瘀，兼脾胃虚弱，故治拟清肝解郁化瘀、培土抑木之法。方以茵陈清热利湿、利胆退黄。患者虽无黄疸征象，但舌红苔黄腻、大便不畅、小便黄等，皆为湿热之象，故以茵陈为主，能降 SGPT，降低胆红素，辅以栀子清火除烦，导湿热从小便而出；丹皮善凉血祛瘀，与栀子伍用，重在清泄肝热，正如《本草崇原》所云："盖肝喜散，遇之则劲，宜用栀子以清其气，气清火亦清；肝得辛为补，丹皮之辛，以其性而醒之，是即为补，肝受补，气展而火亦平。"龙胆草清泻肝胆实火，清热燥湿，功专力宏，黄柏清热燥湿，泻火解毒，有抑制乙肝表面抗原作用，二药合用，增强清热燥湿、泻火解毒之功；柴胡辛散，疏肝解郁、调畅气机，升举清阳，郁金为血中之气药，入气分以行气解郁，入血分以凉血破瘀，二药相辅相助，既增强疏肝解郁，调畅气机之功，又有行气活血化瘀之力，且能升举清阳；重用薄荷（9g，常规为 1.5～5g），意在助柴胡疏肝解郁、升举清阳之功；鳖甲滋阴补肾、散结消癥，配三棱、白芍酸收性合，守而不走。二药合用，辛而不过散，酸而不过敛，一开一合，动静相宜，使补血而不滞血，行血而不耗血，养血补血之功最长。此外，当归能和肝而活血止痛，白芍能柔肝而和营止痛。二者相合，尚有养肝柔肝、和血止痛之力。与诸药配伍，刚柔相济，攻补兼施，共奏攻邪不伤正、扶正不碍邪之功；再以四君子健脾益气，更益山药气阴双补，鸡内金消食化积，运脾磨谷，诸药合用，共奏健脾助运、培土抑木之效。

余将此病划分为三个阶段分析：第一阶段是邪气盛而正

气不衰，以祛邪为主，安正辅之；重点是清肝热，调肝气，化瘀畅血，使诸症逐渐好转；方以茵陈栀子柏皮汤、丹栀逍遥散加减，邪去则正复。第二阶段邪退而正伤，以实脾制木为主法，"见肝之病，知肝传脾，当先实脾"，重在运脾，以四君子汤为主，辅以逍遥散，取得显著疗效。第三阶段为病后调理，重在调和肝脾，以逍遥散为主，巩固疗效。

积　聚

医案

袁某，男，45 岁。1980 年 6 月 17 日。

病史：患者自 1979 年年底起出现脘痞腹胀，食少嗳气，呕恶便溏，周身乏力。翌年 2 月继又出现胁肋胀痛，性情躁急，经某医院检查，诊为"乙型肝炎"，肝功检查：SGPT 117 单位，TTT 13 单位，HBSAg 1∶256（＋）。治疗罔效。未找医院治疗。

诊查：望其面晦舌暗，苔白垢腻，问其素体健康，饮酒成癖，切其脉象弦缓，胁下积块（质硬，边光滑，右肋缘下 2cm 处明显可及）。病属中医积证，盖无疑矣。

辨证：酒湿中阻，土壅木郁，不通则通，肝气不疏，血行瘀滞。

治法：行湿化浊，和胃醒脾。

处方：

鲜藿佩各 9g　白蔻仁 6g　旋覆花（包）9g　代赭石 12g

半夏曲 9g　生姜 9g　苍术 9g　炒苡仁 15g　炒扁豆 12g　枇
杷叶 12g

水煎服，3 剂。

二诊：1980 年 6 月 21 日。

上方服 3 剂，腹胀呕恶诸症即减，且食增便调，垢苔减
退。乃于上方去旋覆花、代赭石、枇杷叶诸品，复加柴胡、
枳壳各 9g，白芍、香附各 12g，以疏肝理气。

水煎服，5 剂。

三诊：1980 年 6 月 26 日。

继服上方 5 剂后，除右胁下积块作痛一症外，余症悉
除。病情至此，应主以疏肝活络、消坚磨积之法为治。

处方：

柴胡 9g　赤、白芍各 9g　枳壳 9g　丹参 15g　桃仁 9g
红花 9g　三棱 6g　莪术 5g　元胡粉 3g（分冲）　没药 4g

水煎服，7～14 剂

四诊：1980 年 7 月 14 日。

以上方为基础，稍加进退，酌加牡蛎、皂角刺以软坚，
香附、青皮以利气，党参、炙草以护脾，莱菔子、鸡内金以
消食。

水煎服，7～14 剂，效不更方，可继服。

五诊：1980 年 8 月 20 日。

月余后积块缩小变软，触之已不能及。因鉴于患者劳累
后仍胁下悠悠隐痛，舌暗红，脉细弦，遂改一贯煎加丹参、
元胡以滋阴柔肝、顾护肝体。

继服上方 20 剂后诸症全部消失。肝功检查：SGPT 24
单位，TTT 7 单位，TFT（＋）。

评按

乙型肝炎（简称乙肝）是由乙肝病毒所引起的传染病，是病毒性肝炎（简称肝炎）的一种，以往称"同种血清性肝炎"。本例确诊为"乙肝"，四诊合参，病属中医积证无疑，由于酒湿中阻，土壅木郁，肝气不疏，血行瘀滞所致，故先拟以行湿化浊、和胃醒脾为法治之。方以鲜藿佩增强解暑化湿之力。藿香芳香而不燥烈，温煦而不偏于燥热，功善化湿而醒脾开胃，《药品化义》谓："其气芳香，善行胃气，以此调中……。且香能和合五脏，若脾胃不和，用之助胃进食，有醒脾开胃之功。"《本草正义》谓其"清芬微温，善理中焦。湿浊痰涎，为醒脾开胃、振动清阳妙品。"佩兰气香辛平，其醒脾化湿之力较强，二药相须为用，芳香化浊、清热祛暑、醒脾开胃之功益彰；半夏燥湿和胃，苍术燥湿健脾，二药相辅相助，增强燥湿化浊、健脾和胃之力；炒扁豆善于健脾和中化湿，炒薏苡仁偏于健脾渗湿，白蔻仁芳香而气清，化湿行气，温中止呕，三药组合配伍，既增强健脾化湿之力，又有和中止呕之功；旋覆花、代赭石配伍应用，出自《伤寒论》旋覆代赭汤。旋覆花性善下降，能入脾胃，善于降胃气而止呕噫，《本草汇言》谓其"消痰逐水，利气下行之药也。……大抵此剂微咸以软坚散痞硬，性利以下气行痰水，实消伐之药也。"代赭石质重沉降，尤以降逆为专长，《医学衷中参西录》曰："其质重坠，善镇逆气，降痰涎，止呕吐，通燥结。"二药相须为用，共奏降肝胃气逆、下气消痰之功。枇杷叶性苦平，有和胃降逆之功，《本草纲目》谓其："治肺胃之病，大都取其下气之功耳。"与诸药合用，以增强和胃降逆作用。

二诊之后，腹胀呕恶诸症即减，唯右胁下积块作痛，故原方去旋覆花、代赭石、枇杷叶诸品，改拟疏肝活络、消坚磨积之法为治。方以柴胡、香附、枳壳三药组合，疏肝理气，调畅气机，行气活血；三棱、莪术相须为用，增强破血祛瘀、行气消积止痛之功；桃仁、红花相须配对，祛瘀生新之力增强；丹参专入血分，清而兼补，活血祛瘀作用广泛，有抗肝纤维化作用，能降低 TTT。《本草正义》谓其"专入血分，其功在于活血行血，内之达脏腑而化瘀滞，故积聚消而癥瘕破……。"《本草汇言》谓其"善治血分，去滞生新……"元胡功善止痛，诚活血行气止痛之良药也。没药偏入血分，长于活血散瘀止痛。三药组合为用，增强活血祛瘀、行气止痛之效；赤、白芍为伍，有养血活血、柔肝止痛之功；皂刺性锐，长于攻坚，牡蛎滋阴潜阳，善于软坚散结，二药配对，刚柔相济，增强软坚散结之力；党参补中而健脾，为补脾益气之要药，有改善肝脏蛋白代谢功能，配炙甘草以增强补中益气之功；莱菔子消食化积、降气化痰，鸡内金健脾消食，善消食磨积，二药相辅相成，增强消食化积之力。五诊后，积块已消，唯胁下隐痛，遇劳而作，乃阴虚胁痛之证，故以一贯煎为主，滋阴柔肝，顾护肝体，辅以丹参祛瘀生新，清而兼补，元胡活血行气止痛，助川楝子疏肝理气之力，服上方 20 余剂后诸症悉除。综观本例的治疗，大致可分为三步：一是行湿化浊、醒脾和胃，以治瘀浊之源；二是疏肝活络、软坚散结，以消癥化积；三是扶土抑木以护脾，滋阴柔肝以保肝。《难经·七十七难》曰："见肝之病，则知肝当传之于脾，故先实其脾气。"肝为阴中之阳脏，体阴而用阳，喜柔而恶刚，故柔肝保肝、调和肝脾，以理善后，实为治疗肝病之大法。

肝硬化腹水

医案

张某，女，70 岁。1984 年 2 月 8 日。

病史：患肝硬化腹水半年余。曾于 1983 年 10 月 28 日做检查，结果：①肝右叶不排除占位性病变。②进一步检查胆道系统。③动态观察。经中西医治疗效果不显，于 1984 年 2 月 8 日来我院求治。

诊查：患者慢性病容，消瘦无力，腹部胀大，腹围 86cm，双下肢浮肿过膝，可凹性（Ⅲ度），体弱畏风寒，食欲差，睡眠差，手足凉，暮后发热至夜半回复，经常在 37.8～38.2℃，大便干燥，五六日一行，小便短赤，周身皮疹痒甚，有脱屑及抓痕，舌质暗红，苔白腻，脉滑细，两尺尤弱。

辨证：阳虚，气血瘀滞不行。

治法：温阳行水，活血化瘀。

处方：

茯苓 30g　白术 15g　白芍 12g　附子 6g　三棱 6g　地肤子 30g　龙葵 15g　黄芪 18g　茜草 12g　人工牛黄 1g（分冲）　萆薢 12g　羚羊角粉 0.8g（分冲）

水煎服，14 剂，效验可继服多剂。

二诊：1984 年 3 月 12 日。

此方连续服用 30 剂后，浮肿渐消，全身刺痒亦止，唯午后仍觉发热，食纳仍少，夜眠差，余症同前，腹围 84cm。患者于服药 2 周后又经 B 超探查肝、胆、胰、脾。肝脏外形略小，被膜回声呈细波纹状，左叶大小约 5.1cm×5.7cm，边缘变钝，正常角度变大，右叶厚 12.3cm，肝内回声呈点状增强，并有大小不等的结节回声，门脉直径 1.1cm，血管反射回声减弱，肝静脉变细。胆囊呈梨形，正常大小，壁呈双边，毛糙。脾厚 3.5cm，胰形态大小正常。腹水，平卧可见无回声暗区，直径 4.2cm（位于肝后间隙）。提示：①肝硬化，②腹水（中等量）。

根据患者现状，仍宗前法，方药稍有变动。

处方：

茯苓 30g　白术 15g　附子 6g　生姜 6g　大腹皮 9g　桑白皮 9g　地骨皮 9g　木瓜 12g　木香 9g　草蔻 6g　厚朴 6g　龙葵 15g　莪术 6g　益母草 15g

另：西洋参 15g，每取少量沏水代茶饮。

水煎服，7～14 剂。效不更方，可继服。

三诊：1984 年 4 月 12 日。

上方连续服用 28 剂，症状明显改善，畏风寒已减，四肢转温，两胁痞块已较前变软，小腹肿胀变软有消意，腹围 80cm，睡时以卧位较舒适，左侧不能卧，纳仍呆，腿肿见消，下肢皮色显黑紫，触之时热，气短，乏力，健忘，午后发热（37.5～38.5℃），腹部时痛，夜寐差，二便调，舌质暗红，光滑少苔，脉沉细小弦。拟益气养阴、清热软坚消肿，兼养心安神。

处方：

青蒿 15g　炮山甲 9g　地骨皮 12g　炙鳖甲 24g　远志 9g　银柴胡 12g　西洋参 6g　莪术 6g　三棱 6g　益母草

15g　仙鹤草 30g　菖蒲 9g　乌药 9g　天、麦冬各 9g　琥珀粉 3g（分冲）

水煎服，14 剂，效不更方，可继服多剂。

四诊：1984 年 5 月 31 日。

上分连续服用 48 剂后，腹部痛止，腹胀减轻，腹围 75cm，体温 37.5℃（午后 3～9 点），晚 10 点后体温正常。饮食稍增，夜寐较前好转，仍有神疲、乏力、咽干，大便调，舌光暗少苔，脉沉细弦。拟益气养阴、健脾开胃、清虚热法。

处方：

生黄芪 18g　当归 15g　太子参 30g　天花粉 15g　天、麦冬各 9g　银柴胡 12g　地骨皮 12g　炙鳖甲 18g　石斛 12g　芦根 12g　鸡内金 6g　竹叶 6g　枳壳 6g　厚朴 6g

水煎服，14 剂，效不更方，可继服多剂。

另：西洋参 20g，每用少量，沏水代茶饮。

1984 年 8 月 3 日化验回报：蛋白电泳：总蛋白 50.5g，白蛋白 19.7g，γ 球蛋白 29.8g。火箭电泳 25mg/ml，血色素 9.3g/dl，白细胞 5300/mm^3，血小板 5.5 万/mm^3。

五诊：1984 年 8 月 8 日。

上方连续服 60 剂（随症稍有变动），腹部胀大明显减轻，变软，腹围 72cm，有时仍有不适感，食纳增多，每日可进食 4 两，精神较前好转，仍有乏力、腰酸腿软，夜寐尚可，大便干，四五日一行。舌暗红，微有薄白苔，脉沉虚弦。拟益气养阴、消癥利水。

处方：

太子参 30g　炙黄芪 20g　炙鳖甲 18g　地骨皮 15g　白薇 15g　红花 15g　枳实 10g　川军 6g（后下，如大便通畅则停用）　益母草 20g　当归 15g　石斛 10g　玄参 15g　大

腹皮 6g

水煎服，14 剂，效不更方，可继服。

1984 年 8 月 16 日 B 超回报：肝硬化，门静脉稍粗，脾大，腹水较前明显好转。

六诊：1984 年 9 月 14 日。

服上方 30 剂后，腹部胀满减轻，腹围 70cm，自觉腹中硬满不适，午后发烧已退。大便不畅，两日一行，量少，小便量亦少，口渴，但不欲多饮，晨起咳吐粘稠痰，量不多，下腹部可触及胎头大小之肿块，中等硬度，边缘清楚，脉弦小滑，舌质暗红，有薄白苔。拟益气养胃、软坚消癥。

处方：

三棱 6g　莪术 6g　香附 9g　益母草 15g　山慈菇 9g　土贝母 9g　浙贝母 9g　龙葵 15g　石见穿 9g　火麻仁 15g　元胡粉 6g　鸡内金 9g　莱菔子 12g　连翘 12g

水煎服，14 剂。

另：犀黄丸 30g，每日 1 次，每次 1g。

又罂粟壳 6g、元胡索 6g 研末分服。

外用：阿魏化痞膏 2 帖，生甘遂末 0.5g，生大黄末 0.8g；敷膏药上贴脐，一周更换一次。

七诊：1984 年 9 月 27 日。

上方服用 14 剂，患者仍以大便难为苦，恒五六日一行，状如羊屎，脘部不痛，食纳减少，每日二三两，小便畅，舌质红绛略瘦，少苔，稍有裂纹，脉弦细。治以滋阴养血、润燥通腑、软坚散结。

处方：

石斛 15g　花粉 15g　生地 15g　北沙参 15g　天冬 10g　瓜蒌 18g　枳壳 9g　生牡蛎 20g　浙贝母 10g　元参 15g　三

棱 6g 莪术 5g 桃仁 12g

水煎服，14 剂，效不更方，可继服多剂。

八诊：1984 年 10 月 27 日。

上方服用 30 剂后大便通畅，仍气短，走路时自觉乏力，目干涩而觉疲倦，每日至暮腹部胀气，晨起痰中带血丝，双下肢及面部有时微肿，食纳增加，夜寐稍差。拟益气养阴清金、和胃消胀之法。

处方：

黄芪 18g 黄芩 9g 地骨皮 12g 女贞子 12g 射干 6g 汉防己 12g 桑皮 12g 沙苑子 10g 苡仁 30g 龙葵 15g 茯苓 30g 芦根 15g 枸杞子 15g 大腹皮 10g

另：西洋参 15g，每日 2g，沏水代茶饮；犀黄丸 30g，每服 1g，每日 2 次。

水煎服，14 剂，效不更方，可继服多剂。

九诊：1984 年 12 月 27 日。

上方服用 50 剂，局部肿块见软见小，痰中仍有血丝，精神好转，但仍无力，口干不欲饮，食纳增加，每日四五两，大便略干，二三日一行，舌质暗，有瘀斑，少苔，脉弦。拟软坚散结、益气养阴之法。

处方：

生牡蛎 24g 玄参 15g 浙贝母 10g 黄芪 18g 百合 12g 乌药 10g 炙鳖甲 18g 山慈菇 9g 夏枯草 12g 当归 15g 肉苁蓉 30g 仙鹤草 30g 北沙参 15g

另：西洋参 15g，每取少量，沏水代茶饮；犀黄丸 30g，每次 1g，每日 2 次；贞芪扶正冲剂，每服 1 袋，每日 2 次。

连续服用 42 剂，症状明显好转。

1985 年 3 月 25 日复查 B 超提示：①肝内病变及门静脉

高压表现明显好转;②上腹部正中囊性肿物性质待定;③右侧胸水减少。

1985年3月21日化验回报:血小板11.1万/mm³,血色素11.5g/dl,白细胞6600/mm³,蛋白电泳:总蛋白7.4g,白蛋白3.6g,球蛋白3.8g。

评按

本例诊断为"肝硬化腹水",属中医臌胀范畴。患者年已七旬,由于肝病迁延日久,导致肝、脾、肾三脏受病,气、血、水等瘀积腹内,以致腹部日渐胀大而成臌胀矣。肝为藏血之脏,主疏泄,喜条达而恶抑郁,因患肝病后,肝失疏泄,气机不利,则血液运行不畅,致脉络郁阻而累及肝体;肝气郁结,肝气横逆,脾胃受制,则运行失常,水湿停留与血瘀互结,日久不化,痞塞中焦,肝脾同病,久而渐侵入肾,以致气、血、水三者互相牵连为患,则三脏俱病而成臌胀。此正如《医门法律·胀病论》所说:"胀病亦不外水里、气结、血瘀。"病延稍久,肝脾日虚,进而累及肾脏亦虚,肾阳不足,无以温养脾阳,肾阴亏虚,肝本亦少滋荣而使肝脾益惫,虚者愈虚。另外,肾及膀胱互为表里,肾阳虚则膀胱气化不利,水浊血瘀壅结更甚,故实者更实,久病虚实寒热错杂,病情危重。

患者初诊以肾阳虚为主,故治以温阳利水为主,佐以活血化瘀等法,用真武汤加减。方以附子大辛大热温肾阳、祛寒水,使水有所主,配生姜辛温发散,温中和胃,走而不守,是于主水之中寓散水之意,使水湿之邪内从小便而出,外从肌表而散;白术、茯苓健脾益气、渗湿利水,使水有所制;黄芪补气升阳行水,茯苓渗湿健脾,增强益气利水之力;白芍酸寒而柔润,主入肝经,功专养血柔肝,能敛肝气、护肝阴、养肝血而令气不妄行；白术主入脾经，功专健脾燥湿，益脾气助脾阳以运之，以促气血生化之源，二药合用，阴阳相合，刚柔相济，具有柔肝健脾之功；白芍配附子，尚可监制附子大辛大热之性，敛阴和阳，使阴阳互根；萆薢利湿祛浊，地肤子清热利尿，祛湿止痒，二药伍用，既增强除湿利尿之功，又有止痒之效；益母草活血利水，《本草汇言》谓其"行血养血，行血而不伤新血，养血而不滞瘀血，诚为血家之圣药也"。《本草求真》谓其"消水行血，去瘀生新……"龙葵清热解毒、利水抗癌，二药配伍，既有活血利水之功，又有既病防变之意；三棱、莪术均可破血祛瘀、行气消积，具有抗肝纤维化作用；茜草化瘀止血，以防破瘀太过，西洋参益气养阴利以防利水伤阴，监制诸药，祛邪扶正兼顾；大腹皮行气利水，桑白皮泻肺行水，地骨皮善退虚热，又能入血分而凉血止血，三药组合为用，既增强利水之力，又具有清热而不伤阴、利水而兼护阴液之特点。服真武汤加减60剂，症状明显好转，畏风寒已减，四肢转温，腹水渐消，腿肿已消，但虚热偏胜。三诊改拟益气养阴清热、软坚散结，兼养心安神诸法，以青蒿鳖甲汤加减。方中青蒿气味芬芳，入肝胆二经，既能退虚热、泄热透热，为凉血退热之良药，又能升发舒脾，芳香透络，引邪外出。鳖甲咸寒，直入阴分，入肝脾二经，有滋阴潜阳、软坚散结之功，能抗肝纤维化。二药伍用，相辅相助，青蒿得鳖甲可潜入阴分，以清伏邪；鳖甲得青蒿可引阴分之邪达于肌表，共奏透热而不伤阴、养阴而不恋邪之效；炮山甲咸而微寒，性善走窜，善活血通经、消肿软坚，为消癥积之良药，《医学衷中参西录》谓："其走窜之性，无微不至，故能宣通脏腑，贯彻经络，透达关窍，凡血凝血聚为病，皆能开之。"与鳖甲、三棱、莪术等药同用，增强活血祛瘀、软坚散结之功，具有抗肝纤维化作用；天、麦冬相须为用，滋阴清热之力倍增；银柴胡善退虚热、除骨蒸，与鳖甲为伍，清补结合，清中寓补，补中寓清，清退虚热之功显著；同二冬配合，增强滋阴清热、退虚热之力。服用40剂，虚热大减。四诊仍宗前法，增健脾开胃之品，因脾胃为后天之本，气血生化之源，病邪渐退，兼顾脾胃，培补中焦，以达到扶正祛邪之目的，亦是"见肝之病，知肝传脾，当先实脾"之意。方以黄芪伍当归，补气生血；太子参、西洋参等益气养阴。上方连服2个月，腹胀明显消退，食纳亦增，精神好转，仍以扶正祛邪、益气养阴、软坚消癥利水为主，采用先补后攻、攻补兼施等法，终使患者转危为安。

臌胀是指腹部胀大如鼓而言，系属重症，前人将臌胀列为风、痨、臌、膈四大疑难重症之一，说明本病在治疗上较为艰难。本例遵循《素问·六元正纪大论》"衰其大半而止"的原则，辨证用药得当，扶正祛邪兼施，重视调理善后，在药物治疗的同时，嘱咐患者注意生活调摄，预防感冒，低盐饮食，安心静养，如清·沈金鳌《沈氏尊生书·肿胀源流》所说："先令却盐味，厚衣衾，断妄想，禁忿怒。"防止正虚邪袭，发生他变，至关重要。

急性胆囊炎

医案

时某，女，51岁，工人。1988年6月13日。

病史：半月前曾在北京某医院诊断为"急性胆囊炎"，拒绝手术治疗，拟请中医诊治。

诊查：右上腹肋部阵发性疼痛，发作时呕恶、汗出、面青黄，大便润，小便黄，食少腹胀，舌苔黄腻，边红有剥脱，脉弦数。

辨证：肝胆郁滞，久而化热。

治法：疏肝利胆清热。

处方：

金银花15g　连翘10g　蚤休9g　金钱草45g　生内金9g　柴胡12g　郁金12g　菖蒲9g　白芍12g　灵脂9g　没药3g

水煎服，14剂。

二诊：1988年6月29日。

痛缓，口苦消失，饮食、睡眠尚可，二便调。脉弦，舌苔退。遵前法再进。

处方：

柴胡10g　白芍12g　金钱草30g　白花蛇舌草15g　黄芩9g　半夏9g　茯苓12g　龙胆草9g　生内金9g　香附9g　益母草15g　没药4g　白术15g

水煎服，7剂。

三诊：1988年7月8日。

病情好转，时有微痛。舌淡，脉弦缓。以消炎利胆丸调治。

处方：

柴胡15g　白芍20g　郁金15g　金钱草30g　菖蒲9g　白术12g　香附15g　内金6g　白花蛇舌草30g　蚤休9g　黄芩9g　茯苓24g　连翘12g

加大一倍量，共研细末为蜜丸，每次6g，日3次。

经随访病愈，又以该方二料续服善后。

评按

急性胆囊炎有结石所致的，也有非结石所致的，但前者占大多数，80%以上的胆囊炎是由胆石症引起的。胆石症与胆囊炎彼此互为因果。《伤寒论》中的"结胸发黄"以及胆胀、胁痛、黄疸、肝胃气痛等多与本病相似。

胆为"中清之腑"，附于肝，与肝相表里，输胆汁而不传化水谷，其机能以通降下行为顺。凡精神因素（如情志忧郁）、饮食不节（如过食油腻）、寒温不适或虫积（如蛔虫上扰）等因素均可引起气血运行不畅，进而郁积肝胆和脾胃，运化失常而致湿热瘀结中焦，继而影响肝的疏泄和胆的中清、通降而发病。本病证属肝胆郁滞、久蕴化热，湿热壅阻影响肝胆的疏泄通降功能。治以疏利肝胆、活血散结、消炎清火为法。方中金钱草性味甘淡而凉，功能清热利水通淋，尤善化坚排石，且能退除黄疸，有既病防变之功，郁金疏肝解郁、活血止痛、利胆退黄，二药相辅相助，增强疏利肝胆、清热利湿之力，又能疏利胆道、化坚排石、退除黄疸，有既病防变之效；生内金功善化坚消石、运脾磨谷，与金钱草伍用，增强化坚排石之功；银花配连翘，清热解毒之力倍增，既能透热解表，又能清解里热，还能推动气血，宣导十二经脉之气滞血凝，以消肿散结止痛；没药苦泄力强，行瘀散血，活血止痛，独擅其长，五灵脂功专活血散瘀止痛，二药相须为用，活血止痛之力倍增；蚤休、白花蛇舌草伍用，增强清热解毒消痈之力，尚有利水通淋之功；柴胡既能疏肝理气，又能升举清阳，长于疏散少阳半表半里之邪，黄芩清泄胆热，二药相辅相助，共奏疏肝利胆清热之功；半夏功擅燥湿化痰，和胃降逆，消痞散结；白术长于健脾燥湿，茯苓偏于渗湿健脾，三药组合为用，增强化痰散结、健脾利湿之力，又有和胃降逆之功；白芍酸收，敛肝和营，使阴血归经，柴胡辛散，疏肝利胆，调畅气机，使阳气升发。二药合用，一收一散，一血一气，疏肝之中兼敛肝，升阳之中兼敛阴，补肝体而和肝用，使肝气条达，肝血得补，疏柔相济，动静结合，正符合肝体阴而用阳之旨，刚柔相济之性。

胆为"中清之腑"，如长期湿热不化，可出现黄疸；胆液凝结，久经煎熬，可形成结石。本例宗"未病先防，既病防变"之意，辨证与辨病结合，以汤剂为主疏利肝胆，清热攻其邪，攻补兼施，以攻为主，刚柔相济，动静结合；以消炎利胆丸（中成药）调治善后，预防复发，以巩固疗效。

水　肿

医案 1

单某，男，61 岁，干部。1981 年 10 月 10 日。

患者素有高血压病史，双下肢浮肿已 1 年余，胃胀满时痛，纳差，舌淡红嫩，苔薄白，脉弦细。

辨证：脾肾两虚之水肿。

治法：健脾益气，温肾利水。

处方：防己茯苓汤加味。

汉防己 15g　茯苓 30g　黄芪 18g　桂枝 10g　芡实 10g　茜草 10g　仙灵脾 9g　白茅根 9g　益母草 9g

水煎服，7 剂。

二诊：1981 年 10 月 18 日。

服上药 7 剂，双下肢浮肿已消，胃胀痛亦除，唯下肢时有抽搐，舌脉同前。上方加养血柔肝之当归、丹参、木瓜各 10g，继服 5 剂以善后。

医案 2

高某，男，52 岁，工人。1982 年 3 月 29 日。

患者四肢浮肿半年，心下痞满，面色黧黑，小便不利，舌质红，苔腻，脉沉紧。在当地医院未查明原因，服中西药效不显，遂来求治。

观其脉症，乃膈间支饮，投以木防己加茯苓芒硝汤化裁。

处方：

汉防己 15g　茯苓 30g　黄芪 18g　桂枝 10g　芡实 10g　党参 10g　芒硝 10g（分冲）　白茅根 30g

水煎服，5 剂。

二诊：1982 年 4 月 6 日。

服上药 5 剂，浮肿明显减轻，心下痞满稍减，双下肢午后微肿，小便利。上方减芒硝、党参，加陈皮、大腹皮各 10g，继服 5 剂。

1982 年 4 月 21 日，患者来告，诸症均除。

医案 3

李某，男，45 岁，教师。1983 年 12 月 24 日。

患者既往有肾病史，尿蛋白（+++）。现眼睑、四肢浮肿，按之凹陷，午后为甚，伴出汗不止，身重恶风，易于感冒，纳食不香，胸闷气短，舌淡嫩，苔白，脉沉细。

辨证：脾气虚弱，卫表不固之风水。

治法：健脾益气，固表利湿，以防己黄芪汤化裁。

处方：

汉防己 12g　黄芪 18g　白术 10g　淮山药 10g　芡实 10g　生姜 6g　白茅根 15g　益母草 15g　甘草 6g

水煎服，7 剂。效不更方，可继服。

二诊：1984 年 2 月 8 日。

服上方 20 剂，浮肿已消，汗亦少，恶风减轻，纳可，仍胸闷。查：尿蛋白（＋）。舌淡红，苔薄白。上方加枳壳、茜草各 10g，继服 14 剂，效不更方。

三诊：1984 年 3 月 11 日。

又服上方 20 余剂，诸症皆除，查：尿蛋白（±）。

处方：

汉防己 12g　黄芪 18g　白术 10g　淮山药 10g　芡实 10g　生姜 6g　益母草 15g　川断 10g　甘草 6g　阿胶 10g（烊化）　白茅根 15g

水煎服，14 剂。效不更方，可继服多剂。

四诊：1984 年 4 月 4 日。

上方服 20 余剂，诸症再未复作，查：尿蛋白（－）。继服上方，巩固疗效。

评按

水肿是指体内水液潴留，泛溢肌肤，引起头面、目窠、四肢、腹部，甚至全身浮肿的一种病症。从西医学来说，水肿仅是多种疾病所产生的一种症状，如心脏性水肿肾脏性水肿、营养不良性水肿以及功能性水肿等，均可归属中医"水肿"范畴。

本病在《内经》中称"水"。《素问·平人气象论》曰：

"目裹微肿如卧蚕起之状，曰水"。"面肿曰风，足胫肿曰水。"《素问·水热穴论》曰："上下溢于皮肤，故为胕肿。胕肿者，聚水而生病也。"《灵枢·水胀》曰："水始起也，目窠上微肿，如新卧起之状，其颈脉动，时咳，阴股间寒，足胫肿，腹乃大，其水已成矣。"《内经》将水肿分为风、石、肾三水；《金匮》称为"水气"，将水肿分为风、皮、正、石四水及心、肝、脾、肺、肾五脏水；《丹溪心法》将水肿分阴、阳二水，验之临床，更切实用。

《金匮》防己剂有防己茯苓汤、防己黄芪汤、木防己汤、木防己去石膏加茯苓芒硝汤、防己椒目葶苈大黄汤5首方剂。散见于《金匮》痰饮、水气、中风历节等篇，是一组治疗水肿很有效的方剂。

案1辨证为脾肾两虚之水肿，治拟健脾益气、温肾利水之法，以防己茯苓汤加味治之。《金匮要略·水气病脉证并治》曰："皮水为病，四肢肿，水气在皮肤中，四肢聂聂动者，防己茯苓汤主之。"此方是治疗皮水阳虚之证，具有健脾益气、温阳利水之功。方以黄芪健脾益气、利水退肿，重在升阳行水。防己有木、汉之分，汉防己偏于利水除湿，木防己偏于祛风定痛。现代药理研究认为，应用小剂量汉防己可使尿量明显增加，有降低血压、抗炎、抗过敏等作用。《本草求真》曰："防己辛苦大寒，性险而健，善走下行，长于除湿、通窍、利道，能泻下焦血分湿热，及疗风水要药……"《名医别录》谓其"疗水肿，风肿，去膀胱热，……通腠理，利九窍。"黄芪以升为主，汉防己以降为要，二者相使配对，共奏益气利水消肿之功；茯苓甘淡，渗湿健脾，重在通利水道、渗泄水湿，与黄芪配伍，健脾益气、利水消肿之力增强；桂枝通阳化气，仙灵脾温肾壮阳、二药合用，增强温肾通阳，化气行水之功；此方加入芡实补益脾肾，增其化湿利水之力，且可防其利水伤阴之弊。本方不仅是治疗水肿之良方，同时亦有明显消除蛋白尿的作用。

案2为膈间支饮之水肿，《金匮要略·痰饮咳嗽病脉证并治》曰："膈间支饮，其人喘满，心下痞坚，面色黧黑，其脉沉紧……木防己汤主之，虚者即愈，实者三日复发，复与不愈者，宜木防己汤去石膏加茯苓芒硝汤主之。"两方皆治膈间支饮，唯木防己汤偏治膈间支饮兼虚而有热者；木防己去石膏加茯苓芒硝汤偏治膈间支饮心下痞坚者。案2当属后者，方以木防己加茯苓芒硝汤化裁治之。方中黄芪升阳行水，配党参以增强健脾益气、升阳行水之力；汉防己除湿散饮、茯苓健脾渗湿，二者同用，增强除湿化饮、利水消肿之功；桂枝通阳化气，芡实补益脾肾，增强化气行水之力；芒硝有峻开坚结之功，《名医别录》谓其"主五脏积聚，久热胃闭，除邪气，破留血，腹中痰实结搏，通经脉，利大小便及月水，破五淋，推陈致新"。本例具有攻邪不伤正、利水不伤阴、邪正兼顾之特点。

案3系脾气虚弱，卫表不固之风水，故治以健脾益气、固表利湿之法，方以防己黄芪汤化裁治之。《金匮要略·水气病脉证并治》曰："风水，脉浮身重，汗出恶风者，防己黄芪汤主之。"方中重用黄芪益气固表、升阳行水，汉防己祛风利水、除湿止痛，与黄芪配伍，增强利水之功，使利水而不伤正；白术健脾燥湿而偏于补脾阳，山药健脾益气而长于补脾阴，二者伍用，刚柔相济，阴阳相合，既助汉防己祛湿，又助黄芪固表，且有除湿而不伤阴之功；芡实、川断配伍，增强补益脾肾之力；阿胶补血养阴，益母草活血利尿，二者合用，具有补血活血、利水而不伤阴之效；生姜调和营卫，甘草培土和中，与诸药配伍，共奏健脾益气、固表利湿之功，使脾气健，表气固，水湿去，营卫和，汗出恶风、水肿诸症自解。

《素问·水热穴论》曰："肾者，至阴也，至阴者，盛水也，肺者，太阴也，少阴者，冬脉也，故其本在肾，其末在肺，皆积水也。"《景岳全书·肿胀》谓："凡水肿等证，乃肺脾肾三脏相干之病。盖水为至阴，故其本在肾；水化于气，故其标在肺；水惟畏土，故其制在脾。"充分说明了人体水液之运行依靠肺气之通调、脾气之转输、肾气之开合以及三焦之决渎、膀胱之气化而共同完成。脾为中州拦坝，运化水湿，喜燥恶湿，水湿为患，易困脾阳，临床上水肿以脾虚多见或每兼脾虚。其治则亦不外《素问·汤液醪醴论》的"开鬼门，洁净府"，"去宛陈莝"，《金匮》的"诸有水者，腰以下肿，当利小便；腰以上肿，当发汗乃愈"，以及后世的健脾温肾之法。余治水肿重视培土制水、健脾益气之法，其他治法则兼而用之，喜用《金匮》防己剂（均用汉防己，重在利水除湿，而不用木防己）治疗水肿，若方证相合，药量恰当，确奏奇效；若不相符，变通化裁，亦每获良效。其中奥趣，难以尽言。

多发性神经炎、多发性肌炎

医案

黄某，女，42岁，工人。2003年2月25日。

病史：2002年10月前出现低热，关节肿，足胫肿胀尤甚，心慌，查：血沉86mm/h，神经科诊断为"多发性神经炎、多发性肌炎"，服用激素后身体明显发胖，肿胀加重，遂来求治。

诊查：身体肥胖，腿胀，足胫肿胀尤重，全身浮肿，肌紧痛，手干裂，失眠，心悸，舌淡红胖大质嫩，脉沉细弦。

辨证：气虚血瘀，湿邪阻络。

治法：益气养血通络，健脾化湿消胀。

处方：

生黄芪30g　茯苓30g　白术15g　乳香3g　汉防己15g　苡仁30g　木香10g　没药3g　仙鹤草30g　当归15g　怀牛膝15g　木瓜15g　苍术15g　白芍15g　厚朴10g　黄柏10g

水煎服，7剂。

二诊：2003年3月3日。

药后脚肿见轻，阴雨天关节疼痛，腿沉重，久行踝痛，多梦，舌淡红胖大，脉沉细弦。仍宗上法，健脾益气，活血消肿，行气化湿。

处方：

生黄芪30g　党参12g　大腹皮10g　汉防己15g　焦槟榔12g　白术15g　生苡仁30g　茯苓30g　忍冬藤15g　益母草15g　苍术15g　炙乳没各3g

水煎服，7剂。

三诊：2003年3月12日。

药后脚肿渐消，肌肉稍松，手胀，腿沉，舌淡红，脉沉细。拟健脾益气，祛湿通络。

处方：生黄芪30g　党参12g　泽泻15g　汉防己15g　茯苓30g　当归15g　苍、白术各10g　苡仁30g　白芍15g　鸡血藤25g　炙草10g　炙乳没各3g

水煎服，7剂。效不更方，可继服多剂。

四诊：2003年3月28日。

上方服14剂后，肌肉明显轻松，浮肿消失，多梦，阴雨天关节仍不适，舌淡红，脉沉细。拟益气养血安神，祛湿活血通络。

处方：

生黄芪30g　夜交藤30g　炙乳没各3g　汉防己15g　合欢皮10g　青风藤30g　鸡血藤25g　生苡仁30g　海风藤15g　炒枣仁15g　伸筋草15g　忍冬藤15g

水煎服，14剂。效不更方，可继服多剂，以巩固疗效。

评按

本例诊断为"多发性神经炎、多发性肌炎"，患者以全身浮肿，下肢肿胀尤重为主症，应归属中医"肿胀""水肿"范畴。《素问·至真要大论》曰："诸湿肿满，皆属于脾。"肿满的原因是多方面的，而且多与肺、脾、肾等脏有关，但因湿邪所致者则多属于脾。其病机多由于"膏粱太过，则脾气壅而湿热内生，藜藿不充，则脾气弱而运行失职，亦足以发生水肿"（《病机临症分析》）。本例辨证为气虚血瘀、湿邪阻络，证属本虚标实，故治宜以益气养血通络、健脾化湿消胀为法。方以生黄芪益气升阳行水，汉防己利水除湿消肿，二药相合，一补一泻，一升一降，既增强益气利水消肿之功，又有祛风除湿之效；白术健脾燥湿，茯苓渗湿健脾，二药伍用，相辅相助，增强健脾化湿之力；苡仁以健脾利湿、舒筋除痹为其所长，木瓜能化湿和胃、舒筋活络，二药配对，既增强祛湿之功，又有舒筋除痹之力；木香以温中助运、行气消胀为其长，厚朴以下气降逆、消胀除满为其要，二药相须为用，行气化湿、消胀除满之力倍增；苍术、黄柏伍用，名曰"二妙散"（《丹溪心法》），二者相使相制，并走于下，清热燥湿之功尤著；牛膝祛瘀通经、利水通淋、引血下行、补肝肾、壮筋骨，苡仁健脾利湿、舒筋除痹，二药伍用，既有祛瘀通经利水之功，又有补肝肾、壮筋骨、健脾除痹之效，二药与"二妙散"合称"四妙丸"，主治湿热痿痹（《成方便读》）；炙乳没合用，气血并治，《本草纲目》云："乳香活血，没药散血，皆能止痛，消肿，生肌，故二药每每相兼而用。"《医学衷中参西录》曰："乳香、没药，二药并用，为宣通脏腑，流通经络之要药。"仙鹤草强壮补虚，当归养血行血，白芍补血养阴，三药组合为用，寓于诸药之中，增益气养血通络之功效；大腹皮行气宽中，利水消肿，焦槟榔行气导滞、利水消肿，二者伍用，行气消胀利水之力倍增；益母草活血利水、祛瘀生新，忍冬藤清热解毒、活血利痹，二药配对，既有活血利水通痹之功，又有清热解毒、祛瘀生新之效；党参甘温，最善健脾益气，炙甘草甘平，补脾胃、益中气、二药合用，与黄芪配伍，增强健脾气、升清阳，扶正祛邪之功。

《景岳全书·肿胀》曰："温补即所以化气，气化而痊愈者，愈出自然；消伐所以逐邪，逐邪而暂愈者，愈出勉强。此其一为真愈，一为假愈，亦岂有假愈而果愈者哉！"

双肾结核

医案

杜某，男，36 岁，干部。1989 年 10 月 21 日。

病史：3 年前因尿频、尿血、小便滴沥涩痛而求医，经某医院采用膀胱镜及肾盂造影等法检查，确诊为"左肾结核"，次年又继诊为"双肾结核"。虽经链霉素等药治疗，不显效。尿常规：蛋白 ++，红白细胞满视野。辗转求医至余处。

诊查：至今仍有腰痛耳鸣，小腹坠胀，小溲黄赤，频数涩痛，午后潮热，消瘦盗汗，五心烦热，口舌干燥，面色㿠白，食欲不振，倦怠无力等症，诊其脉沉弦有力，舌苔薄白，舌质红。

辨证：肾虚膀胱有热。

治法：滋肾清热，凉血止血。

处方：

山萸肉 15g　生地 15g　栀子 9g　阿胶 9g（烊化）　仙鹤草 12g　生山药 15g　小蓟 15g　竹叶 6g　乌药 12g　粉丹皮 12g　滑石 9g　藕节 15g　甘草梢 9g　当归 12g　炒蒲黄 9g　白茅根 30g　琥珀粉 3g（分冲）

水煎服，7 剂。

二诊：1989 年 10 月 29 日。

患者服药 7 剂后精神好转，尿常规：蛋白 +，红白细胞 +++，遵前法再进。

处方：

山萸肉 15g　生山药 12g　熟地 12g　丹皮 15g　当归 15g　菟丝子 12g　地骨皮 15g　天花粉 12g　三七粉 2g　萆薢 9g　竹叶 9g　桑螵蛸 9g

水煎服，14 剂。

另：犀黄醒消丸 3g 分服。

三诊：1989 年 11 月 15 日。

服药 2 周，尿常规：蛋白 +、白细胞 ++、红细胞 ++，小便次数减少。再治以补肾清热、通淋止血之法。

处方：

山萸肉12g　元参12g　生地12g　山药12g　丹皮9g　甘草梢6g　扁豆12g　丹参12g　桑螵蛸6g　藕节12g　姜栀子9g　良姜9g　荜茇6g　鲜茅根30g　神曲9g　元胡9g　滑石9g

水煎服，7剂。

犀黄醒消丸3g，分服。

四诊：

服本方7剂后，小溲已畅，溲色转黄，其他症状也有不同程度减轻。尿常规：蛋白+，白细胞++，红细胞++。仍宗上法，益以通淋止血之品，以增其效。

处方：

山萸肉9g　丹皮9g　山药12g　云苓皮12g　川楝子6g　元胡9g　炙乳没各6g　三七粉2g（分冲）　琥珀粉3g（分冲）　乌药9g　厚朴9g　炒枳实9g　贯众炭9g　猪苓9g

犀黄醒消丸3g，分服。

连服本方1个月后，临床症状全部消失。尿检：蛋白+，红白细胞偶见。肾盂造影：原病灶已显著缩小。

因患者急于返里，故以汤药改丸药，适当兼服犀黄醒消丸调治之。

评按

本例诊断为"双肾结核"，归属中医"痨瘵""淋证"范畴。证属肾虚膀胱有热，治以滋肾清热、凉血止血为法。方以生地滋阴清热，凉血止血，山萸肉平补阴阳，收敛固涩，二药伍用，既有滋肾清热之功，又有凉血止血、固涩止血之效；栀子配丹皮，有清热凉血、导热下行、气血两清之功；小蓟功能凉血止血，白茅根既能凉血止血，又能清热生津，利水而不伤阴，藕节收敛止血，兼能化瘀，具有止血而不留瘀之特点，三药组合为用，既增强凉血止血之功，又有止血不留瘀、利水不伤阴之特点；炒蒲黄收敛止血而不留瘀，琥珀粉利水通淋、活血化瘀，二药合用，既有止血不留瘀之功，又有利水通淋之效；滑石、甘草伍用，名曰六一散（《伤寒标本》），今二药等重配伍，既有清热利湿之力，又有泻火解毒之效；仙鹤草功专收敛止血，且有强壮作用，阿胶为血肉有情之品，善补血止血、滋阴润燥，当归养血活血，三药组合为用，具有较强的止血作用，尚有养血补虚、止血而不留瘀之功效；炙乳没同用，增强活血祛瘀功效，三七粉化瘀止血，尤为止血要药，三药组合为伍，具有止血而不留瘀之特点；川楝子（金铃子）、元胡伍用，名曰金铃子散（《保命集》），功专行气活血、泄热止痛；萆薢利湿通淋，长于渗湿，苦能降下，竹叶清热利尿，二药伍用，清热利湿通淋之力倍增；山药偏于补脾益阴，兼能涩精缩尿，扁豆长于和中化湿，与脾性最合，二者相须为用，补脾以促化湿，化湿更助脾运，共奏补气健脾、和中化湿之功，又有固精缩尿之效；熟地功能补血，尤为填补肾精之要药，菟丝子补肾固精，为平补阴阳之佳品，二者相辅相成，增强养血填精、补肾固精之力；枳实、厚朴伍用，行气消胀，相得益彰；良姜、荜茇配对，温中散寒寓于清热通淋药中，寒热并用，有反佐之意，诸药配伍，共奏滋肾清热、凉血止血之功。

综观本例系虚实夹杂证，虚则在肾，为阴虚火旺之候，治宜滋阴清热；病久脾肾两虚，治宜脾肾兼补，固涩精气；

实在膀胱，为下焦热盛之证，治宜清热凉血、通淋止血之法。余在临证治疗中运用扶正祛邪兼顾、标本同法之治则，以滋肾清热、凉血止血之法为主，兼以通淋止血、化瘀止血、收敛止血、行气活血等诸法配合，以汤剂为主，兼服犀黄醒消丸调治，收到较为满意的疗效。

前列腺炎

医案

杜某，男，24岁，学生。1987年9月7日。

病史：患者素有手淫史多年，遗精、少腹掣痛。曾在某医院诊为前列腺炎，给予抗菌素等治疗无显效。

诊查：近5个月来常感少腹部掣痛不适，甚则牵及会阴部作痛，伴腰膝酸软，时有头晕口苦，纳呆食少，大便尚调，小便频多，尿后滴沥不尽，舌质淡暗，苔根部黄腻，脉弦滑。

辨证：阴虚火旺，相火亢盛。

治法：清泻相火，益肾涩精。

处方：

知母9g　黄柏9g　萆薢12g　石菖蒲9g　台乌药12g　益智仁9g　菟丝子18g　补骨脂12g　山萸肉9g　芡实9g　山药12g　锁阳18g

水煎服，14剂。

二诊：1987年9月23日。

诉服药后感觉舒适，每于洗澡后阴茎及少腹胀痛、掣痛不适，甚则须屈躯蜷卧方得缓解，小便频多，寐差，舌淡暗，苔根部黄稍厚腻，脉弦细。拟化瘀通淋法。

处方：

小茴香 3g　炮姜 6g　元胡 9g　五灵脂 9g　生蒲黄 12g　石菖蒲 12g　没药 4g　川芎 6g　当归 12g　官桂 6g　赤芍 15g　萆薢 12g

水煎服，14 剂。

三诊：1987 年 10 月 12 日。

服药后觉少腹疼痛明显减轻，仍有腰酸、遗精、小便频多等症，舌淡暗，苔根部黄腻，脉弦细，遵前法加减。

处方：

小茴香 3g　炮姜 6g　元胡 9g　仙茅 9g　杜仲 12g　乌药 12g　仙灵脾 9g　益智仁 9g　生蒲黄 12g　桑螵蛸 9g　五灵脂 9g　川楝子 9g　菟丝子 18g　蛇床子 3g

水煎服，7 剂。

四诊：1987 年 10 月 26 日。

少腹胀痛基本消失，唯觉小便频多，时有小便白浊，尿后滴沥不尽，腰酸、遗精，舌边尖偏红，脉沉弦。拟渗湿化浊法。

处方：

萆薢 12g　石菖蒲 10g　炙甘草 10g　台乌药 12g　益智仁 10g　玄参 15g　茯苓 30g　连翘 12g　银花 10g　琥珀粉 5g（包煎）　小茴香 3g　肉桂 6g

水煎服，7 剂。

五诊：1987 年 12 月 7 日。

连服上方药约 1 个月，现少腹胀痛已无，且小便白浊及遗精次数明显减少，仍诉尿有余沥，舌淡稍暗嫩，脉沉细。

拟补肾涩精、通淋缩尿法。

处方：

芡实 10g　莲须 6g　山药 12g　益智仁 10g　覆盆子 10g　桑螵蛸 10g　煅龙骨 24g　炙龟板 24g　菟丝子 18g　知母 10g　黄柏 10g　琥珀粉 5g（包煎）

水煎服，7 剂。

六诊：1987 年 12 月 23 日。

服上药半月，诸症消失，复查前列腺均正常，临床治愈。

评按

前列腺炎多因葡萄球菌、链球菌、大肠杆菌及白喉杆菌感染所致。本病属中医"淋证"范畴。淋证是指小便频数短涩，滴沥刺痛，欲出未尽，小腹拘急，或痛引腰腹的病症。淋之名称始见于《内经》，《素问·六元正纪大论》称"淋闭"，即《金匮要略·五脏风寒积聚病》的"淋秘"，并认为是"热在下焦"。《丹溪心法·淋》篇亦认为"淋有五，皆属于热。"《诸病源候论·淋病诸候》提出："诸淋者，由肾虚而膀胱热故也。"本例辨证为阴虚火旺，相火亢盛，先拟清泻相火、益肾涩精之法治之。方以黄柏配知母，清泻相火，滋阴清热除湿；石菖蒲化湿醒脾开胃，萆薢利湿祛浊，以分利为要，益智仁补肾固精缩尿，以固涩为主，三药组合为用，一化一利一涩，相互制约，相辅相成，共奏祛湿浊、小便、固下元之功；锁阳专补肾益精、兴阳润燥，补骨脂补肾阳、兴阳道、温脾土、固精气，二药伍用，增强温补脾肾、固精缩尿之力；菟丝子补肾益精、固精缩尿，山萸肉平补阴阳、涩精止遗，二药相须为用，共奏滋阴助阳、固精缩尿之功；山药气阴双补、滋精固肾，芡实功专脾肾，固肾涩精、健脾除湿，二药配对，增强温补脾肾、固肾涩精之功效。二诊症状减轻，改拟化瘀通淋法。方以小茴香配炮姜，增强温经祛寒止痛之力；生蒲黄、五灵脂伍用，名曰失笑散（《太平惠民和剂局方》），具有通利血脉、推陈出新、祛瘀止痛之功；仙茅、仙灵脾相须配对，相辅相成，温肾壮阳，祛除寒湿，功专力宏；川楝子、元胡伍用，一入气分，一入血分，气血并行，共奏疏肝行气、活血泄热之功，尤善止痛；桑螵蛸、益智仁、台乌药三药组合为用，温肾缩尿之力倍增。四诊少腹胀痛基本消失，故拟渗湿化浊法。方以萆薢利湿祛浊，石菖蒲化湿醒脾，茯苓渗湿健脾，三药合用，渗湿化浊之力倍增；小茴香、肉桂伍用，温肾祛寒止痛；银花、连翘相须为用，清热解毒，消炎散结；琥珀活血化瘀、利水通淋，玄参滋阴清热、降火解毒、软坚散结，炙甘草补益中气，三药组合为用，益气养阴、活血通淋、解毒散结之力增强。五诊少腹胀痛完全消失，小便白浊及遗精次数亦明显减少，故拟补肾涩精、通淋缩尿法。方以桑螵蛸补肾助阳、固精缩尿，益智仁暖脾摄津、固肾缩尿，二药伍用，温肾助阳，固精缩尿之力倍增；芡实固肾涩精、健脾除湿，莲须功专固涩，山药益气养阴，兼能固涩，三药合用，增强补肾固涩之功效；覆盆子功专益肾固精，菟丝子补肝肾、益精髓、固精气，煅龙骨长于收敛固涩，三药组合为用，补肾固涩之力倍增；黄柏、知母相须为用，增强滋阴清热除湿之力，炙龟板大有补水制火之功，三药并用，增强滋阴降火功效。

《素问·六节藏象论》曰："肾者主蛰，封藏之本，精之处也。"肾主藏精，内寄相火，在正常情况下，应当是阴精内守，阴平阳秘，阴阳平和。若思虑无穷，所愿不遂，或色欲过度，皆可使阴精妄泄，相火亢动，正如《素问·痿论》

所说:"思想无穷,所愿不得,意注于外,入房太甚,宗筋弛纵,发为筋痿白淫。"《杂病源流犀烛·遗泄》云:"遗泄,肾虚有火病也,肾元虚,虚火流行,以致精海脱滑。"本例患者由于长期思虑过度,所愿不遂,或手淫过度致使阴精妄泄,阴虚阳亢、相火内炽,故先治以清泻相火、益肾涩精之法;又患者由于长期手淫而使阴精败浊瘀积下焦,气机疏泄不利,出现少腹掣痛不适,甚则牵及会阴部,故继以少腹逐瘀汤之意,逐瘀化浊,疏利气机,以萆薢分清饮加减渗利湿浊,导邪外出。由于本案患者是以肾虚为本,阴虚阳亢,相火妄动为主要发病机制,因此在治疗过程中,始终注意兼顾这一因素。在治疗的最后,患者主要以肾虚失于固摄为突出表现,故以金锁固精丸、桑螵蛸散、缩泉丸加减,以期收功。

在临证过程中,发现为数不少的前列腺炎患者均有长期手淫病史,尤其是一些未婚青年男性患者,由于长时间的性兴奋而使阴精败浊瘀积下焦,疏泄不利,加以阴精妄泄,阴虚阳亢,相火内盛,每易形成虚证夹实的证候,因此治宜扶正与祛邪两者兼顾,既不可一味峻补,又不应专事收涩,余常以清泄相火和逐瘀化浊为先,兼以益肾固本为法治疗,多获良效。

尿 崩 症

医案

高某,女,37岁,干部。1977年5月6日。

病史：患者于 1976 年春节突发多饮多尿，2 个月后月经不潮，肌肤干枯，无汗，五心烦热，虽无哺乳幼儿，乳汁却时时自流。因当地医疗单位难以确诊，遂转北京诊治。来京后，历经泌尿、内分泌等科检查及会诊，尿比重为 1.001。诊断为尿崩症（垂体功能紊乱）。后经多方治疗，疗效不显，遂转我院治疗。

诊查：视其体衰肌瘦，全身肌肤干枯粗糙，如身披鳞甲，无汗而烦，手足心热，停经年余，乳汁时时自流，口渴，频频饮水（日饮水约 12 升以上），尿量增多（日尿量在 10 升左右），饮水不济赖饮醋解之。并述头昏目眩，腰膝酸软，烦躁焦虑，心悸乏力，夜寐不安。舌质红、苔少而干，脉沉细。

辨证：虚火内热为标，阴虚津亏为本。

治法：养阴生津固其本，清热凉血治其标。

处方：

北沙参 12g　全当归 12g　葛根 12g　天花粉 12g　鸡血藤 30g　红花 9g　太子参 9g　白芍 12g　丹参 15g　元参 15g　生地 15g　阿胶 9g（烊化）　三七粉 3g

水煎服，3 剂。

二诊：1977 年 5 月 11 日。

上方初啜一剂，昼夜十时烦躁不安，须臾额现微汗，自感稍安。3 剂后，肢体均有汗出，药已对症。遂投益气生津佐以缩尿之法。

处方：

太子参 9g　丹参 15g　天花粉 12g　北沙参 12g　天冬 9g　菟丝子 24g　葛根 12g　石斛 12g　麦冬 9g　白芍 12g　元参 15g　益智仁 9g　乌药 12g

水煎服，6 剂。

三诊：1977 年 5 月 20 日。

药后遍身均见汗出。遂专以补肾养阴、益气健脾之法从本图治。

处方：

西洋参 6g　天、麦冬各 12g　生、熟地各 12g　阿胶 9g（烊化）女贞子 15g　车前子 12g　桑椹子 15g　枸杞子 12g　补骨脂 12g　菟丝子 15g　益智仁 9g　石斛 12g　桑螵蛸 15g　玉竹 15g　乌药 12g

水煎服，14 剂，效不更方，可继服多剂。

四诊：1977 年 8 月 28 日。

服药 3 个月，随证增以补肾之品。口渴显减，日饮水量已减至 3 升左右，日尿量亦为 3 升左右。视其肾阳渐充，再增养血调经之品，以期经水早行。上方加入定坤丹、河车大造丸、哈士蟆油、胎盘糖衣片等成药。一月后，经水行，乳汁停，多饮多溲之症已十去七八。因病人要求带药返里，予拟养阴生津、补肾缩尿、益气健脾之方。

处方：

石斛 12g　制首乌 24g　当归 12g　白芍 12g　黄芪 12g　女贞子 12g　枸杞子 12g　补骨脂 12g　熟地 15g　山萸肉 9g　玉竹 15g　黄精 15g　羌活 4.5g　紫河车 9g　炙鳖甲 24g　青蒿 12g　白薇 12g　地骨皮 12g

水煎服，14 剂。效不更方，可继服多剂。

1982 年随访，患者述带药三月量回乡。坚持全部服完，多饮多尿等症消失。5 年中，前两年曾小有反复，出现口干、口渴、轻度五心烦热等。按前法服药，10 剂即可平复。

近3年已未发。5年来坚持工作。现观其皮肤润泽，溲饮如常人。

评按

本例患者以饮多、溲多、无汗、乳汁自出为主症。病历年余，津液久夺，其本在肾。然虑其内热伤津，若单投清热祛邪，恣犯虚虚之戒，故拟养阴生津固其本，清热凉血治其标，施标本兼顾之法。方以葛根生津解肌，升举清阳之气，天花粉生津止渴，《本草纲目》曰："味甘微苦酸，酸能生津，故能止渴润枯，微苦降火，甘不伤胃，昔人只言其苦寒，似未深察。"二药伍用，既有增强清热生津之功，又有升举清阳之效；北沙参清热养阴、养胃生津作用较佳，略有补益肺气之功，太子参补气益脾肺，兼有养阴生津之力，二参伍用，共奏清热养阴、益气生津之功效；天、麦冬相须为用，增强养阴清热之力，有金水相生之意；石斛清热养阴，既能清胃热，养胃阴，又能滋肾水、退虚热，玄参善清热养阴，与石斛伍用，清热养阴之力倍增；生地为清热凉血、养阴生津之要药，与玄参同用，增强清热凉血、养阴生津作用；当归、白芍、阿胶三药组合为用，养血、滋阴润燥作用较著；丹参活血化瘀、凉血清心，专入血分，清而兼补，三七粉长于化瘀止血，二药伍用，既增强活血化瘀之力，又防血热妄行动血之弊；鸡血藤活血调经、养血通络，红花活血祛瘀，为妇女活血调经之要品，二药配伍，增强活血调经作用；益智仁为脾肾双补之品而长于固精缩尿，桑螵蛸为固精缩尿之要药，乌药能下行肾与膀胱，温肾散寒缩尿，三药组合为用，缩尿之力倍增。三诊遍身皆见汗出，改拟补肾养阴、益气健脾之法，从本图治。方以生、熟地相须为用，补血而凉血止血，滋阴而生津润燥，增强补肾养阴功效；女贞子、桑椹子、枸杞子、菟丝子、车前子"五子"并用，增强益精血、补肝肾之力，又有补中兼利之功；石斛、玉竹伍用，养阴生津功效显著；补骨脂温补脾肾，固精而缩尿，山萸肉平补阴阳，又能收敛固涩，二药相辅相成，增强补肾固涩功效；西洋参功能补气养阴，清虚火，生津液，与二冬、石斛、玉竹等药同用，增强清热生津之力，又有气阴双补之功；黄芪伍当归，补气生血，名曰当归补血汤（《内外伤辨惑论》）；黄芪配女贞子，气阴双补；黄芪、羌活伍用，益气升阳之力倍增；熟地为补血要药，善滋肾阴而养血调经，黄精"补虚填精"（《滇南本草》），既能补中益气，又能养阴益精，为气阴双补之佳品，二者相辅相助，增强补肾养阴、益气健脾之功；紫河车补肾益精、益气养血，《本草经疏》谓其"乃补阴阳两虚之药，有反本还元之功。"炙鳖甲滋补肾阴，清虚热作用较强，二药伍用，补肾养阴功效显著；青蒿为凉血退热之良药，得鳖甲可潜入阴分，以清伏邪，鳖甲得青蒿，可引阴分之邪达于肌表，共奏清虚热、除伏邪之功；白薇、地骨皮相须为用，滋阴凉血、退虚热作用较强。

　　本案选用葛根，功能生津解肌，升举清阳之气，以展其妙用，果一剂而应，六剂而汗出，再治以养阴生津、益气健脾、补肾缩尿之法，图其本，扶其正，此乃开其气血津液生化之源。待其胃阴充，津液渐复，略助养血调经之品，培补阴血，经水便可自行。此病证情错综复杂，知其主次，递次进药，诸症一一而解。

黄　汗

医案

由某，男，72 岁。2002 年 10 月 10 日。

汗出色黄染衣，便秘，口苦咽干，失眠，时有遗精，舌暗红，脉弦。

辨证：相火亢盛。

治法：滋阴清热，平肝降火。

处方：

黄柏 10g　生地 30g　青蒿 15g　知母 10g　栀子 9g　柴胡 12g　泽泻 15g　丹皮 12g　茯苓 15g　川楝子 9g　白蒺藜 15g

水煎服，7 剂。

二诊：2002 年 10 月 18 日。

药后口不干苦，黄汗仍有，眠差，便秘，舌暗红，脉弦。宗上方加减治之。

处方：

黄柏 10g　知母 10g　泽泻 15g　茵陈 15g　连翘 12g　栀子 9g　白茅根 15g　夜交藤 30g　合欢皮 10g　莲子心 3g　车前子 20g（包）

水煎服，7 剂。

三诊：2002 年 10 月 26 日。

药后黄汗时多时少，睡眠好转，仍便秘，舌暗红，脉弦缓。拟益气退黄止汗，清热燥湿通腑。

处方：

黄芪 30g　浮小麦 30g　茵陈 15g　当归 12g　青蒿 15g　仙鹤草 30g　黄芩 10g　五味子 10g　连翘 12g　栀子 9g　龙胆草 10g　橘络 10g　生地 10g　熟地 10g　槐米 10g

水煎服，7剂。

四诊：2002 年 11 月 5 日。

药后黄汗退，大便通，睡眠好，口不干苦，舌暗红，脉弦缓。治宜滋阴补肾，养心安神，调理善后。

处方：

（1）六味地黄丸　日服 2 次，每次 6g。

（2）枣仁安神液　日服 2 次，每次 2 支。

评按

黄汗系汗出色黄染衣为主症的病症，为相火亢盛、热迫汗出所致，故治以滋阴清热、平肝降火为法。方中黄柏、知母伍用，名曰滋肾丸（《兰室秘藏》）。黄柏长于泻肾家之火，清下焦湿热，知母上清肺热，下泻肾火，兼退胃家实热，且能滋阴润燥，二药伍用，相互促进，滋阴清热，泻火解毒除湿，祛火以保阴，乃正本清源之法；栀子、丹皮相合，一走气分，一入血分，有气血两清之功，能清热凉血、疏泄肝胆郁热；青蒿善于清泄肝胆和血分之热，使阴分伏热外透而出，茵陈功专清热利湿、泻火除烦，为利胆退黄之要药，二药伍用，增强清热利湿退黄之力，又能使阴分伏热透达外出；连翘清热解毒，配栀子、茵陈增强清热利湿、泻火退黄之功；龙胆草入肝胆，善除下焦湿热，与茵陈、栀子、黄柏合用，增强清热利湿退黄之功效；车前子既能利水道，又能别清浊、导湿热，白茅根既能清热凉血生津，又能利水导热下行，二药相辅相助，有较好的清热利湿之功，又有凉血生津之效；生地长于滋阴清热、滋肾壮水，使阴生则热自退，取"滋即为清"之说。黄柏主泻肾火，使火去不复伤阴，取"以泻为补"之义。泽泻功专利水道、渗水湿，有"利水而不伤阴"，甚而有"补阴不足"之说，能泻相火。三药组合为用，既能增强泻相火之力，又有滋阴清热之功，且有利水而不伤阴之特点。三诊黄汗减少，故酌增益气止汗之品，以黄芪、当归、仙鹤草益气养血补虚；浮小麦、五味子伍用，敛心液而止汗。四诊黄汗已退，诸症皆除，故以六味地黄丸滋阴补肾，枣仁安神液养心安神，以理善后。

综观本例治疗的全过程，始终抓住滋阴清热为主线，以利湿不伤阴为特点，佐以柴胡、川楝子、白蒺藜等疏肝泄热、平肝降火之品，共奏攻邪不伤正、邪去正自安之功效。

白塞氏综合征

医案 1

黄某，男，36 岁，军人。1981 年 12 月 21 日。

病史：患者有口腔溃疡 1 年余。经北京某医院检查：血沉 86mm/h。血红蛋白 10g%，淋巴细胞含有嗜亚尼林兰颗粒，血清黏蛋白 42mg%，白蛋白 2.5g%，球蛋白 3.8g%，诊断为"白塞氏综合征"。

诊查：患者阴茎、阴囊有溃疡，口苦，纳少，睡眠多梦，易出汗。口干，多饮。便干，溲黄，舌红，苔厚黄腻，脉细濡。

辨证：湿热壅毒循厥阴肝经上冲下侵。

治法：清热利湿，解毒凉血。

处方：

（1）玳瑁6g　桃仁12g　川连3g　连翘12g　赤小豆30g　生地15g　赤芍15g　黄芩9g　升麻3g　土茯苓15g　葛根6g　五味子6g　丹皮12g　当归15g　栀子6g

水煎服，14剂。

（2）锡类散2瓶　外涂。

　　　柿霜饼30g　口含化。

二诊：1982年2月8日。

服药14剂，口腔及外阴部溃疡均愈合，睡眠已安，现口稍干苦，耳鸣，纳少，便干，小便可。舌淡红，苔白，脉细濡。

投以养阴增液、祛湿解毒之法。

处方：

（1）黑玄参25g　生地25g　麦冬15g　白芍15g　薏苡仁30g　土茯苓15g　升麻3g　黄芩9g　黄柏9g　地肤子30g　赤小豆30g　连翘12g

水煎服，7剂。

（2）锡类散、柿霜饼　用法同上。

又服药7剂，诸症消失。继以养阴增液法以调理善后。

医案2

董某，女，5岁。1969年4月21日。

病史：口舌生疮溃烂，外阴溃疡，外被白腐，年余不愈。经某医院检查：血沉78mm/h，淋巴细胞42%，血红蛋白 8g/dl，诊断为"白塞氏综合征"。

诊查：患者除上述病症外，表现烦躁不安，低热形寒，纳少便干，小便短赤，舌红，有腐白苔，脉细数。

辨证：湿热壅毒。

治法：清热解毒祛湿。

处方：

（1）黄连 1g　黄芩 2g　黄柏 1g　通草 2g　生地 15g　土茯苓 15g　银花 20g　连翘 20g　栀子 6g　升麻 1g　丹皮 10g　白芍 20g　泽泻 10g　生草 15g

水煎服，9 剂。

（2）黄柏 10g　青黛 10g

研细末外涂。

二诊：1969 年 4 月 30 日。

进上方 9 剂后，上、下溃疡大见好转。拟扶正固本、清热解毒。

处方：

（1）生地 15g　生白芍 20g　生山药 30g　土茯苓 15g　黄柏 6g　银花 15g　连翘 15g　栀子 6g　丹皮 10g　升麻 3g　生甘草 10g

水煎服，9 剂。

（2）外用药同上。

三诊：1969 年 5 月 8 日。

服上方 9 剂后，诸症均消，苔薄白稍干，脉细。拟养阴增液法善后。

处方：

生地 20g　玄参 10g　天、麦冬各 15g　北沙参 15g　牡丹皮 10g　生白芍 15g　白薇 10g　土茯苓 15g　生甘草 10g

水煎服，6 剂。

药后苔脉如常，心悦神增。经追访得知，病愈后未再复发。

评按

白塞氏综合征又称"眼、口、生殖器三联综合征"，本病上有口腔内或内外眦糜烂，下有二阴溃疡之主症，与中医学"狐惑病"相类似。狐惑病见于张仲景《金匮要略》所载："狐惑之为病，状如伤寒，默默欲眠，目不得闭，卧起不安，蚀于喉为惑，蚀于阴为狐，不欲饮食，恶闻食臭，其面目乍赤、乍黑、乍白。蚀于上部则声喝（嗄）……""初得之三四日，目赤如鸠眼……"本病临床症状多有发热恶寒，肢节酸痛及沉默欲眠，卧起不安，目不得闭，食欲不振，恶闻饮食气味，面色变幻无常，或红或黑或白，口腔咽喉腐蚀糜烂，前后二阴溃疡，瘄哑，目赤如鸠眼等症状。

本病何以取名狐惑？《医说》云："古之论疾，多取类比象。使人易晓，以时气声嗄咽干，欲睡复不能睡，为狐惑，以狐多疑惑也。"本病系由湿热蕴结，热毒蒸腐，或由感染中毒所引起。如郭白所云："多由医者汗、吐、下太过，又利小便，重亡津液，热毒内攻……多自下感，或久居湿地；或下利久而得，当于蠹中求之。"徐彬曰："毒盛于上，蚀于喉为惑，谓热淫如惑乱之气，感而生惑也。毒偏于下，侵蚀于阴为狐，谓柔害而幽隐，如狐性之阴也……"足厥阴肝经，其脉绕阴器，抵少腹，上通咽喉，湿热郁蒸，其热毒经下上冲，则上为咽喉被蚀，下则涉及二阴浊烂。

本病总以清热解毒除湿为原则，余在临床上采用祛邪为主，扶正兼之；内服为主，外用兼之；内服常以三黄解毒汤、赤小豆当归散、犀角地黄汤、导赤散、增液汤等方辨证施用之；外用则喜选用柿霜饼、锡类散、珍珠粉等药。余将本病治疗阶段概分为三：一为初期，清热解毒兼祛湿；二为中期，清化扶正兼施；三为末期，养阴增液扶正，以理善后。本病内外兼治，标本兼顾，其效尤佳。

席汉综合征

医案

杨某，女，31 岁，干部。1978 年 8 月 21 日。

患者 2 年半前曾因产后大出血休克，住院一月余，遂现乳房萎缩，月经闭止，阴道干涩，性欲减退，近两月来毛发脱落甚速。经北京某医院检查："子宫轻度萎缩，阴道分泌物少。"尿化验：17– 羟类固醇 5.60，17– 酮类固醇 6.0。西医诊断：席汉综合征。望其舌质淡肿，舌苔少，脉象细，双尺脉无力。

辨证：气血双亏，肾气虚弱。

治法：益气养血，补气壮阳。

处方：

当归 9g　川芎 3g　熟地 12g　菟丝子 12g　枸杞子 12g　五味子 10g　仙茅 12g　仙灵脾 15g　怀牛膝 12g　白术 12g　女贞子 9g　炙黄芪 9g　沙苑子 9g　山萸肉 12g

水煎服，10剂。

二诊：1978年9月2日。

诉服药后精神好转，纳食稍增，仍畏寒肢冷，两足挛急，舌同前，宗原法，于方中加党参10g、炙黄芪20g、肉苁蓉15g、制附子10g。

水煎服，20剂。

三诊：1978年9月23日。

服上方20剂后，恶寒、肢冷、脚挛症除。月事已潮，然量甚少，毛发脱落之势已控，阴道稍润，欲心渐萌，脉细尺弱，上方去附子，继服10剂，效不更方。

四诊：1978年10月22日。

患者自述已无疲乏倦怠感，性欲正常，月经来潮，量可而淡，脱落毛发处（头发、阴毛、腋毛）已有新茸萌发之状，且体重增加，精神体力基本恢复，已上班工作。

复查尿17-羟类固醇7.0，17-酮类固醇10.0，妇科检查（-），符合临床治愈标准。

为巩固疗效，再以上方配丸，继服以善后。

再度随访，患者恢复如常。

评按

本例系由产后元气已虚，且大出血，致精血亏损。产后阴分一伤，八脉自失其养。冲为血海，连于胞宫，任督二脉又系养于胞宫，可谓"一源三歧"，胞宫失于濡养则月经闭止不行。然奇经八脉皆隶属于肝肾，现产后下虚及肾，阴阳互不维系，故现毛发脱落、乳房萎缩、阴道不润、性欲消减、畏寒肢冷等一派肾虚之征。朱丹溪曾说："产后以大补气血为主。"

综观前症，补肾壮阳也势在必行，故初以四物汤化裁，补血调血；炙黄芪伍白术，增强益气升阳之力，与四物汤配合，共奏补气生血、气血双补之效；五子衍宗丸加减，滋补肾阴，山萸肉平补阴阳，仙茅、仙灵脾补肾壮阳，复方相柔以图治，之后递增炙黄芪补气升阳之力，肉苁蓉、制附子伍用温阳补肾，刚柔相济而使阴平阳秘，即"善补阳者，必于阴中求阳"之意。此例用药灵活权变，切中病机，终使产后虚损痼疾得获佳效。

崩　　漏

医案 1

张某，女，40 岁，售货员。1972 年 8 月 11 日。

病史：患者半年前去钢校劳动后，月经每次行 10 余日。停 2 日后又行 10 余日，色淡量多，症状逐月加重，妇科诊为"功能性子宫出血"。尿检正常，血压 94/62mmHg。月经初潮 15 岁，经行 6～8 天，周期 15～30 天，18 岁结婚，生 5 胎，6 年来每月提前行经 6～8 天，量多，半年来淋漓不净。

诊查：患者头晕乏力，纳呆、恶心，眠少多梦，心悸气短，恶风寒，不发热，自汗过多，腰痛，下肢浮肿。望之面色萎黄，形体消瘦，神倦，目窠肿，目懒睁，舌淡边剥苔薄白，切之脉沉细尺弱。

辨证：中气不足，血海不固，统摄无权。

治法：补气摄血，调固冲任。

处方：

黄芪 15g　党参 12g　白术 10g　炙草 10g　山药 30g
陈皮 6g　升麻 3g　柴胡 6g

水煎服，3 剂。

二诊：1972 年 8 月 14 日。

药后血止，精神、饮食、睡眠均有好转，浮肿、虚汗已
解。仍腰酸乏力，心悸气短，舌淡苔薄白边剥，脉沉细。治
以补气养血、益心健脾补肾。

处方：

黄芪 15g　党参 12g　白术 10g　茯苓 10g　炙草
10g　山药 30g　百合 10g　桑椹 30g　女贞子 10g　龙眼肉
10g　制首乌 15g　当归 6g

水煎服，7 剂。效不更方，可继服多剂，以资巩固。随
访至 1978 年一切正常。

医案 2

许某，女，36 岁，农民。1983 年 5 月 5 日。

病史：4 个月来月经几乎不断，血量时多时少，色红质
中，某医院诊为"功能性子宫出血"，因屡用止血药无效，
建议子宫摘除，拒之，遂就诊于中医。

诊查：患者少腹坠胀，头晕心悸，纳少，食则恶心腹
胀，大便干少，失眠。望之身材高大，皮肤黑，精神一般，
舌淡红苔薄白，切之脉弦细。

辨证：气不摄血，冲任不固。

治法：补气摄血，调固冲任。

处方：

黄芪 15g　党参 10g　白术 10g　炙草 3g　茯苓 10g　陈
皮 3g　升麻 3g　玉竹 10g　当归 10g

水煎服，3 剂。

二诊：1983 年 5 月 10 日。

药后血停半日，复行，量减少，上方加玫瑰花 5g，3 剂，水煎服。

三诊：1983 年 5 月 14 日。

药后血止，子以健脾胃，补后天，以资巩固。

处方：

党参 10g　白术 10g　茯苓 10g　黄芪 15g　山药 30g　当归 10g　炙草 10g　陈皮 3g　升麻 3g

水煎服，7 剂。

随访至 1990 年未复发。

评按

崩漏是指经血非时暴下不止或淋漓不尽，前者称崩中，后者称漏下，崩与漏出血情况虽不同，但二者常相转化，故概称崩漏。

有关崩漏的范围，至今有不同看法，传统认为凡阴道下血证，血势如崩似漏者，皆属崩漏范围，历代医籍多记载为"非时而下，淋漏不断谓之漏下"，"忽然暴下，谓之崩中"（《诸病源候论·妇人杂病诸候·漏下候与崩中候》）。属"经乱之甚者也"（《景岳全书·妇人规·崩淋经漏不止》）。

西医妇科学所称的"功能不良性子宫出血"是最常见的月经疾病之一，系由内分泌失调所引起的子宫异常出血，由于诊查无器质性病变，认为是功能性失调，故称"功能不良性子宫出血"，简称"功血"。其临床出血情况符合崩漏者，归属本病范畴论治。

崩漏病因多端，可归纳为虚、热、瘀。临床常见有脾

虚、肾虚、血热、血瘀四种证型。案1、案2两例诊断均为
"功血"，辨证同属气不摄血，冲任不固，治以补气摄血、调
固冲任。方以党参、黄芪相须为用，增强补中益气升阳功
效；四君子汤（参、术、苓、甘）加山药，益气补中，健脾
养胃；当归补血汤（黄芪合当归）补气生血；升麻伍柴胡，
与诸药合用，共奏益气升阳、调补脾胃之功，即补中益气汤
（《脾胃论》）之意也。然两例同中有异，案1系早婚、多产，
必伤肾气。肾为天癸之源，冲任之本，肾在月经产生中起主
导作用，而崩漏是月经期、量严重失调的病症，可见肾气受
损是导致崩漏的根本。故案1二诊在补益气血方药之中增加
补肾之品，以女贞子滋阴补肾，《本草经疏》谓其"气味俱
阴，正入肾除热补精之要品，肾得补，则五脏自安，精神自
足，百病去而身肥健矣"。重用桑椹滋阴血、补肝肾，《滇南
本草》谓其"益肾脏而固精……"《本草经疏》谓其"甘寒
益血而除热，为凉血补血益阴之药"。制首乌善补肝肾，《本
草纲目》谓其"气温味苦涩，苦补肾，温补肝，能收敛精
气，所以能养血益肝，固精益肾，健筋骨，乌髭发，为滋补
良药，功在地黄、天门冬之上"。三药并用，滋阴血、补肝
肾之力倍增。案2虽外观身材高大，体质似壮，但不可妄用
补益，此乃"至虚有盛候"也。

综观两例崩漏治疗中不用任何炭药止血，而取举元煎、
四君子汤、补中益气汤、归脾汤等复方合用，加减化裁，既
助阳又益阴，既补气又养血，使中气健，清阳升，气血摄则
血自止。

崩漏之为病，虽概括为虚、热、瘀等不同机理，辨证当
审脾虚、肾虚、血热、血瘀之候。然在临床中虚证崩漏较为
常见，因为无论何因所致的崩漏，由于失血耗气，均存在不

同程度的统摄失司、冲任失养的病变，日久均可转化为气血俱虚或气阴两虚，或阴阳两虚。所以崩漏为病，即或由单一原因所引起，在其发病过程中也常是气血同病，多脏受累，因果相干，其势反复。又"经水出诸肾""月经全借肾水施化""四脏相移，必归脾肾""五脏之伤，穷必及肾"，故崩漏病本在肾，位在冲任，变化在气血，表现为子宫非时下血，或为崩，或为漏，或崩漏互见，或崩闭交替。

不育不孕

医案 1

札某，男，34 岁，工人。1980 年 4 月 3 日。

婚后 10 年无子。症见阳痿早泄，腰酸疼痛，神疲乏力。舌质胖嫩而有齿痕，脉虚无力而尺尤甚。查其精液，精子成活率仅 10%～20%。证属肾阳衰微，阴精亏耗。以温肾壮阳、益阴填精之法治之。

处方：

柴狗肾 1 具　韭菜子 15g　蛇床子 10g　五味子 10g　菟丝子 30g　补骨脂 12g　桑螵蛸 30g　覆盆子 15g　生山药 15g　盐知柏各 9g　全当归 12g　车前子 9g（包）

水煎服，14 剂。效不更方，可继服多剂。

并嘱其慎起居，节房事，以养精蓄锐。

二诊：1980 年 6 月 4 日。

服上方 60 剂，阳痿早泄已除，精神好转，脉亦渐趋有力，查：精子成活率升为 70%。原方更加熟地 15g、白芍 15g、山英肉 12g 等以加强养阴益精之力。继服 30 剂。

三诊：1980 年 7 月 5 日。

服上方 30 剂。脉象有力。上方去知柏，加入羌活 10g、益母草 15g、牡丹皮 9g、川芎 9g。继进 20 剂。

四诊：1980 年 7 月 26 日。

前后共进 110 剂，诸症悉除。查：精子成活率增至 80%～90%。

效不更方，继服 10 剂。

随访：次年爱人毓麟，至期顺产一子。

医案 2

李某，女，28 岁，农民。1983 年 6 月 3 日。

病史：婚后 6 年未孕。经期错后，量少色淡，小腹冷痛，手足不温，经行前后腰腿疼痛，精神萎靡，舌淡苔水滑，脉沉细而迟。证属肾阳虚衰，宫冷不孕。治以益肾暖宫，温经散寒。

处方：

艾叶 12g　香附 9g　吴茱萸 9g　当归 9g　川芎 9g　桑寄生 15g　赤芍 15g　川断 12g　熟地黄 15g　肉桂 6g　黄芪 15g　狗脊 12g　小茴 4g　台乌药 9g

另：加服七制香附丸及益母草膏。水煎服，12 剂。

二诊：1983 年 6 月 17 日。

服上方 12 剂后，经行量增，舌已转红，脉象转弦。原方加党参 10g、白芍 12g，继服 6 剂。

三诊：1983 年 6 月 24 日。

经血正常，为巩固以上方继服 6 剂。

随访：次年怀孕，足月产一男婴。

评按

古人论无子，谓男则主于精，女则主于血。论其治则，男以补肾为要，女以调经为先。此言诚为不谬，临证遵之，多得其效。肾为先天之本，主藏精化血，为生殖之源。《素问·上古天真论》云："男子二八肾气盛，天癸至，精气益泻，阴阳和，故能有子。""女子二七天癸至，任脉通，太冲脉盛，月事以时下，故有子。"此言男女之孕育乃由肾气之盛也。继云："今五脏皆衰，筋骨懈坠，天癸尽矣，故……而无子耳。"是言无子之原由在乎肾气之衰。此虽为生理之变化，而病理之无子亦未尝不关乎肾气之盛衰。肾气盛者，天癸按时而至，精血充盛，自能有子。若夫肾气虚衰，则天癸不能按时而至，或至而不盛，或精血不充，或冲任不通，焉能有子耳。即或成孕，则气血虚弱亦夭折腹中，故无子之治，应以治肾为要。

男子之不育，虽总属肾精亏虚，然究其原因，有先天禀赋不足者，亦有后天戕伤者，或因五劳七伤，病久及肾而下之不固，或因房事不节，不知持满而耗竭肾精。见症则多伴遗精滑泄，阳痿阴冷。若查其精液，则精数太少或多为死虫，甚者绝然全无。大抵少者易治，无者难疗。言其治，当以病情辨证，灵活遣药，务求以药纠偏，以达阴阳气血之平和，方能孕育。案1系男子不育，治以温肾壮阳、益阴填精为法。方用韭子丸合五子衍宗丸加减化裁。方以血肉有情之品羊狗肾温肾壮阳、益精填髓，补骨脂补肾壮阳，菟丝子补益肾精，三药并用，增强温肾壮阳、益精填髓之力；五味子滋阴补肾固精，覆盆子为补肾添精之良品，车前子同补肾药伍用，增强滋肾壮阳之功，三药组合为用，出自五子衍宗丸（《证治准绳》），《本经》载：五味子"主益气，咳逆上气，劳伤羸瘦，补不足，强阴，益男子精。"关于覆盆子，《药性本草》载："男子肾精虚竭阴痿，能令坚长，女子食之有子。"《本草纲目》载：车前子"养肺强阴益精，令人有子"。三药为伍，寓于诸补肾药之中，补肾生精功能增强；韭菜子温肾壮阳，与蛇床子配对，增强温肾壮阳之力；桑螵蛸为补肾助阳固精之要药，山药入肺、脾、肾三经，益气养阴，《本草求真》曰："味甘兼咸，又能益肾强阴……。"当归功善补血，三药合用，增强精血互化、补肾助阳之功效；盐知柏二药配对，入肾经，为滋阴降火之要药，"去火可以保阴，是即所谓滋阴也"。今寓于温肾壮阳药中，相反相成，温肾壮阳而不伤阴，滋阴填精功效倍增，是谓"反佐"也。二诊之后，方增熟地、白芍、山萸肉三药，以加强养阴益精之力；三诊之后，精子成活率增至80%～90%，次年喜得一子。

本例之治疗注意到肾乃水火之脏，元阴元阳之所居，既宜阴阳并补，更要水中补火，即"善补阳者，必阴中求阳"。故复诊时加重益阴养精之品，以求阳生阴长之意。三诊之后复加入益母草、羌活、川芎等活血通络之品，尤妙在羌活一味升举清阳，更是静中有动，阴中有阳，阳中有阴，致补而不滞，阴阳相生，以达气血旺盛，阴平阳秘。不育其本在肾，以精气虚衰者居多。余临证所见，亦有下焦湿热或瘀血败精阻滞精道等实证者，或虚中夹实之证，且虚者又有阴阳之异，实者亦有湿热瘀血之别，均当评审。既不能泥于肾虚而一味强补，亦不可拘于精衰而专事养阴。诚如张景岳所云："种子之方本无定轨，因人而药，各有所宜，故凡寒者宜温，热者宜凉，滑者宜涩，虚者宜补，去其所偏，则阴阳和而生化著矣。"欲求子者，能不如是乎！

　　案2为女子之不孕，虽亦属肾，但"冲为血海，任主胞胎"，故又与冲任二脉密切相关。且妇人重在经血，血能媾精，则胎孕可成。究其不孕之因，既有肾气虚衰，又有冲任损伤，然其表现则均见经血不调，故古人云："求子治法，必先调经。"而调经之法尤当审慎，或因气虚气滞，或见血虚血瘀；既有胞宫寒冷之需温经散寒者，又有夹热夹湿当兼清热化湿者；有肝肾不足当温补下元者，亦有心脾不足治宜补益气血者。总之，临证均应审证确凿，方能保效。

　　本例证属肾阳虚衰，宫寒不孕，故治以益肾暖宫、温经散寒之法。方以艾叶、吴茱萸、小茴三药并用，增强温经散寒止痛功效；香附为"气病之总司，女科之主帅"，与当归、川芎同用，理气活血、养血调经之力倍增；黄芪善益气升阳，与当归、熟地为伍，增强补气升阳、益精养血之功；川断、狗脊、桑寄生三药组合，增强补肝肾、强筋骨之功，兼能安胎；肉桂温肾助阳，补命火，温通经脉，散寒止痛，与吴茱萸、小茴、艾叶等配合，增强温经散寒止痛之功，与川断、狗脊、桑寄生等伍用，温补肝肾之力显著；与台乌药配对，既有增强温肾散寒之功，又有行气止痛之力；艾叶善温经散寒止痛，《本草汇言》谓其"暖血温经，行气开郁之药也……温中除湿，调经脉，壮子宫，故妇人方中多加用之"。艾叶、香附伍用，气血双调，温经散寒、调经止痛之功显著。综观本例，以温肾暖宫之艾附暖宫丸为主，加七制香附丸、益母草膏以理气活血、化瘀生新，使胎宫暖而肾气固，冲任调而经脉通，故能得效而有孕。

　　然女子不孕，虽系在肾及冲任，重在活血，当以温肾暖宫、益精养血为主。正如张景岳所言："调经种子之法，亦唯以填补命门，顾惜阳气为之主。"如艾附暖宫、安坤赞育、乌鸡白凤及定坤丹之类均可临证选用。然分而论之，又有气虚、血虚、痰湿、肝郁、宫冷、在肾、在脾等种种不同，如陈士铎《辨证录》中列有10种之多。临证时当详为条辨，审因论治。气虚者益气，血虚者补血，痰湿者治以祛湿化痰，肝郁者当疏肝解郁，方能恰中病情。若一味温肾，专事暖宫，仅有伤母之过，而无孕子之功也。况且，纵为宫冷不孕之证，亦勿忘养血益阴，水中补火，阴中求阳，如本案中二诊后增白芍，配当归、熟地、川芎组成四物汤（《太平惠民和剂局方》），功在补血调血；加党参伍黄芪，与四物汤相辅相成，共奏气血双补之功效，务求血气调和，阴阳平衡，方能有子。

夫不育不孕之病，诚属难证，并非一朝一夕所能见功。病者虽求子心切，但医者无速成之术，故既要审证的确，又要立法自守，只要患者坚持服用，自能见效。切不可朝秦暮楚，一不得效则改弦更辙，虽方药频易而不见效验，所谓欲速则不达矣。余每遇此类病症，更喜用丸方调理，或丸汤共进，或膏汤兼服，从长而计，以恒收功。当然守方并非死守，又当根据病情变化及治疗需要而随证加减。然其大法则基本不变，一贯到底，方能竟其全功。

堕胎、小产

医案

宋某，女，30岁，工人。1978年4月5日。

4年前结婚，已育一女，人工流产2次，上月因孕两月，又行人工流产，自恃身体壮实，术后即上班工作，不避风寒水湿，周内又复同房。半月后神疲肢倦，小腹隐痛，腰痛带下，少寐纳呆，面色萎黄。舌质淡黯，苔薄白，脉弦细涩，腹诊脐下拘急。

辨证：胞宫亏虚，瘀血内阻，加以房事、外邪为患。

治法：活血化瘀，调理冲任。

处方：

当归24g　川芎12g　莪术12g　赤芍12g　白芍12g　桃仁12g　香附12g　丹参20g　红花15g　益母草30g　肉桂3g　炙甘草6g

水煎服，7剂。

二诊：1978年4月13日。

服药7剂后，经色黑，多血块，量多，小腹隐痛、腰痛等症明显减轻，药证相符，仍守原方，再进7剂。

三诊：1978年4月20日。

药后仅偶有腰痛带下，头昏纳少，余症均退，舌淡少荣，脉细。此乃脾肾两虚未复，拟方善后。

处方：

熟地18g　山萸肉12g　党参12g　当归12g　白芍12g　生黄芪30g　白术9g　益智仁9g　川芎10g　茯苓15g　益母草15g　炙甘草6g

水煎服，14剂。巩固疗效，以资康复。

评按

小产是指妊娠7个月前因胚胎死亡而自然排出的疾病。本病的确切概念遵《医宗金鉴·妇科心法要诀》所谓："五、七月已成形象者名为小产，三月未成形象者，谓之堕胎。"

堕胎与小产与西医学"流产"中的"难免流产""不全流产""完全流产"相同。

严格地说，本例当属"堕胎"范畴。患者自以为素体壮实，人工流产后不知调理，不避风寒水湿，房事不节，以致胞宫亏虚，瘀血内阻，冲任损伤，故治以活血化瘀、调理冲任之法。方以四物汤（《太平惠民和剂局方》）补血调血。熟地、白芍伍用，滋阴养血，为补血之正药；当归、川芎配对，养血活血，既能流动血脉，又能制约地、芍纯阴之性，为血中之气药；桃仁、红花相须为用，活血化瘀之力倍增；莪术功能活血化瘀，善破血中之气，香附被誉为"气病之总司，女科之主帅"，既能入气分疏肝理气，复能入血分而活血调经，二者相合，气血并治，增强行气活血功效；赤芍以凉血散瘀止痛为长，丹参善祛瘀生新，二药合用，既有增强活血化瘀之力，又有祛瘀生新之功；益母草为活血调经之佳品，《本草汇言》谓其"行血养血，行血而不伤新血，养血而不滞瘀血，诚为血家之圣药也"。与活血化瘀之品配伍，增强活血调经作用；同补血养血药合用，养血调经、祛瘀生新功效显著；党参、黄芪相须为用，补中益气之力倍增；白术、茯苓合用，增强健脾除湿之功；炙甘草善补益中气、缓和药性，与党参、黄芪、白术、茯苓配合，即四君子汤加味，增强益气补中、健脾和胃功效；山萸肉补益肝肾，平补阴阳，益智仁温补脾肾，为脾肾双补之品，二者相辅相成，既有增强温补脾肾、调理冲任之功，又有收敛固涩之效；肉桂温肾助阳，温通经脉，鼓舞气血，寓于诸药之中，增强温补肝肾、鼓舞气血、调理冲任之作用。

堕胎、小产原因虽多，产后证象亦杂，但多由劳、损、忧、惊致病，导致虚、瘀、郁为患，治宜以补、行、疏为法。大抵补不忘行，生中有化。首重脾胃，水谷得进，气血乃生，百脉荣润，脏腑安和；次重肝肾，肝肾得益，冲任得调，胞宫乃复。行则行气活血、祛瘀生新，使恶血得去，新血得生，胞宫得养。疏即疏肝解郁，调畅气机，使气血畅通，冲任调和。本例邪正兼顾，扶正祛邪兼施，以桃红四物汤补血调血、活血化瘀；以四君子汤、当归补血汤益气补中，补气生血，气血双补；以"气病之总司，女科之主帅"的香附疏肝理气、调畅气机；以"血家之圣药"的益母草活血调经；以"调经产后要药"、善治血分之丹参祛瘀生新，三药组合为用，共奏活血调经、祛瘀生新之功。最后以温补脾肾之剂调理善后，以资巩固。

真性红细胞增多症

医案

王某，女，60 岁。1997 年 1 月 16 日。

病史：患真性红细胞增多症 2 年。辗转各医院，曾以清热凉血、活血破瘀、疏肝理气中药日服 1 剂，配服大黄䗪虫丸 1 年余症稍减，但化验指标居高不下。实验室检查：RBC 9.35×10^{12}/L，HGB 225g/L，PLT 44×10^9/L，GRA 48%，LYM 5%，WBC 19.6×10^9/L。

诊查：观其体态丰腴，面色暗滞，颊部有硬币样暗紫斑。述头晕昏蒙，倦怠乏力，动则气短，肢体沉重，困倦，两目干涩，视物模糊，目不欲睁，面部微痒，嗳气不畅，晨起呕恶，腰膝酸软，口干舌燥，五心烦热，急躁易怒，脊旁有红疹，小便频数，舌暗嫩，脉沉缓。

辨证：患者为老年女性，体丰痰盛之质，失于调养，导致脏腑阴阳气血失于和调而为痰病。

治法：古云，百病多由痰作祟，参以现代药理研究之成果，据标本缓急原则，立化痰解毒溶血法治其标，益气养血、补肾升阳以巩固其本。

处方：

紫菀 12g　黄芪 24g　葛根 9g　百合 12g　远志 9g　白花蛇舌草 15g　山药 12g　升麻 3g　柴胡 6g　玉竹 15g　蚤休 9g　猪牙皂 6g　白芥子 12g　鸡血藤 24g　三七粉 3g（冲服）　女贞子 15g　马齿苋 15g

水煎服，14 剂。效不更方，可连服多剂。

二诊：1997 年 5 月 9 日。

头晕眼花、困倦、视物模糊等症状均见好转，面透润色，舌暗，脉沉细。

化验指标：RBC 5.5×10^{12}/L，HGB 186g/L，PLT 390×10^9/L，WBC 15×10^9/L，GRA 48%。

据病机转化，仍用上方为基本方，加减选药及加重药量的方法如下：化痰以石菖蒲、枇杷叶、胆南星；解毒以蚤休、败酱草、白花蛇舌草；滋阴选女贞子、生地、百合；益气择炙甘草、党参、仙鹤草；活血遣川芎、三七、茜草；升阳选葛根、荷叶、茺蔚子；通络择丝瓜络、路路通；养血以枸杞子、白芍、当归；祛瘀选鸡血藤、丹皮；降浊以白矾、旋覆花等。

三诊：1997 年 12 月 25 日。

面色红活，紫斑显减，唯气短、肢体酸重困倦，余症悉除，舌正苔白，脉细弱。证属痰毒已解，气血未复，予气血双补之法以善其后。

复查：RBC：4.44×10^{12}/L，HGB：137g/L，PLT：248×10^9/L，WBC：4.6×10^9/L，GRA：52%。

评按

对真性红细胞增多症，目前西医尚无特效疗法（现行的放疗、化疗效果不甚理想，且副作用大）。中医认为，本病系痰毒瘀结所致，故治拟化痰解毒溶血之法治其标，益气养血、补肾升阳之法固其本。方拟猪牙皂、白芥子伍用，重在祛湿痰、消肿散结；胆南星、石菖蒲、枇杷叶三药配合，增强化痰之力；蚤休清热解毒消痈，《神农本草经》谓其"主惊痫……痈疮，阴蚀，下三虫，去蛇毒"。《滇南本草》谓其"消诸疮，无名肿痛，利小便"。败酱草功能清热解毒消痈，《本草纲目》谓其"善排脓破血，故仲景治痈，及古方妇人科皆用之。"白花蛇舌草清热解毒消痈、利水通淋，药理研究证明其能提高血清杀菌作用和增强白细胞吞噬功能；能抗感染及增强肾上腺皮质功能。三药组合并用，解毒之力倍增；川芎、三七、茜草三药配合，增强活血化瘀功效；黄芪善于益气升阳，仙鹤草功能强壮补虚，升麻伍柴胡可升举清阳，四药配合，共奏益气升阳、强壮补虚之功。

一氧化碳中毒性脑病

医案 1

李某，男，77岁。1980年2月2日。

病史：春节之际，炉火生后即置室内，独卧而眠，待家人发觉已昏迷多时，急送医院抢救 3 天后脱险，出现种种意识和智能障碍表现，神经科检查：定向力差。早晨吃饭、上午看病均不能记忆，不会计算，瞳孔等大，光反应灵，面肌无力，伸舌正中，四肢肌张力正常，腱反射对称，未引出病理征。诊断：一氧化碳中毒性脑病。

诊查：患者意识蒙眬不清，语言謇涩，二便失禁，吃、穿、行均不能自理。舌质暗红，脉弦劲有力。

辨证：脑为清窍，异毒之气内袭，留阻经脉，痰瘀互阻窍络，痰扰神明，蒙蔽心窍。

治法：急拟化痰开窍，养心通络。

处方：

天竺黄 12g　菖蒲 9g　郁金 12g　白芍 12g　莲子心 3g　淡鲜竹沥水 30ml（冲服）　当归尾 12g　柴胡 6g　香附 9g　海浮石 12g

水煎服，7 剂。

二诊：1980 年 2 月 10 日。

服药 7 剂后可不需人扶持略走数步。于上方增加活血通络、补肾荣脑成药（首乌延寿丹、活血通脉片、桑椹蜜膏等）。

1 个月后专服成药，3 个月后记忆力恢复，生活基本可以自理。遂改间断服用成药调理，半年后语言流畅，步态自如，表情自然，生活全部自理，还可以上街购物，操持一些家务。经神经科检查，一切正常。2 年半后随访，健如常人。

医案 2

陈某，女，50 岁。1982 年 5 月 8 日。

病史：半年前夫妻二人煤气中毒，经抢救已从昏迷中苏醒，但不久又突然陷入昏迷，虽历经高压氧仓等措施治疗，仍神识不清。诊断：一氧化碳中毒性脑病。

诊查：神识不清，右侧肢体偏瘫，二便失禁，汗出甚多，双下肢浮肿，四肢时时挛急搐动。舌红，苔水滑，脉细沉。

辨证：痰瘀蒙闭心窍，且久病迁延，肝肾已亏，拟依"风痱"投治。

治法：化痰开窍，活血通络，补肾荣脑。

处方：

菖蒲 9g　郁金 12g　熟地 18g　石斛 12g　山萸肉 9g　五味子 9g　麦冬 9g　远志 9g　肉苁蓉 30g　巴戟天 9g　淡鲜竹沥水 30ml（冲服）　赤芍 15g　益母草 15g　钩藤 15g　石决明 20g

水煎服，7 剂。

二诊：1982 年 5 月 16 日。

服药 7 剂，神识转清，已有微弱发音，于上方增以益气消肿之品。原方加桑寄生 12g、薄荷 3g、汉防己 12g、车前子 12g

水煎服，14 剂，效不更方继服。

另服首乌延寿丹和桑椹蜜膏。

三诊：1982 年 7 月 20 日。

服上方半年，患者记忆力完全恢复，面色红润，表情丰富，对答自如，然因久病护理不佳，双下肢浮肿虽退，但已呈废用性萎缩。现双手可持匙吃饭，二便可知，但尚难自控。偶因痰涎过多而有呛咳现象。舌质稍暗，苔薄黄水滑，脉沉弦。

治法：开窍化痰，补肾荣脑，佐以息风通络。

处方：

天麻 6g　羌活 6g　木瓜 12g　钩藤 15g　生姜 6g　羚羊角粉 1g（冲服）　紫菀 12g　竹茹 9g　远志 9g　香附 9g　桑椹 30g　炒枣仁 15g　黑芝麻 30g　胡桃仁 30g　龙眼肉 15g　菟丝子 15g　淡鲜竹沥水 30ml（冲服）

水煎服，14 剂。

四诊：1982 年 10 月 24 日。

患者服药 14 剂后，二便可自控。经神经科检查，意见是除运动障碍未尽改善外，精神智能障碍均已基本消失。家属颇感满意，为获得更大进步，嘱加用针灸，针药并进，以治余症。

评按

一氧化碳中毒分轻、中、重三种程度。重度中毒者往往有很多并发症，尤其可见精神症状，是因一氧化碳中毒导致脑功能失调而发，西医学称之为"一氧化碳中毒性脑病"。

上述二案，前者年事已高，后者两度昏迷，继发症状多而重，一般需要 2～3 年才能减轻或治愈。由于中西医结合治疗，中药发挥优势，得以在 4 个月或 1 年内治愈或明显收效，大大缩短了疗程。

本病在中医医籍中似无专文记载，这可能与古今生活条件不尽相同有关。在中医学有关山岚瘴毒的启示下，余思此病主要由于口鼻吸入恶毒异气，邪毒入侵人体，一身骤感此异毒之气，导致气血紊乱，阴阳失调，以致诸症丛生。本二案均系重度中毒者，可谓感异毒之气颇甚，以致脏腑诸经皆失常司，清阳当升不升，浊阴当降不降，气血逆乱失度，水津难以正常四布，液聚为痰，血滞成瘀，痰瘀内阻，上扰蒙蔽心窍神明，遂致卒倒昏迷、瘫痪失语等。治疗此类疾病并无一成不变之法方，临证当依中毒轻重，视发展变化之症状表现而辨证投方。

本病所举二案，余在治疗上主要参照中风之治。治疗大法主要是化痰开窍、活血通络、养心安神、补肾荣脑四法，解毒祛风法亦在选用之列。遣方用药上，余则常用《宣明论方》"地黄饮子"为主方。化痰开窍除菖蒲郁金汤外，常喜选用清心化痰丸、淡鲜竹沥水等方药。诸法之中乃以化痰开窍为先，补肾荣脑、养心安神二法则贯彻治疗之始终。本病涉及脏腑主要为心（脑）、肾。肾为先天之本，藏精，生髓，通脑，脑为髓之海；心主血脉，藏神，"五脏六腑之大主也，精神之所舍也"，乃从本图治之法。而重视化瘀通络，乃因本病系恶毒异气侵袭人体，邪毒留阻血脉，必滞血为瘀，欲清其毒，必祛其瘀，瘀去方可生新。化瘀开窍乃循常法，故不复述。

三叉神经痛

医案

王某，男，36岁，工人。1986年6月15日。

罹患头面疼痛，诊为三叉神经痛，反复发作，痛苦异常，近日又作。诉其左侧头面、眼眶并及口周痛如烧灼，目眩而晕，痰多黏稠，不易咳出，大便燥结如羊屎状，小便短赤。望其面痛苦异常，察其舌苔黄厚而腻，脉象弦滑。

辨证：痰瘀阻滞，风邪外袭。

治法：疏风豁痰，通络止痛。

处方：

白芷 10g　川芎 10g　地龙 10g　菖蒲 10g　郁金 15g
龙胆草 10g　白矾 2.5g　法半夏 10g　茯苓 15g　厚朴
10g　橘红 10g　生姜 5g　竹沥水 30g（分冲）

水煎服，5 剂，每日 1 剂。

二诊：1986 年 6 月 21 日。

服药 5 剂，疼痛稍缓，但余症如故，苔脉同前。细考脉症，虽有风寒，但苔黄厚腻、大便燥结不通乃阳明腑实之证。胃火不降，逆火上冲，经气壅塞，故头面灼痛。痰饮内结，乃因腑气不通、肺失肃降而致。腑实为本而痰浊为标，徒豁痰通络无异扬汤止沸，何如釜底抽薪。遂于上方加减，入生大黄 5g（后下）、芒硝 6g（分冲）。药后下燥屎甚多，秽臭难闻，从而疼痛大减，头脑转清，舌苔消退，脉已不滑。燥屎已下，则不宜再攻。上方去芒硝，生大黄改为制大黄，取其清胃泻火之力以善其后。

评按

三叉神经痛是指三叉神经分布区域反复发作的阵发性疼痛，是一种顽固疾患，中年人发病率较高，女性多于男性。本病属于中医学"头风""偏头痛""面痛"范畴。

本病可由外邪而起，亦可由内因而发。外邪侵袭以风寒、风热为主，寒邪侵犯阳明之络，伤人阳气，气机凝滞，发为疼痛；风热上犯，灼津伤络，气血失和而致面部疼痛。发于内因者有真阴不足，有胃火上炎，有瘀血阻滞，有肝火为患等。真阴不足者，阴不制阳，虚火上扰为痛；胃火上炎者，实火上攻，灼伤络脉而致疼痛；瘀血阻滞者，气血瘀滞，不通则痛；肝火上炎者，阳亢化风，经脉失和而痛。

　　本例确为胃火壅盛、腑气不通之证。但因其夹风痰壅塞于上，故初诊以疏风豁痰为主，虽疼痛稍缓，然未获显效。二诊加入硝、黄伍用，以上病下取，釜底抽薪，通腑泻热，一举而面痛皆除。

鼻　衄

医案

　　史某，男，11 岁。1972 年 3 月 25 日。

　　病史：患儿每至春季则鼻衄已有 5 年，近 2 日来每天数次，色鲜红，量多。衄后头晕，无冷热，无汗。眠食一般，大便稍干，溲黄，烦急，口干思冷饮，无外伤史。

　　诊查：望之面色精神正常，舌尖赤，苔薄白，目赤。鼻孔内棉球已被血浸透。切脉滑数。

　　辨证：鼻衄。证属春阳上升，阳盛则热，升腾上炎，迫血妄行致衄。

　　治法：凉血行血，引血下行。

　　处方：

　　生地 15g　赤、白芍各 10g　当归 5g　阿胶珠 10g　川牛膝 10g　藕节 15g　白茅根 15g

　　水煎服，2 剂。

二诊：1972年3月29日。

药后鼻衄1次，量少，舌边尖微红，脉滑稍数，效不更方，上方继服3剂而愈。

评按

一年四季有春生、夏长、秋收、冬藏及春温、夏热、秋凉、冬寒之变化。春属肝木，为生发之季，肝血不藏，疏泄失职，阳盛则热，火热之邪使血流加快，甚至导致迫血妄行之证，又每呈现阳亢之象。此例之治疗，既未用大队苦寒釜底抽薪药，亦未用"炭"类药物单纯止血，而是在四物汤中以凉血止血之生地易熟地，且加赤芍、川牛膝、藕节、阿胶等，使其具有凉、养、活、补、引、止血之功，使其止血而不留瘀也。

综观本例，用药仅8味，服方仅5剂，5年之疾痊愈。"用药如用兵，兵不在多而在精。"此之谓也。

鼻　渊

医案

王某，男，21岁。1963年6月11日。

病史：鼻塞不通，时而流清涕时而流黄稠臭涕已5年余，牵引耳内疼痛，经常溢脓水，耳溃烂，屡治不效，1962年某医院诊断为"慢性鼻炎，鼻中隔弯曲，慢性化脓性中耳炎"，经多次会诊效不显，遂出院。

诊查：刻下鼻炎、中耳炎仍在，并兼见头痛，鼻塞声重，听力障碍（右重），烦躁易怒，两胁胀，失眠，纳差，口苦，大便干，尿微黄，望诊面黄，精神一般，体瘦，中等身材，舌边尖赤，苔白厚腻。右耳自内溃烂至外耳，有渗液浸透棉球；切脉弦滑。

辨证：肺肝风热内郁，胆经湿热蔽窍。

治法：清泻肺肝风热，利胆燥湿开窍。

处方：

苍耳子10g　白芷10g　辛夷10g　龙胆草6g　薄荷6g　芥穗3g　菖蒲3g　黄芩6g　车前子10g　土茯苓30g

水煎服，1剂。

针刺：迎香、翳风、合谷、上星。

二诊：1963年6月12日。

经治后鼻立即通气，鼻塞缓解，鼻内分泌物大减，色由黄转白，质由稠转稀，臭味减轻，而耳溢脓水明显减少，诸症悉减，舌苔薄白腻，脉弦微滑，效不更方，水煎服3剂，针刺3次。

1963年12月23日因胃痛就诊，诉鼻、耳疾已愈半年。

评按

鼻渊是以鼻流腥臭浊涕、鼻塞、嗅觉丧失等为主症。本病之重者名为"脑漏"。常见于慢性鼻炎及急、慢性副鼻窦炎等。

鼻为肺之外窍，因此鼻渊的发生与肺经受邪有关。其急者，每因风寒袭肺，蕴而化热，或外感风热之邪，乃致肺气失宣，客邪上干清窍而致鼻塞流涕。风邪解后，郁热未清，酿为浊液，壅于鼻窍，化为脓涕，迁延而发为鼻渊。本例诊断为"慢性鼻炎，鼻中隔弯曲，慢性化脓性中耳炎"，历时5

年余，证属肺肝风热内郁，胆经湿热蔽窍，故治宜清泻肺肝风热、利胆燥湿开窍之法。方以苍耳子、辛夷、白芷、薄荷配伍，名曰苍耳散（《济生方》）。苍耳子辛苦温润，上行脑巅，散风除湿，宣肺通窍，辛夷上走脑舍，祛风通鼻，二药均入肺经，相须配对，并走于上，宣通鼻窍之力增强；白芷辛温芳香，化湿浊，通鼻窍，止疼痛，薄荷入肺肝二经，功能疏散风热，为治鼻渊之良品，又能疏肝解郁，升发清阳，二药伍用，增强宣通鼻窍之功，又有疏肝解郁之效。龙胆草功专泻肝胆实火，善清下焦湿热，车前子性专降泄滑利，具有导湿热下行从小便出的特点，二药相辅相助，增强清泻肝胆湿热之力，且能导湿热下行而出；黄芩清热燥湿、泻火解毒，能清肝肺之火，与龙胆草、车前子二药配合，清泻肝肺、利胆燥湿之力增强；土茯苓清热解毒利湿，《本草正义》曰："土茯苓，利湿去热，能入络，搜剔湿热之蕴毒。"与车前子等配伍，增强清热利湿之力，且有导湿热下行从小便而出的特点；芥穗善祛风邪，《本草经疏》谓："荆芥入厥阴经气分，其功长于祛风邪，散瘀血，破结气，消疮毒。"与诸药同用，增强清泻肺肝风热之力；菖蒲善化痰湿而开窍，《本草汇言》谓其"利气通窍，如因痰火二邪皆眚（shēng），致气不顺，窍不通者，服之宜然"。同诸药配伍，增强燥湿开窍功效。合谷为手阳明经之原穴，有通经活络、疏风解表、清泻肺气、镇静止痛之力。迎香为手阳明大肠经之终端穴，有宣肺气、通鼻窍、散风邪、清火热之功。合谷以宣通经络之气为要，迎香以舒调局部经气为主。二穴相合，上下通经接气，开窍启闭益彰；翳风为手少阳三焦经腧穴，又是手、足少阳经交会穴，具有疏调三焦气机、疏风通络、清热泻火、开窍益聪、镇静止痛之功。上星为督脉之腧穴，上通

259

于脑，下连于鼻，善治鼻渊、头痛。两穴同用，既能疏调三焦气机，清热泻火，燥湿热，开耳窍，又能通脑窍，开鼻窍，具有耳、鼻兼治之功。本例针药并施，优势互补，耳鼻两疾皆愈。

齿　痛

医案

赵某，男，31 岁。1963 年 7 月 15 日。

病史：牙痛已 4 日，昨夜右下牙痛较剧，不能入睡，亦不敢饮冷、热水，吸气亦疼，去牙科就诊，因红肿未予处置。阵阵恶寒发热，少汗，腹胀痛，已 3 日无大便，尿黄少。

辨证：风热上扰，风胜则动，热胜则肿（痛）。

治法：疏风清热，釜底抽薪。

处方：

（1）漱口方：高良姜 10g、细辛 10g、地骨皮 10g，煎水漱口（勿咽下）。

（2）防风 10g　川军 5g　芒硝 10g　黄芩 10g　栀子 10g　桔梗 3g　生草 6g　川芎 3g　地龙 10g　茯苓 6g

水煎服，2 剂。

服 2 剂后病愈。

评按

此例牙痛较重，故先以漱口方治标缓急止痛。临床经常遇到各种牙痛，有些因红肿有炎症，牙科不予处理，或血压过高，或冠心病或高热或年老体弱……牙科医生不敢轻易处置，此时无论男女老幼用之皆宜。用时必须温漱，药液不可过凉或过热，避免冷热刺激，切勿咽下。

本例齿痛证属肠胃积滞于内，风热侵袭于外，故除予疏风清热药外，尚以调胃承气汤加减，采用釜底抽薪法，通腑泻热，清泻阳明热结，故能2剂而愈。

口腔溃疡

医案1

张某，女，52岁，农民。1990年6月7日。

病史：患者患舌及口腔溃疡20余年，此伏彼起，从未间断过，屡治罔效。近2个月来，除原舌部、双颊、唇内黏膜溃疡外，双嘴角亦溃破，有分泌物。张口难以进食，头晕，脘闷腹胀，大量汗出，口臭，胃痛（已大量服用牛黄类药物20年，遇冷饮及凉药则胃痛），眠少多梦，大便干结难行（有脱肛、混合痔），视物模糊已9年。

诊查：望之面黄神倦，舌黯红微紫质干，舌面、边、尖、舌下及唇内黏膜溃疡多处，双口角溃破溢液，切脉细弦。

辨证：肺胃积热日久，误治而致阴虚火旺，为正虚邪实之证。

治法：滋阴清热，扶正祛邪。

处方：

生地 30g　玄参 30g　鲜芦根 30g　麦冬 10g　石斛 12g 莲子心 5g　黄芩 10g　白术 10g　黑芝麻 30g　茯苓 12g　砂仁 5g　霜桑叶 12g

水煎服，7 剂。同时外用锡类散。

二诊：1990 年 6 月 16 日。

药后口腔内溃疡面缩小，口角疮如故，口臭减轻，大便转畅，每日一行，舌黯红，苔薄白，脉细弦。综上方加减治之。

处方：

北沙参 20g　黄芩 10g　厚朴 10g　黑芝麻 30g　苍术 10g　陈皮 10g　霜桑叶 12g　石斛 12g　砂仁 5g　生甘草 10g　元胡 10g

水煎服，7 剂。效不更方，可继服多剂。

三诊：1990 年 7 月 23 日。

原口腔溃疡面继续缩小，近一周已未生新疮，口角溃疡已无分泌物。虚汗已减少，腹胀胃痛除，纳佳，眠宁，二便调。舌红，苔转白，脉弦。

处方：

生地 30g　黄芩 10g　焦栀子 10g　石斛 12g　白术 10g 淡豆豉 10g　芦根 15g　砂仁 5g　生甘草 10g　竹叶 10g

水煎服，14 剂。效不更方，可继服多剂。

至 8 月 20 日，口腔溃疡痊愈，精神愉快。

医案 2

李某，女，35 岁，工人。1992 年 3 月 9 日。

病史：患口腔溃疡多年，反复发作，经久不愈。近日来溃疡波及唇、鼻腔，纳少不欲食，胃脘不舒，大便秘结，三四日一行。

诊查：失眠多梦，纳呆腹胀，大便不调，倦怠乏力。舌质红，苔黄腻厚，少津，脉沉细滑。

辨证：心脾素虚，湿热内蕴，熏蒸于上，属本虚标实之证。

治法：拟清热利湿解毒之法。

处方：

（1）生地 18g 通草 6g 当归 9g 连翘 9g 赤小豆 9g 升麻 4g 豆豉 12g 黄芩 6g 黄连 6g 黄柏 6g 栀子 6g 瓜蒌 24g 土茯苓 12g

水煎服，5 剂。

（2）锡类散 2g 患处外涂。

二诊：1992 年 3 月 15 日。

口腔溃疡全部消失，唯失眠乏力、纳少腹胀症犹在，遂转而以治其心脾为主旨。

处方：

黄芪 12g 党参 9g 白术 9g 当归 9g 龙眼肉 24g 炙草 9g 远志 9g 桑椹 24g 生地 12g 瓜蒌 15g 枳壳 9g 黄芩 6g 升麻 3g 黄连 3g 煅龙牡各 24g

水煎服 5 剂，病乃愈。

评按

口腔溃疡中医称之为"口疮"。病有久暂，证分虚实；新发者易治，久病者难疗。其与心、脾、小肠等诸脏腑息息相关，病因病机非只一端。其病理有属热毒上攻者，有属脾胃失调、湿热蕴蒸者；有气虚者，亦有阴虚者。属实证者，多由火热之毒或湿热蕴郁心胃二经，上熏口腔所致；属虚证者，以中焦虚寒，元阳不足，或虚火上炎者为多。新病多实，久病多虚，而虚实夹杂之证也屡见不鲜矣。

案1既非典型的脾胃积热，又非单纯的阴虚火旺证。患者为20年之顽疾，又大量滥用"牛黄类"清热解毒之品，导致"久病必虚"。遇凉则胃痛加剧，证明脾胃亏虚。值此正虚邪实之际，既不可施大队寒凉，又不能单纯滋阴，更不敢只顾脾胃而弃置"口疮"之主症。故首用滋阴以清虚热，扶正以祛实邪。方以生地滋阴清热，芦根清热生津，二药伍用，滋阴清热生津之功显著；玄参、麦冬、石斛三药组合，滋阴润燥、降火解毒之力倍增；黄芩清热燥湿、泻火解毒，与白术或苍术配伍，寒温并用，既增强燥湿之力，又无伤中之弊；莲子心专入心经，善清心除烦安神，茯苓渗湿健脾、宁心安神，二药合用，清心除烦、宁心安神功效较著；焦栀子善清三焦之火，导热下行，淡豆豉为清热除烦之要药，竹叶清热除烦、利小便，三药组合为用，既能增强清热除烦之力，又能导热下行从小便而出；黑芝麻功长养肝血、滋肾阴，兼能润肠通便，桑叶清肝火、平肝阳，二药合用，一补一清，标本兼顾，共奏补肝肾、养肝血、清肝火、平肝阳之功效。继则以平胃散化裁燥湿运脾、行气和胃。口臭除，大便通，腹胀胃痛缓解之日，即口腔溃疡痊愈之时。

案2病程较久，心脾素虚，又有一派湿热蕴蒸之象。倘治其虚，恣用温补，虑其邪热愈炽；若一味攻邪，又恐徒伤气阴，犯虚虚实实之戒，只会加重病情。本案虚实夹杂，寒热错杂，颇感棘手。吾评审其脉症，权衡轻重缓急，遵《内经》"急则治其标，缓则治其本"之旨，初诊以清利湿热治标为主，少顾其本；复诊以治本为主，兼顾其标。有主有从，有点有面。治先投以清热利湿解毒重剂，少佐扶正之品，直折其邪，一荡而平；复诊治以益气养阴之方，少佐苦寒之药，意在清除余热、平补心脾以收全功。如是邪热得除，心脾得健，湿不内蕴，热不复生，阴阳平和，病不再发。

痤　疮

医案

刘某，男，16岁，学生。1989年11月27日。

病史：（家长代诉）面生痤疮2年，日益严重，因遭同学讥笑，致郁怒，失眠，导致休学。现纳差，头痛，失眠，便干，数日一行，自幼厌青菜。

诊查：望之精神抑郁，颧骨、两额、双颊、鼻、双颐周围满布紫色、红色粉刺、丘疹、脓疱及囊肿结节，舌红苔腻微黄，切脉弦滑。

辨证：肺胃湿热，兼感毒邪。

治法：清肺胃，解毒邪。

处方：

防风9g　柴胡9g　黄芩9g　归尾12g　赤芍12g　茅、芦根各15g　连翘12g　白芷9g　苦参10g　桑白皮10g　丹皮9g　紫草15g　地丁10g　白芍15g

水煎服，5剂，每日1剂。

二诊：1989年12月2日。

头痛减轻，纳增，便干减，面部未生新疹，上方加地肤子、白鲜皮各10g。

水煎服，7剂。

三诊：1989年12月11日。

面部痤疮好转，彻夜失眠转为可入睡 2～3 小时，大便日一行，上方去地丁、苦参，加地龙 10g。

水煎服，14 剂。效不更方，可继服多剂。

四诊：1990 年 2 月 12 日。

春节面部基本光滑，精神愉快，舌淡红苔薄白，脉弦。并已复学，上方继服。

五诊：1990 年 3 月 26 日。

面部光滑，皮肤白润，精神佳。

评按

痤疮多发于青年，以面部为多发，或兼见于胸背部。本病与情绪紧张有关，系内分泌功能紊乱所致，西医学称之为"痤疮"。中医称为"粉刺"。中医认为，该病多与情志失调、饮食不节、劳逸不当、外感六淫、女子月经等有关。本例患者为高知家庭之独生子，一贯成绩优秀，一帆风顺。当面部遍生痤疮后，感到"没脸见人"时，又遇同学挖苦讥笑，一气之下，致郁怒失眠，痛不欲生，无法上课而休学。此等面目全非之"重"症实不多见，故首先应使患者树立战胜疾病的信心，其次四诊合参，遵《内经》"肺与皮毛相合"以及《医宗金鉴》"肺风粉刺囊"而用清肺胃湿热解毒之法。方以黄芩清热燥湿、凉血解毒，苦参清热燥湿、杀虫、利尿，二药伍用，清热燥湿解毒之力增强；桑白皮长于泻肺，能清泻肺热、消痰散郁，与黄芩相合，能增强泻肺热之功；白茅根清热凉血利尿，芦根长于清泻肺胃之热，"二根"相须为用，清泻肺胃之功显著，且清热不伤胃，生津而不恋邪；紫草凉血解毒，为治痘疮血热毒盛之要品，赤芍清热凉血、活血行滞、宣化疡毒，二药配伍，增强清热凉血、活血解毒之功；防风有"风药中润剂"之称，以祛风为长，又能胜湿，白芷善治头面皮肤之风，功能除湿解毒，两药相合，增强祛风除湿解毒之功；柴胡长于疏肝解郁、升发清阳，白芍酸收，敛肝和营，二味伍用，疏柔相济，动静结合，疏肝之中兼敛肝，升阳之中兼敛阴；地肤子清热燥湿，善于清利，白鲜皮苦寒胜湿，为湿热疮疡常用之品，二药配伍，增强清热燥湿之功，又有祛风解毒止痒之力；当归为血中之气药，既能补血，又能活血，当归身长于补血，当归尾长于活血，伍丹皮则增强活血散瘀之效，又能凉血而生新；地丁长于清热解毒，《本草正义》曰："地丁，专为痈肿疔毒通用之药……"《本草求真》谓其"凉血，消肿毒"。连翘亦为清热解毒要药，善清心而祛上焦诸热，散结消肿而治疮疡、痈疖，两药同用，清热解毒、消肿散结之力大增；地龙善行走窜，走血分，通血脉，消瘀滞，与清热解毒、凉血活血诸药配伍，增强清热凉血、通经活络之效。

如此辨证组方，患者初诊 5 剂即未生新疹，使之有了一线希望。每周均有好转，从 11 月底至来年 2 月计 2 个半月，面部光滑，白润如常，1991 年考上大学。

太阳毒皮肤病

医案

孙某，男，9 岁。1964 年 9 月 9 日。

病史：患儿昨日进城日晒后头面刺痒，继之头、面、颈、手、前臂、腿均肿胀、灼痛，眼难睁，前臂及手指肿胀不能屈伸；烦躁，胸闷，口渴少饮，无汗，少尿，大便干；恶寒发热，恶心。从6岁始，每于夏季日晒后即发作。

诊查：望之面色淡黄，头、面、颈、手、前臂高度水肿，呈紫红色，眼裂封闭，口唇肿，张口困难，语言不清，舌质红，苔白腻，切脉弦滑稍数。

辨证：太阳毒皮肤病。证属湿热蕴于内，阳毒燔于外。

治法：清热解毒，利湿消肿。

处方：

双花10g　连翘10g　土茯苓20g　生薏苡仁15g　茅、芦根各20g　紫草10g　白薇6g

水煎服，7剂。

上方共服7剂痊愈。

评按

湿为长夏主气，至夏秋之交，潮湿充斥。患者平素脾虚水聚，郁久化热。此时外受阳光热毒照射，内外合邪而成湿毒，故治宜清热解毒、利湿消肿。方中双花、连翘相须为用，清热解毒之力倍增；土茯苓功专清热解毒利湿，生薏苡仁利湿健脾，二药伍用，既有清热解毒之功，又有利湿健脾之效；茅、芦根相须相辅，气血双清，清热利尿生津之力增强；紫草凉血活血解毒，白薇凉血退热，善清血热，退虚热而益阴，二药伍用，既有增强清热凉血之力，又有活血解毒之功，药虽仅8味，却有清有利，有解有化，共服7剂即愈。

流火（下肢丹毒）

医案

房某，女，60 岁，职员。1981 年 10 月 21 日。

病史：1964 年继足癣感染后，每届夏秋则下肢红肿，寒热交作，痛楚难耐，行动艰难，病程延今，已有七载。病侧左肢渐现轻微大脚风（橡皮肿）。初罹此患时，经注射青霉素却恒不奏效。

诊查：昨晚起忽觉左脚痛楚，视之红肿，色如涂丹，自服犀黄丸治之，以图控制病情发展，罔效，而入夜疼痛加重。今日午后更增寒热（体温 39.4℃），脚面红蔓及膝胫，红肿上界起一条索状红线，直贯上行，至腹股沟部皆有红肿疼痛，舌红苔黄腻，脉滑数。

此为"流火"，又名"下肢丹毒"。

辨证：湿毒化火与风热外邪搏结，气血瘀滞。

治法：先治以疏风清热、凉血解毒、化瘀通络、消肿散结之法。

处方：

防风 9g　柴胡 9g　黄芩 9g　归尾 12g　赤芍 12g　人工牛黄 1g（分冲）　连翘 12g　丹皮 9g　白芷 9g　天花粉 12g　皂角刺 9g

水煎服，3 剂。

二诊：1981 年 10 月 24 日。

上方甫服 1 剂，寒热之症消失，服完 3 剂，疼痛亦减，肤色变暗，然足胫肿胀未见消退。仍宗上法而略变其制，于上方中去疏解清热之品，而加以祛湿消肿之味。

处方：

苡仁 30g　黄柏 9g　苍术 9g　蚤休 9g　丹皮 12g　忍冬藤 18g　连翘 12g　归尾 9g　赤芍 10g　白芷 9g　浙贝 9g　玄参 15g　炙乳没各 3g　皂角刺 9g

水煎服，4 剂。

三诊：1981 年 10 月 28 日。

继服上方 4 剂，肿痛相继递减，病灶皮肤颜色转常，已能自己下床行动。

诊得脉来小数，望其舌苔转黄，拟清热解毒、祛湿通络之法，以善其后，方以五味消毒饮加减主之。

处方：

野菊花 9g　连翘 12g　公英 15g　紫花地丁 15g　蚤休 9g　薏苡仁 30g　忍冬藤 13g　黄柏 6g　路路通 10g　白芥子 9g

水煎服，3 剂。

随访：药后诸症均退，一如常人。

评按

"流火"为丹毒发之于下者，故又名"下肢丹毒"。《圣济总录》指出："热毒之气，爆发于皮肤间，不得外泄，则蓄热为丹毒。"究其起因，实则火流于下者少，而火起本位者多。经曰："伤于湿者，下先受之。"是以罹患此者多因湿郁以化火，或湿毒与火合邪也。本例患者继足癣湿气后而感染发病，亦即此类。

湿郁以化火，或湿毒与火合邪，自应湿火并治，然本病初起，除现红肿热痛等局部症状外，而更现寒热交错之全身症状，显系湿火之外又复感风邪。故根据病情的轻重缓急，借用了"透风于热外"的治则，以除其寒热；俟寒热已平，继又应用了"渗湿于热下"的治法，以除其肿胀；而始终以仙方活命饮为基础之方者，盖以此方清火解毒、化瘀通络，"乃疮疡之圣药，诚外科之首方也"（《医宗金鉴》）。药随证变，故病情递减，既往难愈之疾得以速痊。

牛 皮 癣

医案

史某，女，30岁。2003年2月10日。

患者皮肤瘙痒，搔之呈片状脱屑，医院诊断为"神经性皮炎"，经多方治疗无效，遂来就诊。望之皮肤有抓痕和血痂，舌质红，苔黄，脉弦数。

辨证：血热风燥，风湿热毒蕴郁肌肤。

治法：凉血解毒，养血退癣。

处方：

赤、白芍各15g　升麻5g　连翘12g　马齿苋15g　广地龙10g　当归12g　蜂房5g　川芎10g　蚕沙15g　蜈蚣3条全虫5g　土茯苓15g　白僵蚕10g　萆薢15g　小白花蛇1条

水煎服，7剂。

二诊：2003年2月17日。

药后皮肤瘙痒见轻，宗上方加减调治。

处方：

马齿苋 15g　黄芩 10g　升麻 5g　土茯苓 15g　黄柏 10g　蝉衣 5g　白僵蚕 10g　黄连 6g　蜈蚣 3 条　白蒺藜 15g　丹皮 12g　全虫 5g　广地龙 10g　忍冬藤 15g　小白花蛇 1 条

水煎服，7 剂。效不更方，可继服多剂。

三诊：2003 年 3 月 25 日。

癣已退大半，不痒，偶有烦躁，易感冒，舌暗红胖嫩，脉沉小弦。治以解毒退癣、平肝解郁，佐以扶正。

处方：

白僵蚕 10g　蝉衣 5g　当归 15g　广地龙 10g　防风 10g　赤芍 15g　川郁金 12g　白术 12g　蜂房 5g　太子参 15g　黄芪 30g　全虫 5g　蜈蚣 3 条　菖蒲 12g　小白花蛇 1 条

水煎服，7 剂。效不更方，可继服多剂。

四诊：2003 年 6 月 24 日。

癣已全退，仅在头皮及手臂处有小红点，舌淡红胖嫩，脉沉小弦。宗上方加减，邪正兼顾。

处方：

白僵蚕 10g　升麻 5g　蜈蚣 2 条　蝉衣 5g　炮山甲 6g　全虫 5g　地龙 10g　蜂房 5g　马齿苋 15g　双花 10g　小白花蛇 1 条　炙黄芪 30g　当归 12g　土茯苓 15g　赤芍 15g　太子参 15g

水煎服，7 剂。效不更方，可继服多剂。以巩固疗效。

另服：大败毒散 1 瓶，每次 2 粒，每日 2 次。

评按

牛皮癣病名始见于《世医得效方》。由风湿热毒蕴郁肌肤所致；或因营血不足，血虚风燥，肌肤失养而成；与情志失调亦有一定关系。牛皮癣又名摄领疮，类似西医学的神经性皮炎。《诸病源候论》指出："摄领疮，如癣之类，生于领上痒痛，衣领拂着即剧，是衣领揩所作，故名摄领疮也。"《外科正宗》说："牛皮癣如牛项之皮，顽硬且坚，抓之如朽木。"本例证属风湿热毒蕴郁肌肤，系血热风燥之证，故拟清热凉血、祛风利湿、活血解毒为法，佐以养血滋阴润燥。方以赤、白芍合用，一散一敛，一泻一补，具有清热凉血、养血活血、柔肝止痛之效；马齿苋长于清热解毒消痈，连翘清热解毒、消痈散结，素有疮家圣药之称，二药相辅相助，增强清热解毒之力；升麻清热解毒、升举阳气，蝉衣入肺、肝经，功能疏风散热，《本草纲目》谓："治皮肤疮疡风热，当用蝉蜕。"二药配伍，既有增强清热解毒、疏风散热之功，又有升举清阳之效；全虫、蜈蚣相须为用，息风解毒、通络散结之力倍增；白僵蚕疏散风热、祛风止痒、解毒散结，白蒺藜长于平肝、疏肝、祛风止痒，二药配对，既有增强祛风止痒之力，又有解毒散结之功；蜂房祛风、攻毒、杀虫，白花蛇祛风、攻毒、通络，《本草纲目》谓其"通透骨搜风，截惊定搐，为风痹、惊搐、癫癣恶疮之要药。取其内走脏腑，外彻皮肤，无处不到也。"二药伍用，增强祛风、攻毒、杀虫、通络之力；黄芩、黄连、黄柏"三黄"组合并用，清热燥湿、泻火解毒作用显著；炮山甲祛瘀通络，为治疮疡要药，《医学衷中参西录》曰："其走窜之性，无微不至，故能宣通脏腑，贯彻经络，透达关窍，凡血凝血聚为病，皆能开之。"地龙清热息风、通络利水，二药相辅相助，祛瘀通络功效大大增强；当归、川芎配对，活血、养血、行气三者并举，且润燥相济，使祛瘀而不伤气血，养血而免致血壅气滞，共奏活血祛瘀、养血和血之功，与活血通络之品配合，有"治风先治血，血行风自灭"之意；土茯苓清热解毒、除湿通络，《本草正义》谓："土茯苓，利湿祛热，能入络，搜剔湿热之蕴毒。"蚕沙善于化湿，功能通络，萆薢利湿通淋、分清泌浊，三药组合为用，清热利湿功效增强。三诊癣退大半，增以玉屏风散（《丹溪心法》）益气固表以扶正；当归伍黄芪以补气生血、气血双补；太子参益气养阴生津，与黄芪相合，共奏气阴双补之功。四诊癣已全退，但余邪尚存，"宜将胜勇追穷寇"。故拟祛邪扶正兼顾之法，以汤药为主，辅以大败毒散（中成药）治之，以防"残敌"卷土重来。

诊余漫话

脑髓病的综合治疗

脑髓病是临床上的常见病，范围较广，主要有头痛、眩晕、昏迷、闭证、脱证、中风、痴呆、痫证、癫狂、厥证、郁证、耳鸣（耳聋）、失语、失嗅、头外伤、痿证、虚劳、痉证、不寐、五迟等，都是较为疑难的病症。其发生与六淫、七情、气血阴阳、五脏功能等因素有着较为复杂的联系，所以在治法上也就要从不同的角度着手，有的要祛邪，有的要扶正，从药物及情志角度综合治疗往往能取得较好疗效。

一、药物疗法

药物疗法是治疗脑髓病最常用的方法，系根据不同的病因病机，采用不同的方法来治疗，以达到使脑恢复正常功能的作用。

（一）醒脑开窍法

醒脑开窍法主要用于热毒攻脑，或寒邪痰浊壅阻于脑，蒙蔽清窍导致神志昏迷、不醒人事、惊厥、抽搐等邪气壅实之闭证，是根据"急则治标"而设的方法，主要用于危重急症。临床上根据病邪的性质可分为凉开醒脑法和温开醒脑法两类。

1. 凉开醒脑法

适应证：高热，神昏，惊厥，抽搐，舌绛，苔黄，脉数有力。

选方：安宫牛黄丸、紫雪丹、至宝丹。

以上三方均有清热解毒、涤痰除烦、辟秽开窍、镇痉安神之功。临床使用时，若高热昏谵、烦扰惊厥可用安宫牛黄丸；身热烦狂惊厥用紫雪丹；痰热内困之昏厥惊痫用至宝丹。

2. 温开醒脑法

适应证：突然昏倒，不醒人事，牙关紧闭，痰鸣气粗，面色苍白，口唇青紫，两手握固，手足不温，舌质淡，苔白润，脉沉迟。

选方：苏合香丸。

（二）滋肾荣脑法

适应证：肾精亏虚，髓海不足之证。症见头晕、耳鸣、头空痛、下肢痿废无力、舌红少苔、脉沉细无力；小儿五迟或年老痴呆，或头外伤，髓海受损，病久未愈者。

选方：补肾荣脑汤Ⅱ号方（自创方，药用紫河车、龙眼肉、桑椹、熟地、当归、丹参、赤白芍、太子参、茯苓、远志、菖蒲、郁金、生蒲黄）。若偏于阴不足者，合用地黄饮子；偏于络脉瘀阻者，合用桃红四物汤。

（三）回阳救逆法

适应证：阳气衰微之证。症见神志昏迷，不省人事，面色苍白，口唇青紫，大汗淋漓，皮肤凉湿，四肢厥冷，舌淡，脉微欲绝。

选方：参附汤、四逆加人参汤。临床使用常加煅龙骨、煅牡蛎以潜敛浮阳，增加疗效。

（四）平肝潜阳法

适应证：肝阴不足，肝阳上亢而致头痛，眩晕，耳鸣，手足抽搐，甚至突然昏倒，不醒人事，口眼歪斜，半身不遂等；或神倦乏力，低热，筋脉拘挛，手足颤抖，舌绛少苔，脉细弦等。

选方：实风用镇肝息风汤，或天麻钩藤饮、羚角钩藤汤，虚风用大定风珠、地黄饮子。

（五）补益气血法

适应证：气血虚弱而见神疲体倦，面色㿠白，自汗少气，头痛绵绵，头晕，健忘，失眠多梦，舌淡，苔薄白，脉细弱。

选方：归脾汤、八珍汤。

（六）活血化瘀法

适应证：瘀血阻于髓海而见头痛如刺，部位固定，入夜痛甚，或猝然晕倒，不省人事，肢体偏瘫，或有明显外伤史，舌紫暗，苔腻，脉细涩。

选方：通窍活血汤、血府逐瘀汤、补阳还五汤。

（七）涤痰醒脑法

适应证：痰阻脑窍而见神志昏迷，不省人事，喉中痰鸣，肢体抽搐，或神识痴呆，静而多言，举止异常，苔腻，脉滑。

选方：涤痰汤、白金丸。

（八）引血上行法

适应证：用于清阳不升、血不上行之证。症见头空痛，头晕，目眩，健忘，身体软弱，肢体渐觉不遂，脑际紧缩作痛，或昏仆，移时自醒后致成偏枯、言语謇涩等后遗症。

选方：补中益气汤。

（九）消食导滞法

适应证：食滞中焦，清阳不升而症见头晕，昏仆，食后加重，空腹减轻，多寐，体倦懒动，纳呆食少，苔腻，脉滑。

选方：保和丸。

（十）通腑泻热法

适应证：燥屎内结，腑气不通，浊气上犯而见头痛，头晕，神昏谵语，高热，四肢厥冷，目中不了了，睛不和，口燥喜冷饮，舌苔焦黄起刺或焦黑燥裂，脉沉实，及热厥、痉证热甚发狂等。

选方：大承气汤、牛黄承气丸。

（十一）清热解毒法

适应证：热毒亢盛，上扰神明而症见高热，烦躁，头痛如劈，神昏，呕吐，谵语，狂妄，面赤，口渴喜冷饮，吐衄，舌红起芒刺，苔焦黄，脉数。

选方：清瘟败毒饮。

（十二）理气解郁法

适应证：情志不畅，气机失调而致心烦，胸闷，善太息，或突然昏仆，不省人事，舌淡，苔白，脉弦。

选方：五磨饮子、柴胡疏肝散。

以上诸法是脑髓病治疗中常用的方法。除此之外，还有很多方法也常选用，如祛风法，根据风寒、风热的不同，分别可用发散风寒、发散风热法；暑邪伤人又宜清热解毒、解暑化湿和补益气阴等。可根据病邪、病机、区域、季节、体质而选用相应的方剂。

二、情志疗法

由于脑髓病的发生与七情有密切的关系，所以在治疗上除药物疗法外，还要采取情志疗法，以治其本。对此，中医学很早就有认识，如《内经》中记载"祝由"，实际上就是一种心理疗法。后世随着科学的进步，在不断去除唯心主义糟粕的基础上，逐步积累了一套实用的科学体系，如以情胜情，暗示开导，顺情纵欲，移情易性等，在脑髓病的治疗中起了很大的作用。

（一）以情胜情法

以情胜情法的记载首见于《内经》。《素问·阴阳应象大论》及《素问·五运行大论》中均指出："怒伤肝，悲胜怒"；"喜伤心，恐胜喜"；"思伤脾，怒胜思"；"忧伤肺，喜胜忧"；"恐伤肾，思胜恐"。可以看出，这是根据五志所在脏腑的生克关系用一种情志去治疗另一种情志刺激所产生的病症，从而达到治愈的目的。其机理就在于当某一情志活动过亢或不及时，会破坏整个人体的生理平衡，若过亢则用相克的方法，即"以情胜情"的方法来治疗，以达到恢复机体相对平衡的状态。

对于以情胜情疗法，历代医家均很重视，尤以金元四大家之一的张子和最为擅长，对此有很大贡献，在其医案中有详细的记载。张氏认识到以情胜情法的机制所在，并具体解释为："悲可以治怒，以怆恻苦楚之言感之；喜可以治悲，以谑浪亵狎之言娱之；恐可以胜喜，以恐惧死亡之言怖之；怒可以治思，以污辱欺罔之言触之；思可以治恐，以虑彼忘此之言夺之。"张子和之言对临床有很大的指导意义，然而，对此我们不应机械地搬用，不必全部以五行生克为规则。要根据临床的不同情况而灵活运用，如《素问·五运行大论》所说："怒则不思，忿而忘祸，则胜可知矣。思甚不解，以怒制之，调性之道也。"

1. 喜乐疗法

用各种方法使患者精神愉快，心情舒畅，以促使机体阴阳协调，气血和畅，从而治疗因忧愁、思虑、苦闷、悲哀等因素而导致的病变，是根据《素问·举痛论》之"喜则气和志达，荣卫通利"而设。张子和《儒门事亲》中记载治一妇人即用此法，"项关令之妻，病饥不欲饮食，常好叫呼怒骂，欲杀左右，恶言不辍，众医皆处药，几半载尚尔。其夫令戴人视之。戴人曰：此难以药治。乃使二娼，各涂丹粉，作伶人之状，其妇大笑。次日，又令作角抵，又大笑。其旁常以两个能食之妇夸其食美，其妇亦索其食而为一尝之。不数日，怒减食增。不药而瘥，后得一子"。

2. 激怒疗法

用各种言行激怒患者，使之愤怒，气机亢盛，以治疗思虑过度之气结，忧愁不解之意志消沉，惊恐太过之胆虚气怯等，是根据《素问·举痛论》"怒则气上""怒则气逆"的机制，治疗气机不及的病证。此类方法在历史上多有记载：如《吕氏春秋·至忠》中文挚怒齐王。《后汉书·方书列传·华佗传》亦记载了以怒治病的医案，"郡守笃病久，佗以为盛怒而瘥，乃多受其货而不加功，无何弃去又留书骂之，太守果大怒，令人追杀佗，不及，因嗔恚，吐黑血数升而愈"。在临床中此法一定要慎用，还要做好患者家属的思想工作，使家属有思想准备，否则会引起其他情志病变，并造成不良影响。

3. 惊恐疗法

运用使病人产生惊惶的方法，治疗由气机郁结所致的忧虑证，或因欢喜过度，导致心气涣散所致的嘻笑不休，或胃气上逆所致的呃逆不止。如《灵枢·杂病》说："哕……大惊之，亦可已"。《洄溪医书》载一病例，以惊吓治愈大喜伤心之证。"某殿撰新以状元及第，告假而归，至淮上有疾，求某名医。医曰：疾不可为也。七日必死，可速归，疾行犹可抵里。殿撰呛然气沮，兼程而归，越七日无恙。其仆进曰：医有一柬，嘱归面呈之。殿撰拆视，中言：公自及第后，大喜伤心，非药力所能愈，故仆以死恐之，所以治病也，今无妨矣。殿撰大佩服"。

4. 悲哀疗法

使病人产生悲哀的心情，以治疗某些心情激动、喜悦失度的病证。如《儒门事亲》中记载：闻庄先生者，治以喜乐之极而病者。庄切其脉，为之失声，佯曰：吾取药去。数日更不来，病者悲泣，辞其亲友曰：吾不久矣。庄知其将愈，慰之。诘其故，庄引《素问》曰恐胜喜。"

总之，以情胜情法的意义就在于针对人体情志变动的因素，采用相反的情志变动以调整气机，从而达到治病的作用。如暴怒不解者，用悲哀或恐惧之法治之；喜甚伤心者，用惊恐之法治之；过思气结者，令怒以胜之；悲忧过度者，以喜而胜之；惊恐所伤者，令之多思则忘却。

（二）移情易性法

移情易性法是分散患者对疾病的注意力，或改变其周围环境，减少对疾病的不良刺激，以促进病情转愈的方法。具体方法很多，如琴棋书画、种花、垂钓、舞蹈、体育活动等都可以采用，可根据病人的不同病情、不同心理和不同环境而采用不同的方法。

就情志发病来说，有内、外因素之分，故治疗时亦要针对这个问题，从内、外两方面着手。从内而言，主要是指患者主动转移自己的情志活动以达到治疗的目的；从外则利用外来刺激因素，如环境、语言等变易病人的情志活动来进行治疗。通过这种方法，疾病可不药而愈。如《素问·移精变气论》所说："古之治病，唯其移精变气……而已。"

运用移情易性的心理疗法来治疗疾病，在古代名医医案中有不少记载，如《儒门事亲》记载："昔闻山东杨先生，治府主洞泄不止。杨初未对病人，与众人谈日月星辰躔度及风云雷雨之变，自辰至未，而病者听之而忘其圊。杨尝曰：治洞泄不已之人，先问其所好之事，好棋者与之棋，好乐者与之笙笛，勿辍。"这是转移注意力的治疗方法。另外，在《续名医类案》《临证指南医案》《古今图书集成·医部全录·医术名流列传》《怪病神医录》等，都有用移情易性法来治疗情志病的病案。

移情易性法目前在临床中有较高的使用价值，从某种角度来说，可能比药物效果更好。例如，对于一些因社会因素、家庭因素所致的心理疾病，药物疗效并不理想，不如用此法来治疗。其机制与调整人体气血、增强自身抵抗力有关系，是对机体内部的生理功能进行自我调节的结果。

（三）说理开导法

说理开导法亦称劝说开导法，是通过言语对病人采取启发诱导的方法，分析疾病的性质、原因、危害程度，解除病人的紧张、恐惧心理，了解如何养生，进行自我调理，配合医生治疗，从而战胜疾病。它来源于《内经》，如《灵枢·师传》指出："人之情，莫不恶死而乐生，告之以其败，语之以其善，导之以其所不便，开之以其所苦，虽有无道之人，恶有不听者乎。"

说理开导法在中医学中是一种很重要的治疗手段，它通过对病人各种因素的了解，从而采用相应的方法而达到一定疗效，遗憾的是目前对此重视不够，没有专科医生进行这项工作。西医学早已开始并不断运用心理疗法，而且有相应的科室设置，相比之下，实感中医之缺失，故有必要尽快地抓好这项工作，使中医的宝贵经验尽早造福于人类。

进行说理开导工作，最重要的是医者态度，只有在医生取得病人信任后，才能取得较好的疗效。故医生的态度必须热情、认真、严肃、诚恳，对病人耐心而有同情感，在融洽的气氛中，选择适当的语言和表达方式，询问病者的苦楚所在，引导病人吐露真情，并为病人保守秘密。这样，病人才可以将其心中痛苦倾诉出来，使病邪可以发泄于外，以得到心理上的平衡，医者再以适当的开导，可以产生良好的医疗效果。若医者对此不慎重，语言轻浪，态度玩忽，以病者之苦楚为乐，则会产生消极的作用，反而会加重病情。故进行这项工作，不仅需要较好的医疗知识，在心理学、社会关系学、语言学上都应有一定的造诣方可。

说理开导法主要用在神志病中，如郁证，是由气机不畅、肝气内结所致，适当地采用说理开导的方式可使之郁结之气疏散，以恢复气机的正常运行，起到治疗疾病的作用。

三、其他疗法

对于脑髓病的治疗，除药物疗法、情志疗法外，还有气功疗法、针灸疗法等，都广泛地应用于临床，并起着重要的作用。

（一）气功疗法

气功疗法亦称为导引、吐纳等，是通过对"气"的调动，以充分发挥人体的内在因素来治疗疾病的一种方法。

气功疗法中就"气"来说，有"内气"和"外气"之分。所谓"内气"，是自身通过气功锻炼后机体所调动和产生的某种"气态"物质，它可以起到养生祛病之功效；"外气"则是气功师将自己的"内气"发放于外，用以治疗病人的某种"气态"异常。所以就脑髓病来说，也有两种方式，一种是患者通过自身锻炼，使元气充沛，正气旺盛，气机运行正常，以抗邪外出。另一种是通过气功师的外气治疗，以祛除病邪或补元气之亏乏。

从气功的动作来看，有动功和静功之分。动功是外动内静，以动为主，动中求静，刚柔相济，内外结合，所以是祛病强身、延年益寿的有效方法；静功则是外静内动，以静为主，静中有动，静动结合，以养正气为主。动主练形，静主养神，动者偏阳，静者偏阴，动静结合，阴阳协调，形神俱养，以益寿延年。

气功疗法的流派很多，功法各异，但共同之处都以"精""气""神"三宝为基础，通过不同的动作或意念来调身、调息、调心神，以达到练功的目的。

调身即摆好姿势，一方面指自然放松的姿势，另一方面指各种动功的准确动作，是练功的基础。只有调好身，才能使身体放松，经络畅通，以利于气的运行。

调息即调整呼吸，在静功中是为了入静而设，只有均匀柔和地呼吸，才能有助于精神的放松，使思想、意念单一化，排除杂念而入静。在动功中调息是根据不同的动作，以引导气在人体的出入而设，它有助于经气在经络中运行。

调心是调整人的精神活动，使之入静，把意念集中于身体内部的某一部位，或集中于体外的某一事物上。这种功夫需要一定时间的锻炼才能达到，只有达到这一层次，才能使气功很好地发挥作用，使气在人体内正常运行，并使之发于外，治疗他人疾病。

对于气功的实质，西医学、现代科学目前尚无较满意的解释，但它在医疗及其他方面的作用却越来越引人注目，气功的整理和提高，将把人类对生命的研究推向更深的层次，故我们有必要在临床实践中更广泛地运用之。

（二）针灸疗法

针灸疗法是用针刺或艾灸的方法来治疗疾病，亦是调整人体功能的常用方法，属于外治法。即通过直接刺激病人某个部位，通过经络腧穴，以激发经气，调整阴阳，进而达到扶正祛邪、治愈疾病的目的。

在脑髓病的治疗中，人们发现不少疾病用针灸的方法更为方便，疗效更加显著，如痫证的发作期，与其用药物，不如用针刺，常可选用人中、十宣等穴位进行治疗。中风后遗症亦如此，由于各种原因导致肢体不遂，屈伸不利，在药物疗法的基础上加用针灸则效果更好。其他脑髓病，如头痛、眩晕、耳鸣、痿证、癫狂、失声、闭证、脱证等，用针灸疗法都有较好的疗效。

合理治疗癫痫

癫痫是以突然仆倒、昏不知人，口吐涎沫，两目上视，肢体抽搐，或口中如作猪羊叫等神志失常为主要临床表现的一种发作性疾病，又称痫证，俗称"羊痫风"。

西医学所称的癫痫与之基本相同，包括原发性癫痫和继发性癫痫。

一、辨证论治

癫痫是临床上的常见病症，其形成根据轻重有大小发作之分。轻者为小发作，表现为突然发作和突然停止的神识不清，一般仅持续 5～30 秒，病人呆木无知，不闻不见，不言不语，面色苍白，但无抽搐，或突然中断活动，手中物件突然落下或两眼向前瞬视，时有眼睑或上肢发生轻微抖颤，或偶然能机械继续原来的简单动作，事后即清醒，但对发作情况全无记忆，发作甚则日达数次至数十次；癫痫之重者为大发作，表现为肢体抽搐和神志不清，部分病人在发作前短暂瞬间有先兆症状，如头昏，精神错乱，恶心欲呕，上腹部不适，视听或嗅觉障碍等，随之昏仆倒地，不省人事，瞳孔散大，口吐白沫，呼吸暂时中断，口唇青紫，喉中作猪羊叫声，头眼倾向一侧，全身肢体抽搐，历时数十秒钟，继而抽搐停止，呼吸恢复。部分病人可有遗尿，或有昏睡，睡后自觉肢体酸痛，软弱无力，头晕头痛，不知发生之事。甚者则表现为频繁发作，持续不解，神识不清等。

痫证的治疗在发作期应以祛邪为主，针对风、火、痰、热、瘀之不同而分别用药；在间歇期则应以扶正为主，调理人之气血阴阳。

（一）发作期

1.肝风痰浊

症状：发作前常有眩晕、胸闷、乏力等症，发则突然昏仆，不省人事，手足抽掣，目斜口歪，口吐痰涎，或伴尖叫与遗尿，或精神恍惚，苔白腻，脉弦滑。

病机分析：情志失调，气机不畅，脾胃气虚，痰涎内结，风痰相合，上逆扰脑，经络壅闭，清窍阻塞，发为痫证。痰浊上扰，脑失神明则突然昏仆，不省人事；风痰走肢体则手足抽掣，目斜口歪；痰涎上涌则口中吐涎；脑失神明，膀胱封藏失固则遗尿；苔白腻，脉弦滑皆为痰浊肝风之征。

治则：涤痰息风，开窍定痫。

方药：定痫丸。方用竹沥、胆南星清热祛痰；半夏、陈皮、贝母、茯苓、麦冬降逆祛痰，兼防伤阴；丹参、菖蒲开瘀利窍；全蝎、僵蚕、天麻息风止痉；朱砂、琥珀、远志、茯神、灯心草镇惊宁神；甘草调和诸药。

若久病频发，正气不足者，加人参以补元气；大便秘结者，加大黄以泻热通便，或用礞石滚痰丸。

2. 痰火内盛

症状：发作时昏仆抽搐吐涎，或有叫吼，平日情绪急躁，心烦失眠，咳痰不爽，口苦而干，便秘，舌红苔黄腻，脉弦滑数。

病机分析：肝气郁结，日久化火，肝火亢盛，火动生风，煎熬津液，结为痰浊，风随火动，风动痰生，阻塞脑窍则昏仆；肝风内动则抽搐；痰浊上涌则吐涎；肝气不舒则情绪急躁；火热内扰则心烦失眠；舌红苔黄腻，脉弦滑数皆为肝火痰热偏盛之征。

治则：清肝泻火，化痰开窍。

方药：龙胆泻肝汤合涤痰汤加减。方用龙胆草、山栀、黄芩、通草、生地等泻肝清热；半夏、橘红、胆星、菖蒲化痰开窍。可适当加入石决明、钩藤、竹沥、地龙等以平肝潜阳。

3. 寒痰壅盛

症状：痫证时作，发则昏仆，四肢抽搐，口吐涎沫，面色青紫，手足清冷，或表现呆木无知，不闻不见，日发数次甚至数十次，舌淡，苔白厚腻，脉沉细。醒后全身疲惫酸软，数日后始逐渐恢复。

病机分析：此由素体脾虚，痰浊内生久聚所得，因阳气不足，不得温养，故痫发时面色青紫，手足清冷；寒痰上扰，清窍壅闭，故痫证时作，发则昏仆；痰走经络则四肢抽搐；上逆则口吐涎沫；脑失神明则呆木无知，正不胜邪，故日发多次；舌淡苔白厚腻、脉沉细皆为阳气不足、痰湿内盛之征。

治则：温阳除痰。

方药：五生丸合二陈汤加减。方用胆南星、半夏、白附子辛温豁痰；川乌辛温散寒；黑豆补肾利湿；二陈汤健脾祛痰、共奏温阳除痰、理气定痫之功。

4. 瘀血阻脑

症状：头部外伤后，时有突然昏仆，不省人事，四肢抽搐，或仅为短暂神志不清，呆滞不语，伴头痛，部位固定，舌暗或有瘀斑，苔薄白，脉细涩。

病机分析：跌仆撞击或出生时难产导致头部受伤，瘀血阻脑，脑气失用，神志失常，故突然昏仆，不省人事；气血瘀阻，筋络不和则四肢抽搐；瘀血阻脑故头痛固定不移；舌暗或有瘀斑、脉细涩皆为瘀血之征。

治则：活血化瘀、祛痰开窍。颅脑外伤后癫痫的病机是"痰""瘀"结合而为病，若单纯祛痰，则瘀滞不消而痰由瘀生；单纯祛瘀，则痰无以去而病根犹存，故治以行气活血与祛痰并施。

方药：通窍活血汤合涤痰汤加减。方以通窍活血汤祛瘀，涤痰汤祛痰开窍。头痛加细辛；瘀血甚加水蛭、三七；气虚加党参、黄芪；血虚加丹参、紫河车。本型病程较长，常伴有正气不足之征，剂型上除汤剂外，尚可配制为散剂、丸剂以便服用。

5. 阴阳不交

症状：痫证常于五更睡眠之时发作，醒后不知所发生之事，伴面色萎黄，气短乏力，舌淡，苔薄白，脉细。

病机分析：五更之时乃阴阳交替之际，若阴阳不调，不能正常交接，则逆乱为患，发为痫证。

治则：调和阴阳，祛痰开窍。

方药：桂枝汤加味。方用桂枝、白芍调和阴阳；生姜、甘草、大枣益气补中。加地龙、菖蒲、胆南星、天竺黄祛痰开窍；远志、茯苓宁神定志；痰多加竹沥水冲服。

6. 经血不调

症状：痫证常于经期或经前发作，伴胸闷不适，少腹急结，或月经不调，色紫块多，舌暗，苔薄白，脉弦。

病机分析：肝气不舒，血瘀不行，经血不利，冲气上逆，痰浊内风趁势而上，气血逆乱发为癫痫。

治则：调经活血，祛痰开窍。

方药：桃红四物汤加味。方用桃仁、红花、川芎活血调经；熟地、白芍、当归养血扶正；加地龙、菖蒲开窍祛痰；郁金、香附理气行滞；龙骨、牡蛎平肝潜阳。若月经不调、少腹冷痛加干姜、肉桂；气短乏力加人参、黄芪。此型治疗要抓好时机服药，一般多在痫证发作前数日服药；如经期发作痫证，则于经前 5 日服 3～5 剂，经后服数剂四物汤以调养，连续治疗数月方可有效。

（二）休止期

1. 脾虚痰盛

症状：神疲乏力，身体虚弱，纳差便溏，痰多，胸痞满闷，舌淡，苔白腻或滑，脉弦滑或细滑。

病机分析：素体脾虚，或痫证日久，损伤正气，致脾虚不能运化，生化乏源，气血不足，故神疲乏力，身体虚弱；脾虚不能正常运化水湿则痰涎内生，故痰多；痰阻胸腹则胸痞满闷；舌淡、苔白腻、脉滑皆脾虚痰盛之征。

治则：健脾化痰。

方药：六君子汤加味。方用人参、白术、茯苓、甘草健脾益气；陈皮、半夏化痰降逆。若痰多便秘加瓜蒌、胆南星；便溏加山药、白扁豆、苍术；呕逆加生姜、旋覆花；痰多色黄、苔黄腻者则改用温胆汤。

2. 肝气郁结化火

症状：平素性情急躁，多因忧郁恼怒而诱发痫证。发后仍胸胁不舒，烦躁不安、性急易怒，口苦心烦，失眠，舌红，苔薄黄，脉弦或弦数。

病机分析：肝气郁结，久而化火，火盛动风则夹痰上扰而发为痫证。肝气不得条达则胸胁不舒、性急易怒，化火则烦躁不安、口苦心烦，内扰心神则失眠；舌红、苔薄黄、脉弦或弦数皆为肝气郁结、化热化火之征。

治则：疏肝理气清热。

方药：丹栀逍遥丸。方用丹皮、栀子清肝泻火；柴胡疏肝理气；白芍柔肝理血；当归养血活血；白术、云苓、甘草健脾益气、培土制木。若肝火偏盛则加龙胆草、黄芩；大便秘结加大黄；痰多加胆星、菖蒲；头晕加石决明、天麻、怀牛膝。

3. 肝肾阴虚

症状：痫证频发后神志恍惚，头晕目眩，面色酸白，健忘失眠，腰膝酸软，便秘，舌红，脉细数。

病机分析：痫证频发则气血双亏，肝血不足，肾精虚损，髓海失养，故神志恍惚，头晕目眩，健忘失眠；气血不足、气虚血滞则面色晦暗；肾主骨，腰为肾之府，肾虚则腰膝酸软；阴血不足则肠道失润，故大便秘结；舌红，脉细数为阴血不足之征。

治则：滋补肝肾。

方药：一贯煎合六味地黄丸加减。方用熟地、枸杞、山萸肉、生地、当归、麦冬、沙参补肝肾之阴，滋阴降火；川楝子疏肝理气；丹皮、泽泻清肝肾虚火；山药、云苓益气健脾，助生化之源。肾阴亏甚者加鹿角胶、龟板胶、阿胶以填髓益阴；肝阴不足、肝阳上亢者加石决明、龙骨、牡蛎；便秘加肉苁蓉、火麻仁以润肠通便。

4.心脾两虚

症状：痫发日久，发作后心悸怔忡，健忘失眠，虚热盗汗，食少体倦、面色萎黄，舌淡，苔薄白，脉细缓。

病机分析：痫发日久，气血亏乏，心失所养则惊悸、怔忡；脾气亏虚则食少体倦、面色萎黄、虚热；气血不足，不能上奉于脑则健忘；阴虚内热则盗汗；舌淡、脉细缓皆为气血不足之征。

治则：补益心脾。

方药：归脾汤加减。方用人参、黄芪、白术、甘草、生姜、大枣甘温补脾益气；当归、龙眼肉、茯神、枣仁补血养肝；远志宁神定志；木香醒脾理气，共奏补益气血之功。

对于痫证的治疗，临床上要注重发作期与休止期的不同。发作期以祛邪为主，重在治标，着重豁痰顺气、息风开窍定痫；休止期以扶正为主，重在治本，着重健脾化痰、补益心脾、疏肝理气、滋养肝肾，并注意饮食劳倦等。

对于因风痰壅盛或肝火痰热所致痫证而身强体壮者，根据"因其高而越之"之法，可因势利导将痰涎从口中呕出。方药可用三圣散，药用防风、瓜蒂各6g，藜芦3g，共为粗末，用温开水250ml冲服，先服半量，停片刻，待有恶心感后，用筷子或手指探吐，待吐出食物及痰涎后，再服剩下的半量，令再吐之，以吐出大量的痰涎为好。吐后休息片刻，饮稀米粥，以护胃气。此法不可过用，当痰吐出后仍有痰者，服二陈汤以健脾祛痰。

二、单方验方及饮食疗法

1.苦瓜蒂7个，白矾3g，共研细末，用白开水冲服，隔

3 天服 1 次，治风痰壅盛之痫证。

2. 黄豆 30g，地龙 30g，一同煎煮，待黄豆煮熟后吃黄豆，用于休止期脾虚痰盛之证。

3. 白矾 2g，大枣 10 枚，水煎服，每日 1 次，连服 1～2 个月，用于痫证休止期。

4. 香附 60g（酒炒），郁金 180g（矾水浸），大蜈蚣 24g，全蝎 24g，巴豆霜 9g，牛黄 3g，共研细末，成人每服 3g，少儿每服 1.5g，每日 1 次，可连续服用，治疗肝气郁结、痰涎壅盛之痫证。

5. 蝉衣 30g，僵蚕 15g，钩藤 15g，全蝎 10g，朱砂 3g，共研细末，治小儿痫证。1 岁以内服 0.5g，1～2 岁服 1g，2～4 岁服 1.5g，年龄大者酌情加量，服 1 剂为 1 个疗程。

6. 地龙包子：鲜地龙不拘数，先泡入水中，待其吐净泥土后，切碎，加葱、姜等佐料，包成包子，蒸熟服食。治风痰壅盛之痫证。

7. 团鱼煎：团鱼 1 个，煮熟去壳，采肉用油盐炖好，连汤带肉 1 次吃完。应在未发作前开始服用，每日 1 次，连服 7 天共 7 个，服后感觉发热，无其他反应。治气血两虚之痫证。

8. 天麻竹沥粥：淡竹沥 30g，天麻 10g，粳米 100g，白糖适量。将天麻切成片，与粳米同煮粥，粥熟后调入竹沥、白糖。日分 2 次服用，治肝风痰热之痫证。

9. 枸杞子炖羊脑：枸杞子 30g，羊脑 1 个，清水适量，水炖熟，调味服食。治气血不足之痫证。

三、针灸疗法

针灸疗法常用于痫证之发作期，用以开窍醒神，常用穴位如人中、涌泉、印堂等，并根据证型不同而选用配穴。如寒痰壅盛者选任、督、足阳明经穴位，如鸠尾、巨阙、大椎、中脘、足三里、丰隆等；风火痰热者选厥阴、督脉、足阳明经穴位，如内关、太冲、丰隆、足三里等；惊恐伤脑者选背俞、手少阴经、督脉经穴，如心俞、胆俞、神门、郄门、大椎等；风痰闭阻者选任脉、督脉、足阳明经穴，如膻中、巨阙、中脘、大椎、丰隆等。

髓病证治笔谈

近年来，余临证治疗一些西医学所称的脊髓空洞症、脱髓鞘病、肌萎缩、小儿麻痹后遗症、脑瘫及某些血液病等，中医之"髓病"可统括以上诸症。脑、肾、精、髓异名而同源也，精髓之病，病本在肾。

余以鹿角、猪髓为主药，配地黄饮子加味治疗"髓病"患者，可改善症状，缓解病情。

鹿角，系雄鹿之骨质角。李时珍认为鹿乃仙兽，纯阳多寿，能通督脉，又食良草，故其角肉食之，有益无损。余思"髓病"者长期用药，虽多虚证亦难免夹瘀，鹿茸价格昂贵，为峻补纯阳之上品，恐非病家常服所宜，而鹿角功似鹿茸，唯性平效力薄弱，但其又具活血散瘀之功，恰为补肾填精通髓之用。余在"髓病"的治疗中，以猪骨髓配鹿角，助肾阳益肾阴，平调督肾。猪为水畜，浊阴之物，其性平甘寒，以髓滋阴，以脏补脏，壮肾水，生肾精，填精髓，与鹿角相配，一阴一阳，相得益彰。朱丹溪创大补阴丸用猪骨髓亦取其大补阴精之功。鹿角（临床用鹿角镑）、猪髓可谓治"髓病"首选良药。

余曾治江姓患儿，2岁，因高烧后下肢麻木，继而右下肢不能行走。在某医院检查，除跟腱反射阳性外，余均未见明显异常。月余，患儿右下肢肌肉萎缩，乃求诊于余。见患儿发育尚可，不会行走，伴手心热，纳差，舌质淡，苔薄。证属热极伤精及髓，经络闭阻之"髓病"也。拟补肾填精通髓活络之法。药用秦艽、威灵仙、杜仲、狗脊、菟丝子、桑枝、白芥子、路路通、川断、桑寄生、补骨脂、熟地、紫河车、鹿角镑。并嘱服猪脊骨汤以助药力。服上方数十剂后，已基本痊愈。后以上方加减，嘱其配制成丸，并多服猪脊骨汤，以巩固疗效。

论 痿 证

痿证是指由各种原因导致肢体弛缓，手足痿软无力，足不任地，手不能举，甚至肌肉消脱的一种病症。因其以下肢不能随意运动为多见，故亦有"痿躄"之称。此外，根据其发病原因、部位及临床表现的不同，又可分为皮痿、肌痿、筋痿、肉痿、骨痿等。

痿证是临床中的疑难杂症，涉及范围较广，可见于西医学的多发性神经炎，急性骨髓炎，脊髓压迫症，脊髓空洞症，运动神经元病，多发性硬化症，进行性肌营养不良症，周期性麻痹，重症肌无力，小儿麻痹后遗症，小儿大脑发育不良，脑外伤后遗症，外伤性截瘫等。

我国历代中医学家对本病的病因病机有较全面的认识。对湿热、火热、痰浊、瘀血、元气亏损、情志失调等因素对本病的影响进行了探讨，从临床中总结出滋阴降火、清肺润燥、补益脾胃、调补肝肾、活血化瘀等治法，有效地指导了临床。

一、辨证论治

痿病的病因病机较为复杂，外及六淫，内涉五脏，临床表现有多种形式，故在治疗上要辨别其所在部位、病邪浅深、病情轻重，根据不同的证候分别治疗。除药物治疗外，针灸、按摩推拿、气功、食疗等都可以配合运用以综合治疗。

（一）肺热伤津

症状：先见发热，热退即见两足痿软不用，渐至肌肉消脱，皮肤枯燥，心烦口渴，呛咳无痰，咽喉不利，小便短赤热痛，舌红苔黄，脉细数。

病机分析：肺位上焦，可布津于全身，后天水谷精微赖脾气散津、上归于肺后，使肺之津气得以充养，肺通过百脉将津气转输于全身，筋骨经脉得其濡养，以维持其正常的运动功能。若邪气扰肺，或热病后余热未清，熏灼肺金，则津液受伤，上源生化无本，致筋脉失于濡润，手足痿弱不用，如《素问·痿论》所说："肺热叶焦，则皮毛虚弱急薄，著则生痿躄也。"肺津不足，皮毛失润，则皮肤枯燥，津伤则口渴、无痰，阴虚内热则心烦。加之肺失肃降则呛咳，咽喉不利，小便短赤热痛。舌红苔黄、脉细数皆阴津不足、虚热内炽之征。

治则：清燥润肺。

方药：清燥救肺汤。拟用桑叶、石膏清燥热；阿胶、麦冬、胡麻润肺养阴；人参、甘草补益肺气；杏仁、枇杷叶肃肺止咳。诸药合用，使肺燥得清，肺阴得滋，津液得布，则枯痿之筋骨复得润养，自能逐步恢复正常。口干甚者，加沙参、玉竹、石斛以润燥生津；日久气血亏虚者加黄芪、当归以补气养血。

（二）脾胃虚弱

症状：平素纳少便溏，或久病脾胃气虚，纳呆少食，倦怠乏力，面色无华，渐见下肢痿软无力，肌肉消脱，舌淡，苔薄白，脉细弱无力。

病机分析：脾主肌肉四肢，胃为水谷之海，若素体脾胃气虚或久病致虚，可使脾胃受纳运化功能失常，气血生化之源不足，四肢失养而发为痿证。如《素问·太阴阳明论》说："脾病而四肢不用，何也？岐伯曰：四肢皆禀气于胃，而不得至经，必因于脾，乃得禀也。今脾病不能为胃行其津液，四肢不得禀水谷气，气日以衰，脉道不利，筋骨肌肉皆无气以生，故不用焉。"气虚不能上荣于面，则面色无华；舌淡，苔薄白，脉细弱皆脾胃虚弱之征。

治则：补中益气。

方药：补中益气汤。方用人参、黄芪、白术、甘草以补脾肺之气，升麻、柴胡升清，陈皮理气醒胃以防补药之滞，当归和血，姜枣调和营卫，使脾胃得健，气血得生，肢体得荣，则痿弱自除。若久病气血亏甚者，可重用黄芪、人参、当归，并加丹参、白芍、龙眼肉；若气阴两虚者，伴见少气懒言、气喘，宜再补气阴等，合用生脉饮以双补气阴；纳差甚者加扁豆、山药以健脾，兼阴虚者则加用玉竹、石斛、麦冬等。

（三）阳明热结

症状：发热之后，下肢痿弱不用，口干喜饮，大便秘结，腹胀，时有潮热，面赤，舌红苔黄，脉实有力。

病机分析：此由邪热与有形之食积相合而成。邪热内羁，耗伤津液，肢节失养，故下肢痿弱不用；邪热内结，腑气不通则大便秘结、腹胀、时有潮热；邪热上扰则面赤，耗灼阴津则口干喜饮；舌红苔黄、脉实有力皆为阳明热结之征。正如陈士铎《辨证录》所说："痿证终年不能起床，面色光鲜，足弱无力，不能举步者，乃阳明火盛。不必去治两足，止平其胃火，则火熄而足自坚凝。若不平胃火而徒用补阴之剂，则饮食越多而两足益弱。"

治则：泻热通便。

方药：大承气汤。方用大黄泻热通便，芒硝软坚润燥，厚朴行气宽中，枳实消积导滞，以荡肠中热结，邪去则内热除、津液通则痿躄除。阴伤见口干、舌红者，可用麦冬、玄参、生地，或用增液承气汤。日久气阴俱亏、虚热夹杂者，用新加黄龙汤。治疗时要注意中病即止，不可过用，以防损伤正气。

（四）湿热浸淫

症状：肢体日渐痿弱无力，以下肢为常见，兼见微肿，手足麻木，喜凉恶热，身重面黄，胸脘痞闷，小便赤涩热痛，舌苔黄腻，脉濡数。

病机分析：久处湿地，或涉水淋雨，感受外来之湿邪，日渐久积，蕴而化热，浸淫筋脉，致筋脉弛缓不用，发为痿证。如《素问·生气通天论》所说："因于湿，首如裹，湿热不攘，大筋软短，小筋弛长，软短为拘，弛长为痿。"《素问·痿论》曰："有渐于湿，以水为事，若有所留，居处相湿，肌肉濡渍，痹而不仁，发为肉痿。"除湿热外，寒湿亦可导致痿证。如《素问·气交变大论》说："岁火不及，寒乃大行……暴挛痿痹，足不任身。"湿为阴邪，易伤下部，故下肢多发；其性重滞，故身重倦怠；湿阻中焦，故胸脘痞闷；湿热下注，则小便赤涩热痛；苔黄腻、脉濡数皆为湿热之征。

治则：清热化湿。

方药：四妙散加味。方用苍术苦温燥湿，黄柏苦寒清热，牛膝补肝肾并引药下行，薏苡仁健脾渗湿利关节，使湿热除则筋脉自舒。临床运用时可加萆薢、防己、茯苓、泽泻以利湿清热。若兼见肌肉消瘦，五心烦热，舌红少苔，脉细数，此为湿热伤阴，又当加入山药、沙参、天花粉、麦冬以清热生津。

（五）寒湿浸淫

症状：下肢沉重，痿弱无力，足不任身，畏寒肢冷，或见肢体微肿，大便溏薄，舌淡，苔薄白或白腻，脉沉缓。

病机分析：久卧湿地或涉水淋雨，感受湿邪，浸淫筋脉，则见下肢沉重，痿弱无力，足不任身；寒湿浸于肌肉则见肢体微肿，下迫大肠则大便溏薄；寒湿阻滞气机，阳气不得四布则畏寒肢冷；苔白腻、脉沉缓皆为寒湿之征。

治则：温阳化湿。

方药：苓桂术甘汤加味。方用茯苓健脾渗湿，桂枝通阳化气，白术健脾燥湿，甘草补脾和中。并可加用羌活、独活、薏苡仁、威灵仙等祛湿通络；寒甚加附子以散寒；肢体浮肿加汉防己、泽泻以祛湿。

（六）痰浊阻络

症状：形体肥胖，体重倦怠，下肢软弱无力，眩晕脘胀，食后易吐，大便不通，舌胖苔浊，脉滑。

病机分析：脾为水谷之源，亦为生痰之源，若醋嗜肥甘，则痰浊内生，留于四肢，则见体重倦怠，下肢软弱无力；痰阻于中则脘胀，食后易吐；痰浊上扰清窍则眩晕；痰结肠腑，气道不通则大便不行。舌胖苔浊、脉滑皆为痰湿内阻之征。如李用粹《证治汇补》所说："湿痰痿者，肥盛之人，元气不能运动其痰，致湿痰内停，客于经脉，使腰膝麻痹，四肢痿弱，脉来沉滑。此膏粱酒湿之故，所谓土太过，令人四肢不举是也。宜燥脾行痰。"

治则：健脾化痰。

方药：二陈汤。方用陈皮、半夏燥湿祛痰；茯苓健脾利湿、和中化饮；甘草健脾和中。若痰多色黄、大便不通加瓜蒌、黄芩以清热化痰；眩晕甚加胆南星、天麻除湿以祛风。

（七）胃阴不足

症状：下肢痿弱无力，肌肉消瘦，口干喜饮，饥而不思食，大便干结，舌红少苔，脉细数。

病机分析：胃主纳食，为水谷之海。若感受热病，或肝郁化火，或反复呕吐，均可耗伤胃阴而失其柔濡滋润之功，宗筋弛纵而见下肢痿弱无力、肌肉消瘦；阴津不足，虚热内扰则口干喜饮，饥不思食；胃阴不足，肠道失润，则大便干结；舌红少苔、脉细数皆为胃阴不足之征。

治则：养阴益胃。

方药：沙参麦冬汤。方用沙参、麦冬生津润燥、清养肺胃；玉竹、天花粉生津解渴；生扁豆、生甘草益气培中、甘缓和胃；桑叶疏达肺络，轻宣燥热，使胃阴复，宗筋得润则弛纵自复。胃阴亏甚加天冬、生地、元参；大便干结加杏仁、火麻仁，或用益胃汤加减。

（八）髓海空虚

症状：头部外伤后肢体不遂、足痿不用、肌肉消脱；或小儿先天不足而见颅大、目滞、足软迟行或足软不行。

病机分析：脑是人体的重要器官，为"元神之府"，为髓之海，与人体的运动密切相关，肢体轻劲有力或懈怠安卧皆由髓海充足与否来决定。若头部外伤，髓海受损则不能维持正常运动，出现肢体不遂、足痿不用、肌肉消脱等症。若小儿先天不足，髓海不充，亦发为此证。

治则：补肾荣脑。

方药：健肾养脑汤。方用紫河车、龙眼肉、桑椹、熟地以补肾荣脑；太子参、云苓健脾益气；白芍、丹参养血和营；赤芍、当归、生蒲黄活血祛瘀；石菖蒲、远志开窍宁神。健忘加何首乌、胡桃肉；头痛甚加川芎、白芷；上肢痿弱加桑枝、片姜黄；下肢不遂加牛膝；关节屈伸不利重用薏苡仁；瘀血甚加土鳖虫、三七等。

（九）督脉瘀阻

症状：腰脊受损而见肢体不遂，臂不能举，足废不行，日久肌肉渐脱，麻木不仁，或二便失禁，舌有瘀点瘀斑。

病机分析：督脉行于身之背脊，络于两肾，联系命门，总督诸阳经，维系人之元气，称为"阳脉之海"，有调整、振奋全身阳气的作用，肾精充足，肾阳振奋则督脉盛，督脉盛则元气充实，全身得养。若外界暴力损伤督脉则瘀血内阻，经气不通，经脉失养，出现肢体麻木不仁、痿废不用，臂不能举，足不能行，日久肌肉渐脱等症；舌有瘀点瘀斑为瘀血内阻之征。

治则：补肾通督。

方药：通督汤。方用鹿茸、海马、狗脊、川断补肾温督；人参、黄芪益气扶正；三七、苏木、土鳖虫、赤芍、红花化瘀通督；羌活、葛根益气升阳。或加猪脊髓制丸剂。若日久血瘀兼虚者，加当归、白芍、丹参；下肢寒冷加附子、桂枝；肌肉痿软无力重用黄芪；亦可用加减鹿角胶丸以补肝肾、益气血、壮腰脊、养督脉。

（十）肝肾亏虚

症状：腿胫大肉渐脱，膝胫痿弱，不能久立，甚至步履全废，或伴目眩发落，腰酸软，咽干，耳鸣，遗精、早泄或遗尿，舌红少苔或无苔，脉细数。

病机分析：肝藏血，主筋，为罢极之本；肾藏精，主骨，为作强之官。精血充盛，则筋骨坚强，活动正常，若先天不足，房室过度或热病久羁等，均可导致精血亏损，使筋骨经脉失去濡养而发为痿证。见腿胫大肉渐脱，膝胫痿弱，不能久立，如《素问·痿论》所说："思想无穷，所愿不得，意淫于外，入房太甚，宗筋弛纵，发为筋痿。"肾藏精，肾虚不藏，故遗精早泄；腰为肾之府，精虚髓空，腰脊失养，故腰酸软；肝肾阴虚，水亏木旺则头目昏眩；舌红少苔或无苔、脉细数皆为阴虚内热之征。

治则：补益肝肾。

方药：健步虎潜丸。方用熟地、龟胶补肾益精；黄柏、知母清热润燥；虎骨强壮筋骨；锁阳补肾壮阳；干姜温通行气。热甚者去干姜，加玄参、枸杞以养阴清热；精血亏甚加猪脊髓、牛肉胶、阿胶以填补真阴；或用六味地黄丸加味治疗；若久病阴损及阳，肢体痿软无力，不能久立，腰脊酸软，咽干口燥，目眩发落，头晕耳鸣，畏寒肢冷，遗精或阳痿早泄，步履全废，腿胫大肉消脱，舌红无苔，脉细数或沉细无力者，当双补阴阳，药用鹿茸、海狗肾、仙灵脾、狗脊、菟丝子、龟板、阿胶、熟地、白芍、枸杞子等，或用地黄饮子加减。

（十一）气虚血瘀

症状：肢体不遂，肌肉日久不用，乏力气短，肢体麻木或瘫软，舌淡或紫暗，或有瘀斑，脉沉细无力或涩。

病机分析：气为血之帅，气行则血行，气滞则血瘀，若气虚或气滞，则血不能正常运行，瘀而为患，肢体失养而见肢体不遂、瘫软，日久肌肉不得荣养而消瘦，气血滞涩则肢体麻木。舌紫暗有瘀斑、脉涩皆为气虚血瘀之征。

治则：益气活血。

方药：补阳还五汤。方中重用黄芪以益气，归尾、赤芍、川芎、桃仁、红花活血化瘀，地龙通络除痹。气虚甚者加人参；血瘀甚者可加穿山甲、水蛭；兼血虚加丹参，改归尾为当归；下肢痿弱甚加川断、桑寄生、牛膝；阳气不足之畏寒肢冷加附子、桂枝等。

痿证除以上证型外，常相间而病，即多种因素复合而病。如湿热与肾虚并存，脾肾俱虚，虚中夹瘀、夹痰等。治疗上就应分清虚实，辨别孰轻孰重而合理用药。若因热病耗伤真阴，肾水不足，水不涵木，肝风内动时，见腰膝酸软无力，手足蠕动或颤抖，口干喜饮，舌红无苔，脉细虚数，治疗当滋水涵木，用三甲复脉汤加减，药用龟板、牡蛎、鳖甲育阴潜阳；炙甘草补气复脉；生地、芍药、麦冬、火麻仁、阿胶滋阴养血以清虚热，并可根据症状选用石决明、钩藤、珍珠母等；若脾肾俱虚，脾虚不主肌肉四肢，肾虚不主骨，症见肢体痿软无力，腰膝酸软，肌肉消脱，面色萎黄，纳呆食少，神疲乏力，气短，便溏，舌淡，脉弱等，当双补脾肾，同时根据疾病的先后轻重而选方用药，可用补中益气汤合金匮肾气丸加减治疗；若肾阴不足兼见湿热者，当慎重处理，使之补阴不助湿邪，祛湿而不劫真精方可，可仿朱丹溪治痿之法，以四物汤加黄柏、苍术，兼服大补阴丸较为合适。

二、单方验方及饮食疗法

1. 石斛、怀牛膝、桑白皮各30g，甘草6g。水煎服，1日2次，治肺热伤津之痿证。

2. 南沙参20g，麦冬、石斛、玉竹、天花粉各15g，生地25g，甘草5g。水煎服，1日2次，治胃阴不足证。

3. 去皮大麦60g，薏苡仁60g，土茯苓90g（包）。同煎为粥，煮熟后去土茯苓常服，治湿热浸淫之痿证。

4. 龟板30g，熟地20g，制首乌、枸杞子、白芍、锁阳、牛膝各15g。水煎服，1日1剂，分3次服，治肝肾不足之痿证。

5. 清燥清肺饮：生石膏20～30g，麦冬20g，沙参30g，雪梨2～3个。将石膏、麦冬、沙参煎汁去渣；雪梨去皮后捣烂取汁，调入药汁，日分2次饮服，治肺热伤津之痿证。

6. 虎骨酒（虎骨为国家禁用品，现已用替代品）。用市售虎骨酒每日酌量温服一小盅，治肝肾不足之痿证。

7. 猪肾粥：猪肾1对，粳米100g，草果6g，陈皮3g，缩砂仁6g。将猪肾洗净、切块，与陈皮、草果、砂仁共煎取汁，入白酒少许，再加粳米煮成稀粥，治肝肾不足之痿证。

8. 薏苡仁30g，陈皮5g。煮稀粥，治湿热痿证。

三、针灸方法

取手、足阳明经穴，上肢痿取手阳明大肠经腧穴为主，取肩髃、曲池、合谷、阳溪、内关；下肢痿取足阳明胃经腧穴为主，选梁丘、足三里、阳陵泉、髀关、伏兔、环跳等。对于实证者，只用针刺不用灸法，如肺热加尺泽、肺俞、大椎、曲池；湿热配阴陵泉、脾俞、足三里；虚证用补法，如阴虚配肝俞、肾俞、三阴交、悬钟。

对腰脊损伤之痿证，除针刺外，尚可用梅花针打刺，用力程度以局部皮肤潮红、微出血为度，每日或隔日1次，10次为1个疗程。

四、从肾论治

余用补肾法治疗痿证，是根据其病因病机而设的。从痿证的病因来看，有多方面内容，外有风寒暑湿燥火之实，内有心肝脾肺肾之虚，在此则着重讨论肾虚所致的痿证，即各种原因导致肾虚而出现的痿证。《内经》认为肾虚致痿的主要原因是肾虚气热。后世在此基础上对湿热下注及肾阴不足进行了探讨。在临床中，通过对痿证患者的观察，认识到其病机有以下数端。

其一，先天亏乏、禀赋不足：人之身由父母先天之精血相搏而成，故禀赋强弱对婴儿发育有很大的影响，若父母体健，则后代健壮，若父母体弱，或妊期多病、劳累、饮食失调等，均可导致幼儿先天不足，症见形体消瘦，多病体弱，鸡胸，龟背，痴呆，目滞，颅大，齿牙迟生，足软迟行或足软不行。

其二，房事不节，肾精亏竭：肾精有生髓养骨的作用，若恣情纵欲，入房太甚，可致肾脏精血虚耗，荣卫失常，使皮毛、筋骨、肌肉痿弱，无力运动而致痿躄。

其三，热病久羁，肾精受损：热病易伤人之津液，始于上焦，渐传下焦，久羁不去，必耗伤肝肾之阴，肝阴伤则筋痿不用，肾阴伤则骨痿不行。

其四，五脏相传，久病及肾：人身五脏各有其功能，然其相互关联，生克制化，共为一体，一脏有病，可及其他，长期不愈，久必及肾。如肝病日久，耗伤肝阴，肝肾同源，二者皆亏，肾精不足，骨不得润，发为痿证。若脾病日久，水谷不得运化，气血双亏，后天失养，肾脏之精无以补充，亦可导致肾虚而发痿证。他脏亦如此。

其五，失血亡阳，冲任不固：冲任二脉隶属肝肾，冲为血海，任主胞胎，肝藏血，肾藏精，慢性久病可致肝肾精血亏损，累及冲任，而冲任亏虚亦必影响肝肾，若崩漏、产后或外伤大出血，可致冲任空虚，进而导致肝肾不足而发为痿证。

其六，头脊外伤，髓损肾亏：脑为元神之府，脑为髓海，肾藏精，主骨生髓通于脑。脑、髓、肾精，名异而实同，故头部外伤可致脑髓不充、肾精亏虚而发为痿证。脊为髓之通路，脊伤则髓损，亦发为痿。另外，惊恐伤肾可致肾气虚弱，肾精失藏不固，亦发为痿。如《灵枢·本神》所说："恐惧不解则伤精，精伤则骨痠痿厥，精时自下。"

痿证的临床表现可根据其成因不同而异，湿热致痿者多表现为下肢沉重，痿弱无力，兼见肢体微肿，手足麻木，身重，胸脘痞闷，苔腻脉濡等；脾胃虚弱者多见下肢痿弱无力，甚至肌肉萎缩，但起病多缓，平素兼见纳少便溏、腹胀、面色萎黄、体倦乏力等；肺热叶焦者除见两足痿废不用、肌肉消瘦外，多见皮肤枯燥，心烦口渴，呛咳无痰，咽喉不利，舌红少苔，且多发于热病之后。肾虚型痿证则有以下特点：病程较长，起病缓慢，亦可突发于头脊外伤或产后大出血之后。临床表现为下肢痿软无力，腰脊酸软，不能久立，或伴目眩发落，咽干耳鸣，遗精或遗尿，或妇女月经不调，甚至步履全废，腿胫大肉渐脱，舌红少苔或无苔，脉细数或沉细无力。

就痿证而言，可由多种原因导致肾虚引起，在治疗上也就要有不同的方法，如同属肾虚，有偏阴亏，有偏阳衰，有阴阳俱乏，有奇脉不充，有髓海不足，还有夹痰、夹湿、夹瘀血，或兼脾胃俱虚、肝阳上亢等，治疗上既要有所侧重，又要相互兼顾。在治疗上，余抓住肾虚这一关键，以补肾为主，佐以活血、祛痰、除湿、健脾益气、平肝息风等，一法为主，兼用他法，取得了一定的效果。在药物选择上，余体会到虽用草木之品可以取效，但若病久重症，必用血肉有情之品方可建功。临床中以鹿茸（鹿角片、鹿角胶、鹿角霜）、龟板、紫河车、熟地、枸杞子、肉苁蓉等为常用。并根据兼证的不同加减用药。下面就其具体运用进行讨论。

（一）补肾益阴

用于肾阴不足而见下肢痿软无力，腰脊酸软，头晕耳鸣，目眩发落，潮热盗汗，遗精，舌红少苔，脉细数。

人体是阴阳相互协调的整体，以阴为体，阳为用。阴精足则阳有所化，肾精充足则五脏得养，能行走矫健，耳目聪明，筋骨强壮。若先天亏乏，或年高体弱，或久病耗损阴分，可致肾阴不足而出现以上诸症。根据《内经》"精不足者，补之以味"的原则，选用血肉有情之品以填补，药用龟板、紫河车、猪脊髓、熟地、白芍、枸杞、麦冬、当归等。阴虚潮热甚者加入黄柏、知母；盗汗加五味子、浮小麦；肾水不足，心火独亢而不交者，可加黄芩、黄连、阿胶。此类患者病程较长，需长期用药，故在养阴滋腻之品中适量加入陈皮、云苓以醒脾，或加丹参以活血养血，同时根据阴阳互根的原则，少佐助阳药以振奋之，阳中求阴。另外，可服用大补阴丸以配合。

例1：李某，男，12岁，病历号159661，1985年1月29日初诊。

患者于1984年11月12日摔伤头部，当时昏迷，清醒后头痛剧烈，伴恶心、呕吐、鼻出血，再次昏迷，急诊CT扫描示脑膜动脉出血，颅骨线状骨折，先后行两次开颅术，术后神清，失语，肢体瘫痪，至12月20日肢体功能渐恢复。右侧肢体已近正常，但左侧肢体功能较差，不能行走，言语不清。就诊时左侧手指、上下肢屈伸不利，不能坐立，不能行走，头晕，语言謇涩，大便秘结，视物双影，舌红尤苔，脉沉细。辨证为肾阴不足。治以补肾益阴之方：生、熟地各18g，桑椹30g，首乌9g，补骨脂9g，龙眼肉15g，黑芝麻20g，胡桃肉15g，巴戟天10g，山萸肉10g，羌活6g。14剂后左手能举能屈，伸展较缓慢，能久坐及站立，腰部亦感有力，继以上方加减治疗后渐能走路。半年后追访，已能行走，但步履乏力，左侧肢体欠灵活，以上方加味配丸药以巩固之。

（二）补肾壮阳

用于肾阳亏虚而见肢体痿软无力，腰脊酸软冷痛，畏寒肢冷，遇寒加重，精神不振，小便频数，或阳痿早泄，舌淡，脉沉细无力。

阳气是人体运动的根本，它有温煦脏腑、振奋精神的作用，机体的功能都是阳气作用的表现，有阳气则有生命，阳气绝则生命息。故《素问·生气通天论》曰："阳气者，若天与日，失其所则折寿而不彰。"对于痿证的病机及治疗，阳气同样有重要意义，臂之能举、腿之能行均是肢体在阳气的作用下发挥出来的功能。阳气者精以养神，柔以养筋，阳气不足则筋脉失养，肢体无力以动，出现臂废不举、足痿不行等诸症。治疗上以补肾壮阳为主，选用鹿茸、仙灵脾、海狗肾、海马、巴戟天、狗脊、菟丝子等。同时加入补阴药物，如熟地、枸杞、麦冬等，使阳有倚伏，阴中求阳。用药尽量避免过于辛燥，以免耗灼肾阴。若腰膝冷痛者可加入桂枝、附子以散寒止痛；小便频数或遗尿者加益智仁、桑螵蛸。并可配合服用右归丸、金刚丸。若久服成药觉口干或舌尖痛者，可用淡盐水冲服，以引药归经，并除虚火。

例2：王某，男，8岁，病历号162599，1985年8月10日初诊。

患者自1984年8月无明显诱因出现右侧肢体汗出，左侧无汗，左下肢软弱无力，不能长行，长行则跛，肌肉轻度萎缩，左、右腿周径相差1cm。在中日友好医院、北京儿童医院就诊，考虑为"间脑病变"，查脑电图有中度异常及癫痫波，住院治疗效果不明显。就诊时右侧肢体多汗，左侧无汗，行走200米即出现跛行，左下肢不能独腿站立，伴感觉迟钝，纳食可，口中和，二便调，首用桂枝汤加味以调和营卫。治疗月余，左侧已有汗出，畏寒，余症同前，舌淡红，苔薄白，脉沉细无力。证属肾阳亏虚。治以补肾益精、壮阳起痿；药用：鹿角镑9g，紫河车9g，巴戟天9g，仙灵脾9g，熟地18g，山萸肉9g，杜仲12g，白芥子12g，补骨脂

12g，骨碎补 12g，薏苡仁 18g，怀牛膝 18g，羌活 9g。日 1 剂，水煎服。加味金刚丸、健步虎潜丸各 1 丸，日 2 次。治疗 8 个月，症状明显好转，左下肢行走有力，基本无跛行，上体育课能参加 1500 米长跑，左下肢大腿周径较前增粗 0.5cm，可单腿站立 20 秒钟。

（三）阴阳双补

用于阴阳俱虚而现肢体痿软无力，不能久立，腰脊酸软，咽干口燥，目眩发落，头晕耳鸣，畏寒肢冷，遗精或阳痿早泄，甚者步履全废，腿胫大肉尽脱，舌淡或舌红少苔，脉细数或沉细无力。

肾为水火之脏，命火肾水共居于此，二者相互协调，阳以温煦，阴以柔润。病及肾脏时，初病可伤阴，或伤阳；日久阳病及阴、阴病及阳而二者俱虚，治疗上要补肾水、壮肾阳、扶阳益阴同施。用药上助阳选鹿茸、海狗肾、仙灵脾、狗脊、菟丝子，补阴用龟板、阿胶、熟地、白芍、枸杞子等，亦可用地黄引子加减。此型患者病程较长，全身情况较差，治疗上要心中有数，不可性急，以免欲速而不达。

例 3：贾某，女，30 岁，病历号 156714，1984 年 3 月 20 日初诊。

患者于 3 年前无明显诱因出现手足活动不适，手指颤抖，曾在协和医院就诊，诊断为"运动神经元病"，药物治疗无明显效果。上、下肢肌肉萎缩，双手鱼际尤甚，下肢痿弱无力，不能抬腿，手足冷，夜寐多梦，纳食、二便可，月经正常，舌淡，苔薄白腻，脉沉滑。此属阴阳俱虚。治以补肾起痿、益阴壮阳；药用：熟地 18g，山萸肉 9g，巴戟天 9g，石斛 12g，远志 9g，石菖蒲 9g，五味子 9g，麦冬 9g，

茯苓 9g，肉苁蓉 30g，仙灵脾 9g，薄荷 3g，白术 12g。日 1
剂，水煎服。服药 150 剂后，周身较前有力气，可在平路上
行走，肌肉萎缩无发展，余均正常，后配丸药以善后。

（四）补肾荣脑

用于头部外伤后髓海不充而见肢体不遂、足痿不用、肌
肉消脱。亦可用于小儿先天不足而见颅大、目滞、足软迟行
或足软不行。

脑是人体的重要器官，称为"元神之府"，脑为髓之海，
而髓注于骨，可补益脑，故《灵枢·决气》说："谷入气满，
淖泽注于骨，骨属屈伸，泄泽，补益脑髓。"《灵枢·五癃津
液别论》说："五谷之津液，和合而为膏者，内渗入于骨空，
补益脑髓"。明确地指出了骨、髓、脑之间的关系。脑为元
神之府，与人体运动密切相关，肢体之轻劲有力或懈怠安卧
皆由髓海充足与否来决定，如《灵枢·海论》说："髓海有
余，则轻劲多力，自过其度；髓海不足，则脑转耳鸣，胫痠
眩冒，目无所见，懈怠安卧"，临床中常看到小儿大脑发育
不良而称为"五迟"者，常至三四岁不能行走，这就是由脑
髓不充所致。对于这些患儿从补肾治疗有一定疗效。此外，
临床中还看到一些颅脑损伤患者，由于头部外伤后不能行走
者不乏其人，这也从病理上反映出脑和运动的关系，对此类
情况，根据肾藏精、主骨生髓通于脑的理论，自拟"健肾养
脑汤"（紫河车 9g，龙眼肉 9g，桑椹 15g，熟地 12g，太子
参 9g，赤、白芍各 9g，丹参 12g，当归 9g，郁金 12g，石
菖蒲 9g，云苓 9g，远志 9g，生蒲黄 9g）治疗，临床效果较
好。方中紫河车甘咸而温，为血肉有情之品，大补气血，填
精益髓，故以之为主；合归、地、芍以增强补血养血之力；

参、芪健脾益气，取其阳生阴长之意；龙眼肉、桑椹养血健脾；丹参、远志养血宁心；用菖蒲、郁金行气解郁开脑窍；赤芍、蒲黄活血祛瘀通络脉。是以阴阳气血双补，祛瘀开窍并施，气血生长则化精而充于脑，瘀去则新血自生，脑络通则神自明。

例4：康某，男，25岁，病历号040916，1983年8月3日初诊。

患者于1977年7月头部外伤，在北京宣武医院行开颅术，术后昏迷不醒达两月有余，后经中西医结合治疗，神志清楚，但失语，右侧肢体瘫痪，不能活动，诊断为"内开放性颅脑损伤（重），脑疝，脑干损伤，硬膜下血肿（右侧额颞），脑挫裂伤，粉碎性凹陷性骨折（右颞），颅底骨折（中，右）"。经治疗3年余，仍右侧肢体活动不便，右上肢不能抬举，右下肢痿弱无力，不能行走，需人扶持，记忆力减退，言语謇涩难出，时有抽搐，舌边尖红，苔薄白，脉弦细。右上肢肌力0级，右下肢肌力Ⅲ级。拟补肾荣脑法，方用：紫河车10g，鹿角镑10g，桑椹30g，赤、白芍各9g，熟地15g，土鳖虫6g，威灵仙15g，女贞子15g，旱莲草15g，黄精15g，日1剂，水煎服。经治疗2年，行走正常，1985年9月复诊时右侧肢体活动正常，肌力均为Ⅴ级，纳、寐、二便自调，仅时有癫痫小发作，以息风治痰剂治之。

（五）补肾通督

用于脊髓外伤后督脉受损而见肢体不遂，臂不能举，足废不行，肌肉消脱，麻木不仁，或二便失禁等症。

督脉行于身之背脊，络于两肾，联系命门，总督诸阳经，维系人之元气，称为"阳脉之海"，有调整、振奋全身阳气的重要作用。肾精充足、肾阳振奋则督脉盛，盛则元气充实而全身得养。若外界暴力损伤督脉则瘀血内阻，致经气不通，经脉失养，出现肢体痿废不用，日久则肌肉渐脱，故治疗上要用补肾通督的方法，用羊脊髓、猪脊髓、牛脊髓，以髓补髓。用鹿茸（鹿角片、鹿角胶）、雄羊肾、海马以温养。亦可用加减鹿角胶丸：鹿角胶，熟地，党参，当归，鸡血藤，牛膝，白术，狗脊，龟板，续断，黄芪，金樱子，巴戟天。以补肝肾、益气血、壮腰脊、养督脉。在用药上，除以髓补髓外，还要考虑升与通的特点，阳气沿督脉上升，在补肾药中加入羌活、升麻、葛根、威灵仙以导药上行。督脉为经气运行之通路，通则经气周流不息，循环无端，故腰脊外伤致瘀血内阻而肢麻不用者，治疗时可加用活血通督之品，如土鳖虫、苏木、三七等；必要时先予活血祛瘀之剂，然后加入补肾之药，使瘀去血生精复督通。

　　除督脉受损外，冲任为患亦可导致痿证。冲脉起于胞中，前行胸腹，后达脊背，上至头，下至足，为十二经脉之海，脏腑之汇，通行上下左右、前后内外，输转调节全身气血。任脉总任一身之阴经，称为"阴脉之海"，为全身阴经经气所汇之处。当肾精充满，冲任二脉才充实；肾气虚弱，肾精不足则出现冲任失调之证，临床上可见崩漏、带下、不孕不育等。同样，冲任为患亦可导致奇经病变而影响肾，特别是产后失血过多，可导致肾精亏虚而引起痿证。如叶氏《临证指南医案》曰："产后百脉空虚腰脊痛漏淋。"其门人龚商年按语曰："奇经八脉为产后第一要须，盖八脉丽于下，产后阴分一伤，八脉自失所司，"从而引起督脉不能总督，带脉不能约束而引起痿证。"冲脉先虚，矫维脉不为用"而见"腿浮肿，按之自冷"或"寒从背起，热气心胸，经水后期不爽，带下经脉不断，脊膂腰髀，瘘坠疫痛，膝骨腑胫，易冷无力"（产后朱案，产后陈案），鉴于冲任不足可致痿证，故治疗上不仅要补肾，还要实冲任，调气血与填精髓共施，使精血互化而髓充。由于奇经病变相互影响，故治疗上密切相关，对冲任为患所引起的痿证，在补肾通督的基础上，加强益气养血之品即可。临床上对于崩漏不止出现下肢痿弱无力或产后出现大出血而导致下肢不用者，应以补肾通督、填实冲任为宜。

例5：赵某，女，24岁，病历号16851，1986年1月4日初诊。

患者于3个月前行剖腹产术，术中出血不多，但术后2日出现双下肢不能活动，感觉丧失，双下肢肌力0级，曾多方会诊，未明确诊断。现双下肢痿软无力，不能活动，肌肤麻木不仁，足不能动，二便失禁，舌淡嫩，苔剥脱，脉沉细。查双下肢远端肌力Ⅰ级。此由奇经亏虚所致。治以补肾通督、填补冲任，方用：紫河车9g，生、熟地各9g，鹿角片9g，巴戟天9g，附片6g，肉桂5g，羌活6g，威灵仙15g，菟丝子18g，山药12g，狗脊15g，芡实10g，陈皮6g，仙灵脾10g，当归10g，赤、白芍各15g。日1剂，水煎服。服药30余剂，配合针灸按摩，症状有所缓解，左下肢已能屈伸，肌肉无萎缩，左下肢肌力Ⅱ级，右下肢肌力Ⅲ级。

（六）补肾益精，活血化瘀

用于肾虚夹有瘀血而见足痿无力，腰脊酸软，肌肉消脱，舌暗，或有瘀斑瘀点，脉细涩。绝大部分病人有明显外伤史。

痿证之作，有外感六淫者，如感受湿邪，或风邪伤肺；有内伤情志、脏腑失调者，此外还有不内外因者，如跌仆损伤。在临床中有腰背颈部损伤而成痿者，有头部外伤而成痿者，这些原因所引起的病变无不夹有瘀血内阻，有阻于脊背，有阻于脑，影响了经气的正常运行，同时因瘀血不去、新血不生而致肢体失养，故治疗上首当考虑用活血化瘀的方法，对病程短者每有较好效果，可在短期内改善症状。病程长者同补肾的方法相结合，攻补兼施，相辅相成，亦能改善功能。治此可选用刘寄奴、苏木、赤白芍、桑椹、熟地、川芎、黑芝麻、胡桃肉等。此型主要用于脑外伤后遗症中后期肾虚并见瘀血征象者。

例6：崔某，男，37岁，病历号168662，1985年9月26日初诊。

患者于13年前头部外伤，昏迷半月余，曾行开颅术治疗，诊断为"脑挫伤""脑血管破裂"，经治疗后好转。近3个月来发现右侧上、下肢肌肉萎缩，下肢为甚，右下肢大腿周径较左侧小2cm，伴肢体麻木无力，不能长行，行走1000米即感劳累乏力，头晕、恶心、呕吐、失眠，舌淡暗，苔薄白，脉细涩。辨证：肾精不足，瘀血内阻，胃失和降。治以补肾益精，活血化瘀，佐以和胃降逆。方用：熟地黄15g，川芎9g，黑芝麻20g，胡桃肉15g，桑椹30g，刘寄奴15g，苏木10g，赤、白芍各15g，竹茹9g，陈皮9g，生姜6g。日1剂，水煎服。另服河车大造丸1丸，日2次。1周后复诊呕吐止，头痛减轻，去竹茹、陈皮、生姜，加川断15g、桑寄生15g。服药一月余，下肢力量明显增加，可登至550米高的香山顶峰而未感不适，右腿周径较前增粗1cm。

（七）补肾益精，健脾益气

用于脾肾俱虚而见肢体痿弱无力，腰膝酸软，肌肉消脱，面色萎黄，纳呆食少，神疲乏力，气短便溏，舌淡，脉弱。

肾为先天之本，脾为后天之本，二者互济互促，关系至为密切。因先天不足、脑髓不充而发为痿证者，可调补后天脾胃，使水谷得充、气血以养而好转痊愈。若后天饮食失调，则脾气不足，气血亏虚，筋骨肌肉无以为养，指不得血而不能摄，足不得血而不能步。另外，久病及肾者，既有肾精不充不能养髓以充骨，又因肾阳不足而致脾阳不振，运化失调而发病；同样，脾主肌肉，主运化，若脾气虚弱、气血不充则四肢不用，脾病日久及肾，肾不得后天水谷补充亦发为痿证。两者有先后次第之分，亦可同时而作。肾虚为主兼脾虚者，应以补肾为要，用益精之品加黄芪、白术、党参、薏苡仁、山药等；若先见脾气不足而导致肾虚者，治疗上当取阳明，用补中益气汤加味；若两者并重者，应双补脾肾，用首乌、熟地、桑椹、鹿茸、菟丝子、黄芪、党参、陈皮、薏苡仁，可加服加味金刚丸。对于双补脾肾的方药，临床观察到不仅有益气养血之功，同时能够祛湿，对于上证兼有湿邪者，亦有较好效果。

例7：吴某，女，36岁，病历号181718，1986年11月初诊。

患者半年前外感后出现左侧肢体无力，活动不遂，在天津医学院第二附属医院作CT检查提示为"脑萎缩"，在某康复医院治疗4个月，有所好转后出院。现左侧肢体无力，活动不遂，左手肿胀，屈伸及握物不利，左下肢痿软，行走缓慢，跛行，可步行1000米，体倦乏力，舌淡，苔薄白，脉弦细。证属肾精不足，脾气虚弱。治以补肾荣脑、健脾益气。方用：制首乌18g，黑芝麻30g，桑椹30g，黄精15g，黄芪24g，薏苡仁24g，汉防己12g，云苓30g，伸筋草15g。

日 1 剂，水煎服。另用首乌延寿片 1 瓶，每服 6g，日 2 次。服药 30 余剂，左上肢活动较前好转，手可抬高至前额，左下肢行走较前有力，跛行不明显，行走平稳且快，可步行 2000 米，纳食、二便调，继以上方调服。

（八）补肾益精，平肝息风

用于阴虚阳亢而见肢体痿软无力，不能久立，肌肉消脱，四肢颤抖，头晕头痛，耳鸣心烦，舌红，脉细弦。

在生理上，肝肾二脏共属下焦。肝藏血，体阴而用阳，肾藏精，精血互化而贮于肝，肝脏之阴依肾阴的补充，以抑制肝阳上亢，肾脏的功能亦靠肝脏的疏泄条达才能完成。在病理上，肾精不足可导致肝阴亏竭、肝阳上亢而为病；若肝气郁结，亦可日久化火化风，形成风阳上亢为患。在临床上，根据症状不同有虚实之分，若热病之后真阴耗伤，精血亏损，正气不足而腰膝痿弱无力，手足蠕动或颤抖，口干喜饮，舌红无苔，脉细虚数者，治以滋水涵木，用三甲复脉汤加减；若头重手摇，目赤面红，肢体抖动，腿软无力，行走不便者，当滋补肾阴、平肝息风，药用熟地、山萸肉、菟丝子、山药、白芍、石决明、钩藤、珍珠母、生牡蛎、怀牛膝等进行治疗，使阴阳平和。

例 8：翟某，男，40 岁，病历号 166789，1985 年 8 月 12 日初诊。

患者于 1985 年 1 月头部外伤，当时无昏迷及出血，1 周后出现双下肢软弱无力，左下肢抽搐，行走不稳，继而出现口角歪斜，言语謇涩，左上肢屈伸不利，左手不能伸直，头皮麻木，颈强不适，头晕。现症状如前，舌暗红，苔黄微腻，脉弦滑。左下肢肌力Ⅱ级。此由肝肾不足、风阳上扰所致。拟补肾益精、平肝息风为法。方用：熟地 18g，山萸肉 9g，巴戟天 9g，麦冬 9g，石斛 12g，远志 9g，云苓 15g，五味子 24g，生石决明 24g，珍珠母 24g，肉苁蓉 15g。日 1 剂，水煎服。另服健步虎潜丸，每服 1 丸，日 2 次。服药两月余，症状明显减轻，言语已流利，左手可伸直，行走较前平稳，唯抬腿稍有不适，肌力Ⅴ级。

（九）补肾益精，清热除湿

用于肾虚夹有湿热而见肢体痿废，肌肉消脱，下肢沉重或兼微肿，体倦乏力，苔黄腻，脉濡。

痿证有肾虚而致，亦可因湿或因湿热而作。"有渐于湿，以水为事，若有所留，居处相湿，肌肉濡渍，痹而不仁。"（《素问·痿论》）"因于湿，首如裹，湿热不攘，大筋软短，小筋弛长，软短为拘，弛长为痿"（《素问·生气通天论》）。临床上两者可单独出现，或相间而作。湿热久羁，耗伤阴液，可致肾阴不足。肾虚者，阳虚则气化不利，水湿内聚，郁久蕴热；阴虚则虚火上扰，灼耗津液为痰湿而停聚于体内，导致阳气不用、精血不荣而为痿证。对此，前人已有较深刻的认识，如朱丹溪治疗血虚痿证时，以四物汤加黄柏、苍术，兼服补阴丸（《丹溪心法·痿》）；再如治痿常用的虎潜丸用知母、黄柏清热祛湿坚阴，即是此意。治此类患者常用熟地、山萸肉、补骨脂、山药、云苓、鹿角胶、知母、黄柏、苍术、薏苡仁、怀牛膝等药。临床体会到，在补肾药物中适量加入清热祛湿之品，可佐其热性并坚其阴分。除湿热下注所致痿外，因寒湿而致痿者亦可见到，如《素问·气交变大论》曰："岁火不及，寒乃大行……暴挛痿痹，足不任身。"这种痿证在治疗上应当用温阳祛湿通络的方药。

例9：杨某，男，25 岁，门诊手册，1985 年 8 月 19 日初诊。

患者 5 岁时因面部拘急不适在北大医院就诊，诊断为"面、肩、肱型进行性肌营养不良症"，症状进行性发展，至 15 岁时，肩、背、大腿肌肉严重萎缩，平卧后难以坐立，腰背弯曲，不易站直，下肢痿软无力，行走缓慢，纳差，在协和医院就诊后给予 ATP 等治疗，效果不明显。现症状同前，舌红苔白，脉沉细。给予补肾通督中药 40 剂后有所好转，但仍下肢无力，遗精，腰痛，手足心热，舌暗尖红，苔黄腻，脉弦细稍数。拟补肾益精，清热祛湿。药用：山萸肉 9g，补骨脂 12g，黑芝麻 18g，知母 9g，黄柏 9g，薏苡仁 18g，苍术 12g，芡实 9g，葛根 9g，云苓 15g，炒扁豆 12g。日 1 剂，水煎服。另服河车大造丸，每服 1 丸，日 2 次。根据症状加减用药，4 个月后下肢周径增粗 4cm。后改用地黄饮子间断服用，并配合气功治疗。1 年后追访，患者双下肢大腿周径较前增粗 12cm。

以上几种方法是从补肾角度来治疗痿证，是一法为主，兼用其他法的药物疗法。在临床中应注意综合治疗，如体疗、气功、针灸、按摩、饮食调节等，都有助于疾病的康复，对于因惊恐伤肾而痿者，当从情志治疗入手。并结合五脏所胜而调之。

痹证证治谈

痹证是指人体营卫气血失调，经络气血为风、寒、湿、热、瘀血、痰浊等病邪闭阻所引起的以肌肉、关节、筋骨疼痛、麻木、重着、肿胀、酸楚、变形、僵硬、萎缩，甚则累及脏腑为特征的一类疾病。主要包括西医学结缔组织自身免疫病的风湿性关节炎、类风湿性关节炎、强直性脊柱炎、红斑狼疮、大动脉炎等病。本文重点论述痹证中之类风湿性关节炎。类风湿性关节炎与历代文献描述的"骨痹""历节风""痛风""鹤膝风"等相近似。

一、病因病机

对于痹证的病因病机，历代多重视外邪，如《素问·痹论》"风寒湿三气杂至合而为痹"的三气说，为历代医家所推崇。但经余多年临床实践和体会，痹证之发生虽以三气为外在条件，然正气的虚衰则是痹证发生的内在因素，诚如《素问·刺法论》所云："正气存内，邪不可干。"《灵枢·百病始生》云："风雨寒热，不得虚，邪不能独伤人，卒然逢疾风暴雨而不病者，盖无虚，故邪不能独伤人。此必因虚邪之风，与其身形，两虚相得，乃客其形。"人体正气的强弱因素是多方面的，如先天禀赋不足、后天失养、因病致虚等，皆能引起人体正气之不足，使外邪易犯。痹证也不例外，先由脾胃、肝肾虚弱，气血阴阳不足，抗邪无力，再感受风寒湿热之邪，内外相合，痹证乃成。如《济生方》所说："皆因体虚，腠理空疏，受风湿气而成痹也。"说明本虚是致痹的关键。其发病主要有以下诸方面原因。

1. 脾胃虚弱，化源亏乏

脾主运化，胃主受纳，脾喜燥恶湿，胃喜润恶燥，一纳一运、一升一降、一燥一湿，相辅相成，共同完成受纳、腐熟、运化水谷精微及化生气血之功。"脾主四肢"，"脾主身之肌肉"。四肢肌肉有水谷精微的滋养，则肌肉丰满、关节灵活、四肢轻劲。反之，水谷不能达于四末以养四肢，则肌肉失充，四肢失养，出现"脾气虚则四肢不用"之症。《素问·太阴阳明论》篇指出："四肢皆禀气于胃，而不得至经，必因于脾，乃得禀也。今脾病不能为胃行其津液，四肢不得禀水谷气，气日以衰，脉道不利，筋骨肌肉，皆无气以生，故不用焉。"不仅脾气虚致四肢不用，胃气虚也能致四肢不用，《素问·痿论》说："阳明者，五脏六腑之海，主润宗筋，宗筋主束骨而利机关也。"胃气虚则纳谷少，消化差，吸收微，脾气纵然健旺，若精微亏乏，四肢亦少气血营养，同样也可导致四肢不用。吴琨在《吴注黄帝内经》中简言之为"脾主四肢，胃在四末"，由此可见脾胃与人体四肢的关节、肌肉有密切关系。而痹证的病变部位主要在四肢的肌肉和关节。痹证见四肢活动不利，关节疼痛，肢体麻木，肌肉萎缩，四肢倦怠，痿软不举，甚则变形等，应从脾胃调治，通过补脾胃，以达实四肢之目的。

2. 脾虚失运，水湿内停

临床观察，致痹外邪风、寒、湿三气之中，以寒湿为多，寒湿之中又以湿为多。脾具有运化水湿之能，若恣食生冷、肥甘厚腻，或饮食自倍，损伤脾胃，中运失健，则水湿内停。脾虚又易感外湿，若脾气不虚，则外湿难以入侵。外湿久羁，必困脾阳。痹证之湿由外湿可以引起，然更不能忽视脾虚所致之内湿。临床所见痹证往往有脾胃虚弱者多，病起于水湿者多，舌苔腻者多；湿为阴邪，故天阴、雨季、夜间潮湿寒冷阴盛之时资助阴邪，更伤阳气，则病情加重。湿邪黏滞，故病程缠绵难愈。就痹证发病的地域来说，南方远比北方发病者为多，是因南方地卑气湿，沿江濒海，雾露风潮，湿气过盛。故湿邪在痹证的发生、发展、转归中是一个重要因素。《说文》说："痹，湿病也"，是有道理的。

3. 气血不足，经脉失养

气血有温煦肌表、滋养经脉、濡润筋骨、灌溉脏腑之功。气血充盈则卫表固密，筋骨强劲，关节滑利，脏腑调和；气血不足则表虚卫疏，腠理开泄，血脉空虚，外邪易侵，留滞经脉，闭阻不通而成痹证。《诸病源候论》说："历节风是气血本虚"，《金匮要略·中风历节病脉证并治》又说："营气不通，卫不独行，营卫俱微，三焦无所御，四属断绝，身体羸瘦，独足肿大……便为历节。"指出了营卫气血不足而致历节。气血不足，筋骨失养，肌肤不荣，则关节疼痛、屈伸不利，筋骨拘挛，活动受限，四肢不举，肌肉消瘦，关节变形，甚则僵硬强直等。经临床观察，痹证发生之前多有气血不足之象，或由过度劳倦，或产后失血，或久病不愈，或先天不足，再感受外邪而发为痹证。从发病性别来看，该病以女性为多见，是因女子有经、孕、胎、产、乳的生理特点，女性属阴，以血为主，以血为用。如张景岳所说："女人以血为主，血旺则经调……在上变为乳汁，在下变为经水。"然气血之间是相互依存、相互资生、相互平衡的，伤于血必影响于气，故女子常有气血不足，导致痹证发病率高。

4. 肝肾不足，筋骨失养

肝藏血，主全身之筋腱，人的一举一动莫不由乎筋力，筋强才能约束关节肌肉，才能动作矫健；筋所以能强，盖由肝气肝血之温养。肝的气血充盈才能淫气于筋，筋腱得以煦养，则筋腱柔软，肢节灵活。反之，则肢体麻木、挛急，关节屈伸不利，不耐疲劳等。肾藏精，主骨生髓，髓在骨内，有滋养骨骼之功。肾精充足，骨髓化生有源，骨骼得以滋养，则骨质发育旺盛，坚固有力，耐久立而强劳作，如张景岳所说："诸痹者，皆在阴分，亦总由真阴衰弱，精血亏损，故三气得以乘之而为诸症。"肾精亏损，骨髓化源枯竭，骨骼失养，则骨质疏松，酸软无力，致关节屈伸不利，活动受限，甚则变形、肿大、强直不屈等。正如《金匮要略·中风历节病脉证并治》所说："寸口脉沉而弱，沉即主骨，弱即主筋，沉即为肾，弱即为肝，汗出入水中，如水伤心，历节黄汗出，故曰历节。"肝肾先虚为本，再感外邪发为痹证，既病之后，又使肝肾精血进一步耗损，加重病情，所以历代医家一向重视肝肾在治疗痹证中的作用。

5. 阴阳亏损，寒热有别

人体之阳气具有固表卫肌、抵御外邪、温煦脏腑、柔养筋骨之用；阴精具有荣养筋脉、濡润筋骨、灌溉脏腑之能，故"圣人陈阴阳，筋骨和同，骨髓坚固，气血皆从"，阴阳虚衰，则发生痹证。人体阴阳之气有盛衰之不同。阳气不足，机能减退，阳不制阴，则生内寒；阴精亏乏，失其滋养，阴不制阳，则生内热。六淫之邪有阴阳之别，其伤人因人而化，病之阴阳因人而变，感邪虽同，发病证候却因人而殊。痹证因机体对病邪的反应性各异，故有化寒化热、从虚从实的不同转归。如《素问·痹论》说："其寒者，阳气少，阴气多，与病相益，故寒也；其热者，阳气多，阴气少，病气胜阳遭阴，故为痹热。"阳气虚衰，或阴盛之体寒以内生，则寒湿之邪易侵，感受风热之邪亦多从寒化而为寒湿痹；若阴精亏损，或阳旺之体内有蕴热者，则热邪易犯，感受寒湿之邪多从热化而为湿热痹。

6. 他脏虚损

痹证与脾胃、肾、肝关系密切，然与心、肺也有关系。心主身之血脉，心气旺盛，血液运行不息，滋养全身。心气不足，心阴亏损，血脉空虚，外邪易入，血行瘀滞，脉涩不畅，留滞关节，闭阻不通，可发为痹证。肺气不足，卫表不密，外邪易凑，易发痹证。因此，心、肺与痹证之发生有一定关系。

综上所述，脾胃虚弱、气血不足、肝肾亏损、阴阳失调以及他脏虚衰是痹证发生的关键；正气虚弱，感受外邪，痹证乃成。久病不已，治疗不当，更伤正气，故痹证以虚为本。"治病必求其本"，"缓则治本"，此为治疗痹证用扶正培本法的理论依据。

二、证候类型及表现

痹证的临床表现除应重视关节、肌肉的症状外，更要注意全身各脏腑的症状，就关节、肌肉症状而言，邪实可以引起气血阴阳的不足，也可导致脏腑的亏损。临床除表现实证之外，更多见虚候。痹初多邪实，然虚者也不少见，中、晚期以虚者为多，实者也有，临床所见往往虚中夹实，以虚为主。本病可分为脾胃虚弱证、气血不足证、肝肾阴虚证、肝肾阳虚证，并兼见湿热、寒湿、风湿、瘀血、痰浊等邪实之候。

（一）本虚之证

1. 脾胃虚弱证

症见关节肌肉肿胀疼痛，全身乏力，四肢困倦，纳少不香，或肌肉萎缩，或肢体浮肿，或肢体沉重，或食后腹胀，或大便溏泻，面色萎黄，舌淡体胖，苔薄或腻，脉沉细无力。

2. 气血不足证

症见关节肌肉疼痛，酸楚不适，屈伸不利或挛急，劳则加重，或关节肿大变形，或肌肉萎缩，麻木，气短乏力，形体消瘦，面色无华，舌淡或淡暗，苔薄白，脉沉细。

3.肝肾阴虚证

症见关节肌肉疼痛，关节肿大僵硬、畸形，肌肉消瘦，屈伸不利，腰膝酸软，关节局部发红，五心烦热，或时有烦躁，口干不欲饮，或便干、溲黄，舌红苔薄或光剥少苔，脉弦或弦细数。

4.肝肾阳虚证

症见关节肌肉疼痛，肿大或僵硬变形，肌肉消瘦，屈伸不利，关节发凉，四末不温，畏寒喜暖，腰膝酸软，甚则脊以代头，尻以代踵。舌淡或淡暗体胖，苔薄白或白腻。

（二）标实之证

兼有标实之证主要有寒湿胜、湿热胜、风湿胜、瘀血胜、痰浊胜等。

1.寒湿胜

症见肢体关节肿胀疼痛剧烈，肢体沉重，局部畏寒，遇冷痛剧，得热则缓，舌淡苔白腻，脉弦紧或紧。

2.湿热胜

应辨清湿与热孰轻孰重，若热胜于湿者，则症见关节肌肉红肿热痛，触之发热，喜凉恶热，发热口渴。湿胜于热者，则症见关节肿痛，触之不热，自感发热；或关节红肿，触之发热，自觉喜热畏寒等矛盾症状，舌苔黄腻或白腻微黄。脉滑数或弦滑等。

3.风湿胜

症见关节肿胀疼痛游走不定，恶风脉浮，苔薄腻等。

4.痰浊胜

症见关节肿胀疼痛，甚则变形，顽麻缠绵，舌胖苔腻，脉滑等。

5. 瘀血胜

症见关节疼痛固定不移,甚则剧烈,舌暗或有瘀斑,脉涩。

诸邪多相兼杂,尤以湿邪兼他邪者更多,临床主要有风湿热与风寒湿合邪两类。

三、辨证治疗

扶正培本法治疗以正虚为主的痹证,不论其病程之久暂,皆可运用,依其标实兼见不同,佐以祛邪之法。主要有以下治法。

1. 健脾胃、益气血法

脾胃为气血生化之源,健脾胃离不开补气血,补气血离不开健脾胃。通过健脾胃,使气血充盈,则肌肉得养,筋骨得健,达到治疗痹证之目的。该法适用于痹证脾胃虚弱、气血不足以气虚为主者,方选黄芪健中汤或黄芪桂枝五物汤加白术、薏苡仁等。该方具有健脾益气、化湿和中之功。选用补而不滞、温而不燥的黄芪、党参、白术、薏苡仁、甘草为常用之品,其中黄芪为历代医家治痹常用药,如《本经逢原》谓其"性虽温补,而能通调血脉,流行经络,可无碍于壅滞也"。黄芪既可益气健脾,又可利湿消肿,而无助热壅滞之弊,对或寒或热之痹皆可选用,是治痹之要药。热痹宜生用,寒痹宜炙用,用量须大,常用 30~45g;白术甘温补中,苦而燥湿,为健脾益气、胜湿燥湿之佳品,也为治痹之主药;甘草味甘,炙用性温,可补脾益气、缓急止痛,生用偏凉,可清热解毒,热痹宜生用,寒痹宜炙用,亦为治痹常用之品。黄芪、白术、甘草为治痹证最常用之药,以血虚为主者，以四物汤加鸡血藤、黄芪、薏苡仁等，该方具有益气养血、荣筋通络之用。常选既能补血又能通络的当归、赤芍、川芎、鸡血藤、丹参等药，其中赤芍具有补血养肝柔筋、缓中止痛之功，对血虚筋脉失养而见关节疼痛、拘急筋挛之痹证尤为适宜；因其苦泄寒凉，又有养阴泄热之效，热痹患者也常选用。气血双亏者当气血双补，方选《妇人良方》之三痹汤加减，该方有益气养血、壮筋骨、温经祛风之用，是治疗脾胃虚弱、气血不足痹证的有效方剂。

2. 健脾气、运水湿法

痹多夹湿，湿之源主在于脾，土旺则湿去，治湿须理脾。本法是通过补益脾气，使脾运得健，水湿自去，适用于痹证脾虚湿胜者，其他各型见湿胜者皆可选用，是治痹证的基本方法。依其寒热不同，有温补、清补之异。寒湿痹当温补化湿，选参苓白术散为主方化裁，选用温而不甚燥，补而不腻，既能健脾又能利湿之品，药如黄芪、苡仁、茯苓、白术之类；湿热痹当清补化湿，方选防己黄芪汤加生苡仁、茯苓等。其中苡仁是一味健脾胜湿治痹之良药。《本经》谓其"主筋急拘挛，不可屈伸，风湿痹"，《本草纲目》曰："苡仁阳明药也，能健脾益胃……筋骨之病，以治阳明为本，故拘挛筋急，风痹者用之"，苡仁治疗痹证为历代所重视，《金匮》治湿痹之麻杏苡甘汤就用此药以健脾化湿，临床效果肯定，尤其对消除关节肿胀有明显效果，但用量须大。

3. 养血祛风法

痹证由于血虚不能养筋而见风证者，遵"治风先治血，血行风自灭"之理，治宜养血祛风，不能不明虚实，不察内外，只见有风就徒用风剂，这样只会不但风不去，更耗血伤阴，风邪又起。诚如喻嘉言所说："风治痹证，不明其理，以风门通套药施之者，医之罪也。"这是告诫医者勿犯虚虚之戒。本法用养血活血之品为主，治痹证血虚生内风或由外风致血虚者，方以桃红四物汤为主化裁。

4. 温养肝肾、补阳散寒法

依据"益火之源以消阴翳"的原则，本法用甘温补肝肾药，从根本上增强机体功能，以治疗肝肾阳虚、命门失煦而致寒湿之邪侵袭筋骨、流注关节、闭阻经脉之痹证。方以右归饮增损，具有温肾阳、壮筋骨、补阳散寒之功。选用温而不甚燥，既能温补肝肾又能壮筋骨、通经络之品。药如仙灵脾、补骨脂、桑寄生、杜仲、牛膝、川断、狗脊之类，并伍以白芍、生地、知母，使阳有所依而生化无穷，并借阴药制其温燥之性。如阳虚而寒湿较盛、凝结不化者，则于补阳药中佐以温经散寒之品，如附子、川乌、草乌、细辛、桂枝之辈，以破散寒凝。然温燥之剂仅有温阳散寒之性而无补益之功，只能暂用，不宜久服过用，并配养阴之药以制其燥。

5. 滋补肝肾、养阴清热法

依据"热淫于内，治以咸寒""风淫于内，治以辛凉"和"壮水之主，以制阳光"之旨，对肝肾阴精亏损，阴不制阳而阳偏亢出现的热痹，补阴制阳是基本原则。本法适用于肝肾阴亏，精血不足，阴不制阳，阳偏亢之热痹各期。尤以肝肾阴虚型为最宜。该法对治疗阴虚发热、关节红肿、五心烦热等症有明显作用。方常用归芍地黄汤加味，该方具有滋补肝肾、养阴清热、健脾胜湿之功。常用既能养阴又能清热、补而兼清、清而不甚寒之品，药如白芍、生地、知母、丹参、山药、黄精之类，还可选用血肉有情之品。其中生地《本经》载有"逐血痹，填骨髓，长肌肉，除寒热积聚，除痹"之功，它是治疗肝肾阴虚而现热象之痹证的常用药，但用量须大。阴虚痹证多夹湿邪，阴虚喜润喜凉，湿胜需燥需温，若独用养阴药滋阴则助湿；单纯燥药则燥热更伤其阴。需养阴与燥湿并施，如生地配苍术，知母配黄柏，或养阴与健脾药共伍，如生地与苡仁并用，生地与茯苓并用，或先健脾化湿，待湿去则再施滋阴，使湿去而阴复。

痹证初期证型多单纯，中、晚期多复杂。且单纯者少而易愈，复杂者多而难疗。故治疗时若几型兼见当兼顾治疗。气虚多兼血亏，阴虚多兼阳损，甚则阴阳气血俱虚，脾胃肝肾俱不足，当气血阴阳、脾胃肝肾俱调，常以独活寄生汤为主化裁，该方有健脾胃、益气血、补肝肾、强筋骨、祛风散湿通络之功，达到扶正祛邪之目的，组方严谨，用之有效。

6. 祛邪安正法

（1）散寒除湿法：适用于寒湿之邪较甚者，选用川乌、草乌、附子、细辛、麻黄、苍术、桂枝等。

（2）祛风除湿法：适用于风湿之邪较甚者，风寒湿痹多选羌活、防风、桑枝、独活、威灵仙等；湿热痹常用青风藤、防己、秦艽、海桐皮、忍冬藤等。

（3）清热利湿法：适用于湿热偏胜者。热重于湿者选用犀角（水牛角代）、玄参、丹皮、黄柏、木通、滑石、连翘、生地榆等；湿胜于热的多选赤小豆、汉防己、萆薢、生苡仁、地龙等。

（4）活血化瘀法：适用于血脉瘀滞者。血瘀多兼寒或热之不同。血瘀兼热者，当治以清化，多用丹参、赤芍、大黄、丹皮、地龙之类；血瘀兼寒者，常用当归、川芎、桃仁、乳香、没药、姜黄等。病久入络，则用全虫、蜈蚣、地龙、乌蛇、白花蛇等虫蛇搜剔之品。

（5）化痰通络法：适用于痰浊阻络者，选用陈皮、半夏、白附子、白芥子、枳壳等。

在扶正培本法运用之时，依其邪实之不同，佐以祛邪之法，达到祛邪而安正之目的。若正虚而邪不甚，应慎用或少用或短期用祛邪之法。

经方治痹证

痹证是临床常见多发病之一，无论男女老幼皆可罹患。其病因病机及证候分类在《素问·痹论》已有明确的论述。《金匮要略》的中风历节病、血痹虚劳病等篇对痹证的治则、方药均有较详细的论述。《金匮要略·中风历节病脉证并治》曰："少阴脉浮而弱，弱则血不足，浮则为风，风血相搏。""盛人脉涩小，短气，自汗出，历节不可屈伸，此皆饮酒汗出当风所致。"论述了痹证阳气阴血不足，汗出当风之因；又说："寸口脉沉而弱，沉即主骨，弱即主筋，沉即主肾，弱即主肝。汗出入水中……故曰历节。"论述了痹证肝肾先亏、汗出入水所致之因。故肝肾先亏、气血不足是痹证发病之本；风寒水湿外袭是痹证发病之标。基于上述理论，治痹应重视培补肝肾、补益气血，扶正同时不忘祛邪。余喜用经方治疗痹证，投之多效，兹就临床治验整理如下：

一、热痹

症见关节疼痛，局部灼热红肿，发热口干，汗出恶风，舌红苔黄，脉滑数，或有结节红斑，或咽喉肿痛。常选《金匮要略》的白虎加桂枝汤、桂枝芍药知母汤以及《伤寒论》

的桔梗汤等化裁。白虎加桂枝汤是《金匮要略·疟病脉证并治》篇治温疟之方，具有清热通痹之功。主治"温疟者，其脉如平，身无寒但热，骨节疼烦，时呕者"。现用治里热偏胜、风湿在表之热痹效亦佳。桂枝芍药知母汤具有清热除湿、祛风散寒之功，主治热痹兼寒湿之象，症见诸肢节疼痛明显，脚肿如脱，身体虚羸，头眩短气，温温欲吐等寒热互见、气血不足者。热甚可减麻、桂、姜，加生石膏更佳。《伤寒论·辨少阴病脉证并治》曰："少阴病，二三日，咽痛者，可与甘草汤。不差，与桔梗汤"，桔梗汤治疗痹证兼咽喉红肿热痛者，取其清热解毒、宣肺利咽之功。治痹证有咽喉红肿疼痛者，当先清其咽喉，方能获效。若热痹兼见血热之象，可加入生地、丹皮、玳瑁、玄参、水牛角之类；兼见痰湿之象，可加入天竺黄、淡鲜竹沥水、陈皮、半夏之类。

二、湿痹

症见关节肿痛，肢体沉重，肌肤麻木，活动不便，舌苔白腻，脉濡缓。常选《金匮要略》的麻黄加术汤、麻杏苡甘汤、甘姜苓术汤、防己黄芪汤化裁。麻黄加术汤具有发汗解表、散风祛湿之功，主治湿痹以表湿为甚者，症见肢体沉重、身烦痛等；麻杏苡甘汤主治湿兼热象者，症见"病者一身尽痛，发热日晡所剧者"。防己黄芪汤具有益气健脾、利湿宣痹之功，主治湿痹兼表证，症见脉浮身重、汗出恶风等。甘姜苓术汤是《金匮要略·五脏风寒积聚病脉证并治》治疗肾著病之方，又名肾著汤，具有散寒利湿、培土制水之功，主治因脾气虚弱，水湿内蕴，伤及肾府，留着不行，症见身体沉重，腰中冷痛，如坐水中，腰重如带五千钱等症。

三、寒痹

其症为肢体关节疼痛较剧,痛有定处,遇寒则增,不可屈伸,局部不热,舌淡、苔薄白,脉弦紧。常选用《金匮要略》乌头汤、桂枝附子汤、甘草附子汤及《伤寒论》的当归四逆汤化裁。乌头汤具有温经散寒、除湿止痛之功,主治寒痹阴寒盛,且有湿邪留于关节,深入筋骨者,症见关节疼痛剧烈,不可屈伸。甘草附子汤具有助阳益气、散寒祛湿之功,主治寒痹兼表里阳气皆虚,症见"风湿相搏,骨节疼烦,掣痛不得屈伸,近则疼剧,汗出短气,小便不利,恶风不欲去衣,或身微肿者"。桂枝附子汤具有温经止痛、祛风胜湿之功,主治寒痹兼风湿者,症见"风湿相搏,不能自转侧,不呕不渴,脉浮虚而涩者"。当归四逆汤在《伤寒论·辨厥阴病脉证并治》中主治"手足厥寒,脉细欲绝者",具有温经散寒、养血通脉之功,用治寒痹之阴血虚弱,寒邪凝滞,气血运行不畅,症见四肢不温、关节疼痛、肢体麻木等者效佳。

余治痹证遵经旨而不泥,贵在变通应用,选方用药较灵活。除上述外,各型兼肝肾阴虚者常合用六味地黄丸、河车大造丸及血肉有情之品,药如生地、紫河车、桑寄生、女贞子、旱莲草、山萸肉、枸杞子之类;肾阳虚者,合用金匮肾气丸,药如附子、肉桂、鹿茸、杜仲之类;气血虚弱者,合用黄芪桂枝汤,药如当归、熟地、白芍、龙眼肉、黄芪、白术、党参、炙甘草之类;血热者,加入生地、丹皮、玄参、玳瑁、水牛角之类;血瘀者,加土鳖虫、地龙、水蛭、全蝎、川芎、桃仁、红花之类;湿胜者,加生薏苡仁、六一散、汉防己、苍术、车前子之类;风胜者,加防风、荆芥穗、威灵仙、秦艽、羌活之类;寒胜者,加附子、乌头、细辛、麻黄、桂枝之类;热胜者,加生石膏、知母、忍冬藤、山豆根、牡丹皮、生地之类。

疼痛证治

　　疼痛是临床常见症状，许多病都可以疼痛为主要症状。疼痛的部位较广泛，内可五脏六腑，外可筋骨四肢；疼痛的性质也多有不同，大抵有刺痛、胀痛、掣痛、隐隐作痛、绞痛、攻撑疼痛、游走疼痛等。探究疼痛的实质，主要是由气血运行失常及气血亏虚引起。调理气血，使之平和，是治疗疼痛的关键，而调理气血又不离通、补、顺三法。通法治疗气血瘀滞之证，补法治疗气血亏虚之证，顺法治疗气血逆乱之证。就临床所见，引起疼痛的三条病机多相互影响、互为因果，这与气和血的密切联系有关。生理上，气与血同由五谷精微所化生，功能各自不同，相互作用，血以载气，气以行血。如气血逆乱则血行不通；瘀血久而不去，新血不生，久则气血俱虚。而气虚鼓动无力，又加重了瘀血程度。所以在治疗过程中不可单用一法，而要以一法为主，兼用他法。这也就是余在治疗疼痛过程中选择中药的原则，既抓住重点，又照顾全面。

　　治疗疼痛的中药选择首先应抓住重点，抓住引起疼痛的病机。是用寒药，还是用热药？是用行气药，还是用益气药？是用活血药，还是用补血药？这是治疗疼痛时中药选择的第一步。因寒凝血脉、痹而不通所致之周身关节疼痛不可屈伸者，当用热药，如《金匮要略》的乌头汤，选用川乌头5枚，以驱寒为主。因心火炽盛，热迫血妄行，血热搏于肌肤所致的痈疮红肿疼痛者，当用寒药以清心火，即《内经》所谓"诸痛痒疮，皆属于心"。《丹溪心法》清心丸中重用黄连，亦此意也。因瘀血痹阻经络而致肩痛、腰痛、臂痛、腿痛、周身疼痛，经久不愈者，当用活血祛瘀的治法，如《医林改错》之身痛逐瘀汤中以桃仁、红花活血化瘀等。选择中药的依据是病人的临床表现，采用寒者热之、热者寒之、虚者补之、逆者顺之等治法。这就是治疗疼痛时中药选择的第一步。

其次，在选择中药时还应照顾全面，就是说在抓住重点的基础上，还要考虑到疼痛的部位、疼痛的性质、气血的关系等方面。就疼痛的部位讲，部位不同，选择中药也不同，虽然同为寒证疼痛，但痛处不尽相同，寒滞中焦则胃脘疼痛，寒留筋骨则四肢疼痛。胃脘疼痛可选用高良姜、吴茱萸，四肢痛多用川乌、草乌、桂枝。疼痛的性质对选择疼痛的用药也有一定的意义。同为寒证疼痛，有虚寒疼痛和寒实疼痛的不同，虚寒疼痛因气血亏虚，不能充养脏腑周身而导致疼痛，属于气血不荣的虚痛。疼痛的特点是隐隐作痛，当选用补益气血的药物。寒实疼痛因寒客血脉，血行不畅或寒滞肠胃，腑气不通而导致疼痛，属于不通则痛的实痛，疼痛的特点是疼痛剧烈，遇寒则重，得热痛减，治疗当用温通之品。气虚而血行不畅选用香附，血瘀而气机不调宜用川芎。由于气血同源，气虚既久，可伤于血分；血虚既久，又可伤及气分；又以先伤及气分后伤及血分为常见，益气不忘补血，可黄芪与当归同用。血瘀久可导致血虚，祛瘀不忘补血，宜用当归、益母草。瘀血留滞日久不去，痛不可耐者，根据病人的体质情况，可选用虫类药物，如䗪虫、水蛭等，因虫类药破血力较强，易伤及血分，所以在用虫类药的同时，还须加用养血药，如当归、白芍等。治外伤瘀血疼痛用苏木、泽兰、刘寄奴，酌加通络之品。治内伤瘀血疼痛，用红花、桃仁、赤芍，合用理气药，如枳壳、青皮、元胡。行气止痛当有升降之别，厚朴、薤白、川楝子、橘核、大腹皮、沉香、降香、苏子、莱菔子、旋覆花等属于行气而兼降气之药；白檀香、香附、白豆蔻、陈皮、砂仁、藿香等属于行气而兼升气之类。临床当熟谙药性，当升者升，当降者降，以顺为度。

此外，对治疗疼痛的引经药的选择也应引起注意。如头痛加用天麻、川芎，上肢痛加桑枝、桂枝，下肢痛加牛膝等。

总之，治疗疼痛的中药选择既要抓住重点，又要照顾全面，这样才能收到好的疗效。

细辨头痛

头痛是临床常见的自觉症状，是由外感或内伤杂病而引起的以头痛为主要症状的病症。若头痛剧烈，经久不愈，呈发作性者，又称为"头风"。此外，根据病因病机及症状轻重不同，尚有"雷头风""偏头风""首风""脑风"等名称。

头痛是临床的常见病症。可见于西医学的诸多疾病，如血管神经性头痛，神经官能症，颅内疾病性头痛，外伤后头痛，耳、眼、鼻、齿病变所引起的头痛，还可见于普通感冒、流行性感冒、流行性脑脊髓膜炎、流行性乙型脑炎、化脓性脑膜炎、癫痫、更年期综合征、原发性高血压等。

一、辨证论治

头痛之辨证除详问病史，根据各种症状表现的不同以辨证求因外，尚应对头痛的部位、性质、久暂进行分析，以辨证论治。

对于头痛的辨证，从中医文献来看有以下几种：①以病因分：有外感头痛（如风寒头痛、风热头痛、风湿头痛、伤暑头痛、邪火头痛），内伤头痛（如气虚头痛、血虚头痛、阳虚头痛、阴虚头痛、肝阳头痛、伤食头痛、瘀血头痛、痰浊头痛）。②从经络分：三阳头痛（太阳头痛、少阳头痛、阳明头痛），有三阴头痛（太阴头痛、少阴头痛、厥阴头痛）。③从病情、病位、病程、疾病发作规律分：有真头痛、雷头风、偏头痛、正头痛、头风、脑火、久头痛、巅顶痛等。

从病因来看，外感头痛一般发病较急，痛势较剧，多表现为掣痛、跳痛、灼痛、胀痛、重痛、痛无休止。每因外邪致病，多属实证，治宜祛风散邪为主。内伤头痛一般起病缓慢，痛势较缓，多表现为隐痛、空痛、昏痛，痛势绵绵，遇劳则剧，时作时止，多属虚证，治宜补虚扶正为主。

从头痛的时间来看，早晨头痛有呕吐者，多为痰浊头痛；上午头痛，劳后加剧者，多为气虚头痛；阴血不足之头痛多在午后发作；腑气上攻之头痛多在日晡之时发作；饮食中阻之头痛多在食后发作；经期头痛多为血实；经后头痛多为血虚。

从部位来看，太阳经头痛多在头后部，下连于项；阳明经头痛多在前额部及眉棱骨等处；少阳经头痛多在头之两侧，并连及耳部；厥阴经头痛多在巅顶，或连于目系。

从性质来看，刺痛多因瘀血，跳痛多因肝阳上亢，重痛多因痰浊，掣痛多因风热，紧痛多因风寒，头痛如束多因风湿等。

（一）外感头痛

1. 风寒头痛

症状：起病较急，头痛项强，恶风畏寒，遇风尤剧，常喜裹头，恶寒发热，肢体酸痛，口不渴，舌淡，苔薄白，脉浮。

病机分析：头为诸阳之会，风寒外袭，循太阳经上犯巅顶，阻遏清阳，其痛乃作；太阳经主一身之表，其经脉上行巅顶，循项背，故头痛项强；寒性凝滞，伤人阳气，故恶风畏寒，遇风尤剧，常喜裹头；风寒侵袭肌表，卫阳被遏，正邪相搏，故发热；津液未伤，故口不渴；苔薄白、脉浮皆为风寒在表之征。

治则：疏风散寒。

方药：川芎茶调散加减。方用川芎上行头目，行血中之气，祛血中之风；荆芥、防风、羌活疏风散寒；白芷、细辛散寒通络止痛。若遇寒甚者，久痛不愈，或屡次发作，加川乌、葛根；夹湿者见头痛如裹，加独活；兼有恶心呕吐者，加半夏、生姜。

2. 风热头痛

症状：头痛而胀，甚则头痛如裂，发热，面红目赤，口渴欲饮，大便秘结，小便短赤，舌红苔黄，脉浮数。

病机分析：热为阳邪，其性炎上，风热入络，上扰清窍，故头痛而胀，甚则头痛如裂；阳邪上扰于面，故面红目赤；热袭肌表，卫气不宣，故发热；热甚耗津，故口渴欲饮，大便秘结，小便短赤；舌红苔黄、脉浮数皆为风热邪盛之征。

治则：疏风清热。

方药：芎芷石膏汤加减。方用川芎、白芷、菊花、生石膏疏风清热。对方中辛温之羌活、藁本去之不用，可适当加入清热药。若热甚者，加黄芩、连翘、薄荷；鼻流浊涕，兼鼻旁痛者，加辛夷、苍耳子；大便秘结者，加大黄；口渴甚者，加知母、石斛、花粉；恶风寒者加荆芥、防风。

3. 风湿头痛

症状：头痛如裹，肢体困重，纳呆胸闷，小便不利，大便或溏，苔白腻，脉濡。

病机分析：风湿外感，上犯巅顶，清窍为邪阻遏，故头痛如裹。脾主四肢，湿浊内阻，脾阳为湿所困，故见四肢困重，纳呆胸闷。湿浊内蕴，不能分清泌浊，故小便不利，或大便溏泻。苔白腻、脉濡皆为湿浊内阻之征。

治则：祛风胜湿。

方药：羌活胜湿汤加减。方用羌活、独活祛风胜湿、利关节；防风、藁本、蔓荆子疏风止痛；川芎活血祛风止痛；甘草调和诸药。若湿浊中阻，症见胸闷纳呆、便溏，可加苍术、厚朴、陈皮、枳壳等以燥湿宽中；恶心呕吐者，可加半夏、生姜以降逆止呕。

4. 暑湿头痛

症状：头痛昏沉，身热汗少，或身热微恶寒，汗出不畅，口渴胸闷，干呕不食，舌红苔黄腻，脉濡。

病机分析：暑为阳邪，易伤于上，故头痛；暑必夹湿，湿阻清窍，故感昏沉；湿邪闭阻汗孔则汗少或汗出不畅；暑热伤于肌表，故身热；伤津，故口渴；湿浊中阻，故胸闷、干呕不食；舌红、苔黄腻、脉濡皆暑湿之征。

治则：清暑化湿。

方药：新加香薷饮加减。方用香薷发汗解表、祛暑化湿，以除寒热；银花、连翘、鲜扁豆花清上焦气分之暑热，以除热解渴；厚朴燥湿除满。发热甚加黄芩、薄荷以清热；口渴加花粉、生地；胸闷加佛手、香橼；呕吐加半夏等。

5. 疫毒头痛

症状：头痛剧烈，持续不休，高热烦躁，甚则神昏谵语，口渴喜饮，身发斑疹，便秘溲赤，舌红，苔黄，脉浮数。

病机分析：疫毒伤人，循经入络，上攻清窍，故头痛剧烈；邪不得解，故持续不休；邪正相争则高热，内扰神明则烦躁，甚至神昏谵语；热伤津液，故口渴喜饮、便秘溲赤；热盛动血，外溢肌肤，故身发斑疹；舌红、苔黄、脉浮数皆疫毒内攻之征。

治则：清热解毒。

方药：犀角地黄汤加味。方用犀角（代用品）清热凉血解毒；生地凉血养阴；赤芍和营泻热；丹皮凉血散瘀。可加黄连、升麻、山栀以加强清热解毒之功。咽痛加桔梗、牛蒡子、玄参；便秘加大黄、芒硝；若风热疫毒之邪上壅于头面，发为大头瘟而症见恶寒发热，头面红肿焮痛，目不能开，咽喉不利，舌燥口渴者，当疏风散邪、清热解毒，用普济消毒饮加减治疗。

（二）内伤头痛

1. 肝阳上亢

症状：头痛，两侧为甚，眩晕，情志不畅时加重，心烦易怒，胸胁胀痛，面红目赤，口苦，夜寐不宁，舌红，苔薄黄，脉弦。

病机分析：肝失条达，肝血不足，肝阳上亢则头痛，两侧为甚，眩晕，情志不畅时加重；阳热上扰则面红目赤；热郁化火则口苦、夜寐不宁、心烦易怒；肝经行于两胁，肝气不舒则胸胁胀痛；舌红、苔薄黄、脉弦皆肝阳上亢之征。

治则：平肝潜阳。

方药：天麻钩藤饮。方用天麻、钩藤、石决明以平肝阳、熄肝风；山栀、黄芩泻肝火；益母草、牛膝活血引血下行；杜仲、桑寄生补肝肾；夜交藤、茯神养血安神。若阳亢偏盛者，加龙骨、牡蛎；若头痛甚剧、胁痛、口苦面红、便秘溲赤、苔黄、脉弦数，属肝火偏旺者，宜清肝泻火，加龙胆草、夏枯草；若肝阴不足，症见目眩耳鸣、舌红、脉细数等，应加生地、何首乌、白芍、枸杞子以补养肝阴。

2. 肾阴不足

症状：头脑空痛，眩晕耳鸣，腰痛膝软，遗精带下，心烦不寐，舌红少苔，脉细无力。

病机分析：肾生髓，脑为髓之海。肾精不足，脑髓空虚，故头脑空痛、眩晕耳鸣；腰为肾之府，肾虚精关不固则腰痛膝软，男则遗精，女则带脉不束而带下；肾阴不足，虚火上炎，心肾不交则心烦少寐；舌红少苔、脉细无力皆肾阴不足之征。

治则：养阴补肾。

方药：大补元煎加减。方用熟地、山萸肉、枸杞子养肝肾而补血填精；人参、甘草、山药健胃而补益元气；当归补养营血；杜仲益肾强腰。共为补益元气、滋阴养血之剂。若病情好转，可常服杞菊地黄丸补肾益阴以巩固疗效。

3. 肾阳不足

症状：头痛昏沉，遇寒加重，得温痛减，腰酸乏力，四肢不温，精神萎靡，少气懒言，阳痿或遗精，舌质淡，脉沉弱。

病机分析：肾阳虚弱，肾精耗损，脑失温养，故头痛昏沉，精神萎靡，少气懒言；阳虚不能温煦，故遇寒加重，得温痛减，四肢不温；阳虚火衰，故阳痿不举；舌质淡、脉沉弱乃肾阳不足之征。

治则：补肾壮阳。

方药：右归丸加减。方用熟地、枸杞子、山萸肉补益肝肾；杜仲、菟丝子、鹿角胶补肾壮阳；附子、肉桂散寒止痛；当归养血，山药益脾。若素体真阳不足，复感外寒，表里同病，症见头痛无汗、畏寒肢冷、微发热、脉沉者，当助阳解表，方用麻黄附子细辛汤加味治疗。

4. 气虚不足

症状：头痛绵绵，时发时止，过劳则甚，体倦乏力，少气懒言，食欲不振，面色萎黄，舌质淡，脉细弱。

病机分析：脾虚则生化无力，中气不足，清阳不升，脑失所养，故头痛绵绵；劳则气耗，故过劳则甚。中气不足，阳气不举，运化失司，故体倦乏力、少气懒言、面色萎黄、食欲不振。舌淡、脉沉细皆气虚不足之征。

治则：补气升阳。

方药：补中益气汤加味。方用黄芪、人参、甘草甘温益气；白术、当归、陈皮健脾养血、理气和中；升麻、柴胡升提阳气。头痛甚加川芎、细辛、蔓荆子以祛风止痛；头昏沉，清阳不升者可加荷叶等。

5. 血虚不荣

症状：头痛眩晕，面色㿠白，心悸怔忡，口唇淡白，舌淡，脉细弱。

病机分析：久病或失血过多，导致营血亏虚，血不能上奉于脑，髓海失养，故头痛眩晕；血不养心则心悸怔忡；血虚不能荣于面，故面色㿠白、口唇淡白；舌淡、脉细弱皆血虚不荣之征。

治则：滋阴养血。

方药：加味四物汤。方用当归、白芍、生地、川芎养血调血；菊花、蔓荆子清头目止痛；甘草和中。血虚甚可加丹参、阿胶以养血，加山药、云苓健脾益气以助生化之源；若气血俱亏者，可用人参养荣汤加减治疗。

6. 痰浊上扰

症状：头痛昏重，胸脘满闷，呕吐痰涎，面黄纳差，苔白腻，脉弦滑。

病机分析：脾失健运，痰浊内生，阻滞脉络，清阳不升，故头痛昏重；痰浊壅盛，阻滞中焦则胸脘满闷、面黄纳差；痰浊上逆则呕吐痰涎；苔白腻、脉弦滑皆痰浊之征。

治则：化痰降逆。

方药：半夏白术天麻汤。方用半夏、天麻燥湿祛痰、平肝息风；白术、云苓、橘红健脾化痰。若痰多色黄、苔黄腻加胆星、黄连、竹茹；头痛甚加白蒺藜、蔓荆子。痰湿中阻出现胸脘满闷加厚朴、枳壳等。

7. 腑气上攻

症状：头痛，便秘不通，脘腹胀满拒按，按之硬，口干喜饮，视物不清，便通则痛减，舌红，苔黄燥，脉滑实有力。

病机分析：热病伤阴，阳明燥结于中，糟粕不得下泻，腑气上逆，扰动清窍，故头痛、视物不清；实积于中，故脘腹胀满拒按，按之硬；热邪耗津，故口干喜饮；舌红、苔黄燥、脉滑实有力皆属腑气内结之征。

治则：通腑泻浊。

方药：大承气汤。方用大黄泻热通便；芒硝软坚散结；厚朴行气宽中；枳实消积导滞；燥实除则腑气通，头痛自愈。若实邪伤阴见口干欲饮、舌红，加生地、麦冬、玄参，或用增液承气汤；兼气阴两虚者，用新加黄龙汤。

8. 食浊中阻

症状：头痛昏沉，食后加重，空腹痛减，纳差，舌淡，苔白腻，脉滑。

病机分析：饮食停滞，中焦痞塞，清气不升，浊阴上逆，故头痛昏沉，食后加重；腹空则食消，气机疏通，故头痛减轻；饮食内积，故纳差；苔白腻、脉滑皆食浊中阻之征。

治则：消食和中。

方药：保和丸加减。方用山楂、神曲、莱菔子消食化积；陈皮、半夏健脾理气；连翘清热。加枳实、白术健脾消痞，荷叶升清益气；日久化热，苔黄腻者加黄连；若食积气滞，湿热互结中焦而见脘腹胀满，甚则作痛，大便秘结者，可用木香槟榔丸以行气导滞通便。

9. 瘀血阻脑

症状：头痛屡发，痛有定处，经久不愈，痛如锥刺，或有头部外伤史，舌紫暗或有瘀斑，脉细涩。

病机分析：跌仆损伤，瘀血内停，或久病入络，气血凝滞，阻塞脑窍，脉络失和，故头痛屡发，痛如锥刺，经久不愈；瘀阻不通，血流不畅，故痛有定处；舌紫暗或有瘀斑、脉细涩皆瘀血阻滞之征。

治则：活血化瘀。

方药：通窍活血汤加减。方用桃仁、红花、川芎、赤芍活血化瘀；麝香、生姜、老葱温通脉络。可加细辛、白芷以理气开窍止痛。头痛甚者，可加全蝎、蜈蚣、地鳖虫、地龙以搜逐止痛；若久病气血不足者，加黄芪、当归以补气养血；若头部外伤，瘀血内停又兼髓海不充者，当加入熟地、首乌、山萸肉等补肾之品，或用补肾荣脑汤。

10. 酒湿上攻

症状：头昏沉疼痛，每因过量饮酒而作，持续数日不解，口干，眩晕，呕吐，纳差，小便不利，舌淡，苔黄腻，脉滑。

病机分析：过量饮酒，留滞中焦，助湿生热，上蒙清窍，故头痛昏沉、眩晕；湿热伤阴则口干，上逆则呕吐，阻于中焦则纳差，阻于下焦则小便不利；舌淡、苔黄腻、脉滑皆湿热之征。

治则：清利酒湿。

方药：葛花解醒汤加减。方用葛花醒酒，砂仁、白蔻仁、木香、陈皮、青皮理气祛湿；人参、白术、茯苓健脾和中；泽泻、猪苓泄湿于下；神曲消食和胃。

二、单方、验方、饮食疗法

1. 黄烟叶 50g，用热水煮透，乘热敷于头额及两太阳穴位，治风寒或风热头痛。

2. 决明子 100g，炒后研末，用茶水调敷于头额太阳穴，药干则换，反复几次，治肝阳上亢头痛。

3. 珍珠母 1.5g，研细末，开水冲服，治肝阳上亢头痛。

4. 菊花 1000g，晒干装入枕头，夜寐作枕，治风热头痛。

5. 雄黄 1g 研末，放入两片生姜中，然后贴于太阳穴、大椎穴，温灸 1 分钟，治风寒、风温头痛。

6. 细辛、徐长卿、川芎各 9g，蜈蚣、山奈各 6g，冰片 0.5g，分别研细末，装瓶备用。以药棉蘸药少许，塞入鼻孔中，左右交替使用，每日更换 1～2 次，偏头痛左塞右、右塞左。

7. 全蝎、蜈蚣、土鳖虫、甘草各等份，研末，每服 3g，日 3 次，治瘀血头痛。

8. 樟脑 3g，冰片 0.5g，将药放碗底上用火点着，鼻嗅其烟，左侧头痛用右鼻孔嗅，右侧头痛用左鼻孔嗅，日 3 次，嗅后觉有凉气直冲入脑，疼痛立减，治偏头痛。

9. 蓖麻 2g，乳香 2g，麝香 0.2g。将三味药捣成饼，贴太阳穴，治偏头痛。

10. 菊花 5g 洗净，用开水冲泡，代茶饮，治风热头痛。

11. 薏苡仁 30g，白芷 10g（包），共煎汤后去白芷，加白糖少许，内服，日 2 次，治风湿头痛。

12. 决明子 10g，粳米 100g，白菊花 10g，冰糖少许。先将决明子入锅内炒至微有香气，取出待冷后，与白菊花同煎取汁、去渣，然后与粳米煮粥。粥将熟时加入冰糖，稍煮即可。治肝阳上亢头痛。

13. 黄芪 30g，粳米 50～100g，先煮黄芪，取汁与粳米同煮为粥。治气虚头痛。

14. 橘皮 10g，粳米 50g，先煎橘皮取汁，再与粳米煮成稀粥。治痰浊头痛。

15. 山楂 10g，水煎去渣后加红糖少许饮服，治瘀血头痛。

三、针灸疗法

1. 外感头痛

按头痛部位循经取穴，用泻法，根据头痛部位分别采用百会、通天、行间、上星、头维、太阳、印堂、攒竹、阿是穴等。

2. 内伤头痛

肝阳上亢头痛取足厥阴、少阳经穴，如风池、百会、悬颅、太冲、太溪，用泻法。血虚不足头痛取背俞和手足阳明经穴，如肝俞、脾俞、肾俞、合谷、足三里，用补法。痰浊上扰头痛取足阳明经穴，如足三里、丰隆、百会，用泻法。瘀血阻脑头痛取阿是穴及手阳明、足太阴经穴，如阿是穴、合谷、三阴交，补泻兼施。

此外，亦可用耳针或梅花针叩刺。耳针取枕、额、皮质下、神门。每次取一侧或双侧，强刺激，留针 20 分钟，间隔 5 分钟捻转 1 次，或埋针 3～7 天。梅花针主要用于外感及肝阳上亢之头痛，重叩太阳、印堂及阿是穴，并放血。

漫谈方剂配伍中的辨证思想

方剂为中医治病之主要工具，早在《内经》中就有"大小缓急奇偶复"之所谓七方，而其中尤以复方更为医家所习用。对于复方之组成，《内经》亦有"君臣佐使"之定规，所谓"主病之谓君，佐君之谓臣，应臣之谓使"。由于药物的不同组成配伍，即可将有限的药物组成近乎无限的丰富多彩的方剂，应用于临床。中医之所以能对各种不同的疾病进行辨证论治而皆有效验，是与方剂之不同配伍、灵活应用不无关系的。设若无灵活变通之方剂，则辨证论治岂不成了一句空话。张氏之所以被称为医圣、经方之祖者，言其开辨证之先河，立组方之规范也。

临证尝见辨证无误而疗效不显者，多由于方药之不当。而方药之不当，又多为组方配伍之欠妥，或犯所谓有方无药或有药无方之戒。前人谓："工欲善其事，必先利其器。"欲善其医事者，能不注意方剂之组成，药物之配伍乎！读前人之医案或今之名家治病，每见前医久治不效之疾，而后者仅在其原方中轻挥玉笔，稍改一二，或更动药味，或增减剂量，辄大奏效，令人惊叹不已，神其组方之妙也。

组方之妙，妙在其中含有丰富的辨证思想。这并非生而得之，乃是反复临证，仔细推敲，善于学习，良苦用心所得。余以为方剂之组成，除应遵守一般原则外，还应注意处理好以下5个关系，方能灵活应用，事半而功倍。

一曰散与收：散指发散、宣散，多指祛除外邪、宣通气机；收指收敛固脱，涩以固脱，收敛气血之谓。如桂枝汤中桂枝与芍药配伍，诚如吴谦所言："桂枝君芍药，是发散中寓敛汗之意；芍药臣桂枝，是于固表中有微汗之道焉。"全方依赖桂芍相配，刚柔相济，散中有收，开中有合，使营血得和，表证得解。玉屏风散中黄芪与防风相合，亦是有收有散，使一方起到益气固正、祛邪止汗之功。再如小青龙汤之配伍，麻桂辛以散寒解表，合芍药五味以敛肺和营，再用姜夏温化痰饮，共奏散寒蠲饮、定喘止咳之功。其中尤以姜、辛、五味三药配伍甚妙，姜、辛散寒饮，五味敛肺气，一散一收，相反相成，疗效甚著，临床用之甚广。既不可拘于"辛不过钱"之说，虑其发散太过，亦不泥于五味酸收，而恐其闭邪于里。原方三药剂量相等，临证时亦可根据病情需要增减其量。

二曰攻与补：攻或称泻，是祛邪；补即扶正。邪正斗争是决定疾病发生发展的主要关键，而治疗目的则在于祛除邪气，恢复正气，但恢复正气之方法则应根据邪正斗争的情况，依据补虚泻实之原则，在组方中灵活运用扶正与祛邪二法，所谓"邪去则正自安，正足则邪自去"。应特别注意其中正气是根本。张景岳谓："世未有正气复而邪不退者，亦未有正气竭而命不倾者。"所以首先要顾护正气。已故伤寒学家陈慎吾老先生把一部《伤寒论》归纳为"保胃气，存津液"六字，是不无道理的。而后人把温病之治法归纳为清热保津，尤其是"存得一分津液，便有一分生机"的说法更具指导意义。虚证自不待言，即使大实证亦应注意不伤正气。如十枣汤之用大枣，白虎汤之用粳米、甘草，调胃承气汤之用甘草，盖由乎此。张仲景一再强调用攻下药时"得下利，止后服"亦是此意。

其次还要注意扶正与祛邪配伍得当。是补多泻少，抑或泻多补少，还是平补平泻，均应据证灵活选用，调配得当。做到祛邪而不伤正，扶正而不留邪。如小柴胡汤既有柴芩之和解清热，又有参、枣、草之益气和中；黄龙汤既用大承气汤以攻里实，又合参、归以扶助正气；新加黄龙汤更增元参、生地、麦冬养阴生津，是以补药之体作泻药之用。养阴之祖方六味地黄丸更以三补三泻、补中有泻、寓泻于补为医家所推崇。诸如此类，举不胜举，临证时亟应注意。

三曰温与清：温是指"寒者热之"，清是指"热者寒之"，治寒以热、治热以寒是治则之大法，但病情复杂多变，则组方配伍并非纯用寒热，而常常寒热兼施、温清并用。常见情况有三：一是寒热错杂之证，自需温清并用之法，如外寒内热之用麻杏甘石，胸热胃寒之用黄连汤，上热下寒之用乌梅丸等皆是。二是真假寒热之证，因纯用寒热易致格拒不受，故据"热因热用，寒因寒用"之原则亦需反佐一二味药性相反之品，以为之使。如白通加猪胆汁汤，通脉四逆加猪胆汁汤之猪胆汁即是此意。三是根据方剂配伍及治疗之需要，常宜灵活伍用寒热之剂。如左金丸之用英、连，交泰丸之用连、桂；或为监制他药以防其偏；或为相互制约，相反相成；或为全方之佐使，以同性相求，达于病所。凡此者，均宜在组方时灵活应用。这些药物虽味少而量轻，但其效用颇大，常有出奇制胜之妙。

四曰升与降：升指升提，言其向上也；降指通降，谓其向下也，升降本为人体气血正常之运动，所谓"升降出入，无器不有"。若升降异常则致生化大病，如《内经》所云："出入废则生机化灭；升降息则气立孤危。"前人特别注意调气机之升降。如《伤寒论》之各承气汤方名为通大便，实为承胃气。胃以降为和，使其通降而令其平和也。若在其中加入羌活一味，则名三化汤，使清升而浊降，寓意更深。后世李东垣尤有创见，对脾胃之升降多有发挥。所立补中益气、升阳益胃等方，可谓升降之规范。我们临证时应注意升降相宜，调配得当。升者不可升而无制，且清阳虽宜升而亢阳则宜降；降者不可降之太过，注意浊阴虽宜降而气陷则当升。如眩晕一病，无论其病机若何，吾以为总是清者不升、浊者不降而致升降失常。故临证时升清降浊常可并用，虚者以升其清阳为主，升麻、荷叶之属皆可加入；实者降其浊气为主，重镇潜降之品均可选用。

五曰静与动：静者言其滞也，补药容易壅塞气机，故一般多谓之静；动者言其行，言其通，是针对静而言，如行气活血通阳气之品均属于动。

补法乃临床常用之法，但容易引起脘腹痞胀、纳食欠佳等胃气失和之证，甚或郁而化火，变生他疾。常有虚不受补者，非不受补也，是补不得法也。故在补方中常佐以动药，以行其滞，宣其痞，散其壅。补气中要佐以行气，补血中要佐以活血，养阴中要注意和胃，温阳中要注意宣通。使补而不滞，补而不腻，补而能化，补而能生。其中最常见者为补气和行气、补血和活血、补阴和助阳化气以及补法同和胃的关系。如补中益气汤、异功散、参苓白术散之用陈皮、砂仁，皆取其理气和胃之功。诚如张秉成所云："恐补而多滞，故加陈皮以宣利之"；四物汤之用川芎，归脾汤之用木香，皆是在养血之中加入行气活血之品。张秉成又云："加川芎辛香温燥，能养血而行血中气以疏通之"，可使补血而无滞血之弊。地龙、䗪虫等虫类药皆具流动之性，亦可据情加入。

益血方剂之中要适当加入温阳化气之品，以促进气血阴阳之生化。如十全大补之用黄芪、肉桂，量不必大，然促进生化之力甚强；另外，补益之剂，特别是滋阴养血之剂多能腻膈碍胃，常需加入开胃和中之品。如三才封髓丹之用砂仁，补方中加入姜、枣、陈皮等可防止伤其脾胃。余和胃除常用橘、桔、砂、蔻、木香、枳壳等一般流动之品外，其他如娑罗子、玫瑰花、香橼皮、佛手片等均可选用。更有无活一味，具宣通气机、促进生化之力，无论气血阴阳补益之剂，皆可以之为佐，临床用之甚得其益。此外，注意炮制及煎服方法，亦可取静中有动之意，如酒制当归、生地使补而能行；砂仁捣熟地，令滋而不腻；复脉汤虽用地黄之量独重，但酒水各半而煎则补而兼通。

当然动静结合方面既要注意静中有动、补中有行，亦要注意动中有静、行中有补。理气剂中要防其耗气，故四磨饮用人参；活血太过亦易伤血，故血府逐瘀汤中有当归、生地。

但一般最易忽略的还是静中无动、补不得法，只有动静结合，才能达到预期之疗效。

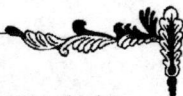

以上五个方面在组方配伍中常可遇到。每一关系包括相互对立的两个方面，而且这五者之间又互相渗透，互相关联。如攻补和动静、升降和收散之间均密切相关。若能在处方配伍时注意这五个关系，那么我们辨证论治的水平就会有新的提高。

用药经验漫谈

临床用药不能忽视药物的组方及炮制，组方配药要同辨证紧密结合，法随证立，方依法出。清·喻嘉言曾说："凡用药太过、不及皆非所宜，而不及尚可加，太过则病去药存，为害最烈。"

一、用药强调六个注意

我在应用扶正培本法时，特别强调六个注意。

第一是注意明辨虚实。谨慎"大实有羸状，至虚有盛候"，不犯"虚虚实实"之戒。

第二是注意根据病情选择不同补法。如病势急迫，气血暴脱，宜用峻补，而且要补足，使药效持续；否则药性一过，元气复脱，则功亏一篑。对于慢性病，则用缓补之法，使药效日积月累，不能急于求成，即欲速则不达也。

第三是注意补药之弊。如久用壮阳药易生虚火，宜少佐柔润之品；滋阴之药多用则腻膈碍胃，宜酌加理气和胃之品，使补气不壅中、养阴不碍胃，才能恰到好处。

第四是注意虚不受补。虚不受补或因脾胃虚弱，补而不

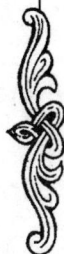

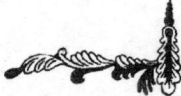

适；或因遣药不当，过于壅滞；或因夹有余邪痰浊。治宜调理脾胃，或平补、清补、缓补之法，或先祛内停之痰浊湿热余邪。

第五是注意时令剂型。立冬至春分的四个月是万物闭藏之时，人合天地阴阳之气，气血固摄于内，不易化火滞气，是服补药的最好时令。慢性虚证不是一汤一药所能奏效的，所以需要配以膏丸之剂进行调理。

第六是注意食养摄生。扶正固本不能单纯依靠药物，还必须重视饮食调养，这就是中医营养学。正如《素问·五常政大论篇》所说："谷肉果菜，食养尽之，无使过之，伤其正也。"

二、运用活血化瘀法时应注意的问题

我在应用活血化瘀法时注重舌象的变化，气血的微小变化（微循环）从舌质上反映最早。受古方七厘散、紫金锭、回生第一丹等方的启发，自拟了"脑震荡后遗症方"，由苏木、刘寄奴、鬼箭羽、土鳖虫、菖蒲、豨莶草、鸡血藤、泽兰、赤芍、川芎等组成。对于白血病、再生障碍性贫血、血小板减少等病，并非一味止血补血，而是选用作用较轻的活血化瘀药或祛瘀止血之品，如丹皮、赤芍、生蒲黄、茜草、三七等。

在应用此法时，应注意六个方面的问题。

第一是气血关系。气为血帅，气行则血行。活血化瘀中佐入行气理气之品，虚证宜加益气之品，就是为了推动血液运行。

第二是辨明虚实。血瘀一证，局部观之属实，整体又多兼虚，注意祛瘀不伤正，补虚不留瘀。

第三是分清寒热。给予温经散寒或清热凉血之法，不可一味温热，也不忌用寒凉。

第四是明辨部位。根据不同部位给予不同方药，如头部常用通窍活血汤，胸膈以上及胁肋用血府逐瘀汤，膈下瘀血用膈下逐瘀汤，少腹瘀血用少腹逐瘀汤或当归芍药散，瘀血延及半身用补阳还五汤，瘀血导致关节麻痹痛用身痛逐瘀汤等。

第五是分清瘀血轻重。一般瘀血不畅，行血活血即可；瘀血内停应活血祛瘀；形成癥积肿瘤则应用消癥破瘀通经之法。

第六是根据病情配合其他治法。正虚者扶正祛瘀；出血者止血祛瘀；兼寒者散寒祛瘀；夹热者清热祛瘀；有痰者化痰祛瘀；因湿者渗湿祛瘀；有肿毒者消肿散瘀；积块者软坚祛瘀；妇女则宜通经祛瘀等。

三、清热解毒法的应用

清热解毒法多用于三个方面。对于疮疡，凡出现痛肿疮疡组织损伤属于阳证者，我常用仙方活命饮、五味消毒饮、黄连解毒汤等；内痈之证，配合活血化瘀排脓法，如肺痈则以千金苇茎汤合桔梗汤加赤芍、鱼腥草、薏苡仁等；慢性发作常合当归芍药散加减。

热毒伤及脏腑、气血者，应辨其部位，分别采用清热凉血或清脏腑热毒等治法。若热毒在血，则用凉血解毒法，并辨明虚实，调理脏腑阴阳，一般常用犀角地黄汤加减。

癌症发生多由外感热毒、七情郁结、饮节不节、起居失常等因素，引起脏腑气血失调或痰湿瘀毒等积聚而成。辨证用药应酌加清热解毒之品。

在应用清热解毒法时，应注意热毒的轻重和顾护脾胃，因清热解毒药多系苦寒之品，易损胃气。此外，还要正确对待炎症。炎症多属热证，但热证并不都是炎症，千万不能一见炎症就应用清热解毒法。某些清热解毒法确有消炎抗菌作用，但不仅仅是消炎抗菌，更不能将清热解毒药当成抗菌素使用。清热解毒和消炎抗菌是中、西医的两个不同概念，绝不能混为一谈。

四、用药配伍经验

1. 精研中药，熟知特性

古云：临证如临阵，用药如用兵。可见遣方用药对于治疗效果有举足轻重的决定性意义。余早年拜本草学家赵燏黄先生为师，后又多年从事中药方剂教学，在我提出的三大治法中，将常用药列为重点介绍。如清热解毒法常用金银花、大青叶、蒲公英、紫花地丁、蚤休、鱼腥草、土茯苓、白蔹、半枝莲、半边莲、白花蛇舌草、山慈菇、白英、蛇莓、龙葵等。活血化瘀法选性质平和之药，如丹参、山楂、当归、赤芍、丹皮、泽兰、益母草、川牛膝等；功效较强之品有桃仁、红花、三棱、莪术、乳香、没药等；药力峻猛（破血逐瘀）者有水蛭、虻虫、䗪虫等。扶正固本法习用益肾、滋阴、补气养血、健脾四法，药选滋阴、补阳、益气、补血诸补益之品，辨证化裁。余对于单味药的认识多结合现代药理研究及临床实践，独有见解。如地龙清热息风，利尿平喘，降压舒筋，善于通络；琥珀镇惊安神，活血散瘀，利尿通淋，明目退翳，止血生肌，化腐收敛；仙鹤草止血、止汗、止泻、强心、抑癌，常用以代人参；鱼腥草解毒消痈、利水通淋、退黄排石，亦治眩晕；紫草活血化瘀、解热降压、凉血解毒、生肌透疹；蜈蚣补虚强壮起痿；茯苓药性平和，既可扶正，又能祛邪，并能增强人体免疫功能以及预防癌肿；枸杞子久服可以养生，并明显增强人体性功能，临床多用于老年性疾病及虚损性疾病；龙眼肉增精神，长气力，具有抗衰老作用；何首乌的抗衰老作用除表现在可治疗神经衰弱、高血压、动脉硬化等老年性疾病外，还表现在保护超氧化物歧化酶、抑制单胺氧化酶活性等功能上；黄芪具有强壮、强心、降压、保肝、利尿等作用，年老气虚之人常服可提高机体抵抗能力，防病健身；白术用于防治老年人易患的消化系统疾病，并能增强老年人对内外环境的协调，从而起到延寿强身作用。只有熟知药性，对于药物的特性和一药多能了如指掌，才能精确地用药配伍，以达到治疗的最佳效果。

2. 灵活配伍，自创新方

方剂的组成既有严格的原则性，又有极大的灵活性。"方从法出"，以及君、臣、佐、使的配伍组成，是遣药组方必须遵循的基本原则。但是具体药物的选择，配伍关系的安排等，又要因人、因病、因时、因地制宜。因此，遣药组方要求有充分的灵活变化。只有掌握了原则性与灵活性的辩证统一，方药与病证完全吻合，才能充分体现治疗的最佳效果。如荆芥配薄荷，治外感风邪之口眼㖞斜；防风配白芷，治外感或神经性偏正头痛，配地龙治风湿病关节红肿疼痛；菊花配银花、桑叶，善治肝火眩晕；黄连配紫苏治湿热蕴胃、肺胃不和、胃气上逆者；栀子配冰糖治血热妄行之吐衄、尿血；夏枯草配玄参、浙贝母、生牡蛎治肿瘤初期淋巴结肿大；土茯苓配萆薢、升麻治泌尿系感染、乳糜尿、慢性肾炎；桔梗配琥珀治痢疾里急后重及小便淋沥不畅；车前子配益肾补肝药用于治疗老年咳喘、白内障、目视昏花、眩晕；

金钱草配石韦、杜仲、胡桃肉、鱼枕骨治肾结石，配茵陈、郁金、栀子治肝胆管结石；白蒺藜配沙苑子治血管神经性头痛、高血压等，均属临床用药配伍经验。再如锡类散治溃疡性结肠炎、白塞氏综合征，内服灌肠皆可；紫金锭治暑湿泻痢轻症，配紫硇砂可治食管癌贲门梗阻；通窍镇痛散治抑郁型精神分裂症或强迫型神经官能症，配七厘散治冠心病心绞痛等，以中成药引申应用，既扩大了应用范围，又拓展了治疗思路。

余在数十年的临床实践中，博采众方，取其精华，创拟了一些治疗疑难重症的经验方。如癫痫康、生血丸、抗痿灵等已由药厂生产，获得较明显的社会和经济效益。又如治疗颅脑损伤后遗症的化瘀通络汤、补肾荣脑汤；治疗神经系统疾病所致下肢瘫痪的补肾活血汤；治疗脑萎缩的三黑荣脑汤；治疗神经衰弱的柴胡枣仁汤；治疗各种郁证的神复康；治疗痹证的痹痛宁；治疗不孕症的暖宫促孕汤；治疗失音的发音散；治疗慢性肾炎尿毒症的尿毒症方等，这些自创方用于临床获得满意疗效。

3. 重视对（组）药，复方配伍

对（组）药是两种或两种以上药物的配伍应用，既可增强疗效，产生独特的作用，又可抵消其副作用。如黄芪长于益气升阳，配当归可补气生血、气血双补，配党参增强补中益气、升举清阳之力；与升麻、柴胡相合，益气升阳之力倍增；与白术、防风伍用，可益气固表止汗；与茯苓配对，健脾益气、利水消肿之力增强；与汉防己相合，共奏益气利水、祛风除湿之功；与羌活同用，增强益气升阳之力。仙鹤草凉血止血、补虚养血，配黄芪增强益气升阳功效；配当归、阿胶，补气养血、强心补虚之力增强；配附子、炮姜，治疗便血属于虚寒者；配肥大枣，用于治疗贫血衰弱者；与浮小麦、五味子、黄芪同用，治疗自汗、盗汗效佳；与连翘伍用，治疗血小板减少症。威灵仙能通十二经脉，为风药中之善走者，配秦艽治湿热痹痛；配独活治下肢痹痛；配羌活治上肢痹痛，且能升举清阳；配白芍、白及、枳实可治返流性食道炎。穿山龙与徐长卿治寒湿痹痛；青风藤与海风藤治风湿痹痛；追地风与千年健治四肢关节酸痛；桑枝与桂枝通治各种痹痛；乳香与没药治气血失调痹痛，应用于痹痛之中，有"治风先治血，血行风自灭"之功；苡仁与白芷治风湿头痛；紫草与防风治系统性红斑狼疮；鹿角与猪髓治脊髓病；乌药与百合消除脘腹胀痛；麻黄与前胡治小儿腹泻；丹皮与丹参凉血活血、清透邪热；泽泻与泽兰利水消肿、行血治臌；木瓜与乌梅疏肝和胃、养阴生津；川芎与鸡血藤活血养血、行气止痛；丹参与葛根活血化瘀，扩张血管，降低血糖；狗脊与功劳叶补肝益肾、强筋壮骨；等等，不胜枚举。在治疗疾病时，常复方组合以增强疗效。如久病入血者，常以四物汤、桃红四物汤、金铃子散、乳香止痛散、三棱丸、失笑散等组合配伍；治疗痹证常以二妙散、三妙丸、四妙丸、防己黄芪汤、四虫饮等，应用于风湿热痹或寒热错杂者，每获良效。

除此之外，我非常重视饮食调养，提倡食疗与药疗互相配合，相辅相成，可收到治疗的最佳效果。因为药食同源，邪去正复，脾胃自健，胃气乃复，诸证自愈。从狭义来说，蔬菜瓜果、鱼肉禽蛋之类为常用膳食；由广义上看，举凡滋养脾胃、补养正气、健身强壮之品皆可谓"药"。如大枣、龙眼肉、百合、桑椹、山药、蜂蜜等，均属药食同源之补益品；海蜇、海藻、海带、昆布等既是可口的海味，又为软坚散结之药；小茴香、八角茴香、丁香、官桂、肉蔻、生姜等既是调味品，又是温胃散寒、醒脾和胃常用中药。因此，药食结合，辨证论治与辨证食疗相辅相成，往往可以收到药物治疗难以达到的奇特功效。

生血丸治疗再生障碍性贫血浅谈

再生障碍性贫血简称"再障"，为一难治之症，其临床表现以贫血、出血为主。根据"心主血""脾统血"，脾为后天之本，营血化生之源，以及"肾主藏精生髓"，精血相互资生的理论，本病的病机主要和心、脾、肾三脏之虚有关。西医学认为造血功能障碍、全血细胞减少的贫血与出血、感染形成本病的三大特点。这与中医认识中心、脾、肾三脏之虚的正虚为本，治疗应顾护正气、扶正祛邪基本上是一致的。

治疗再障应处理好以下三对关系：

（一）补血和止血

再障不仅是血虚而且造血功能障碍，因此单纯补虚还不行，还应使因虚热而致的出血得以控制，才能使血虚有所恢复。应滋阴养血、益气养阴以清热止血且补虚。

（二）补气和养血

气血可以互相化生，气能生血，血能益气。临床上常采用益气以生血之法，此正如当归补血汤中黄芪五倍于当归而益气以补血生血。

（三）补脾和补肾

脾为后天，肾为先天，后天养先天，先天补后天。因此，对于正虚应同时培补先天后天，以达顾护正气、扶正祛邪之目的。

依此设计的生血丸是以鹿茸为主药，该药为补阳之品，取阳生阴长之意，也属血肉有情之品。阳气不足阴血难生，对阳虚之极者非此莫属。白术、茯苓等健脾益胃之品用于大补之品中可以防止滋腻、便于吸收，具有益气生血作用。黄柏为泻火滋阴、清解清泻之品，取其反佐于滋腻之品中以缓解其过峻作用，有利于吸收。全方共奏益气生血、益阴填精、补肾生髓之功。

患者服用本品约 3 个月至半年，面显红润、舌转红泽、脉缓有神，且胃口大开、精神大振，病情基本缓解，恢复体力与工作能力。病愈后若能坚持间断服药，自可防止复发。

药理实验、免疫实验均说明该方可增强免疫功能。

本品不仅用于再障，更适用于失血血亏，放、化疗后全血细胞减少，以及可作为某些失血病人的恢复剂。

生血丸由天津达仁堂药厂生产，每袋 25 粒小蜜丸，每日 3 次，每次 1 袋，小儿酌减。

八味丸治疗热淋浅谈

八味丸始见于张仲景《金匮要略》，又名崔氏八味丸或金匮肾气丸。主治虚劳、痰饮、消渴及妇人转胞不得溺等疾病。

其用药配伍为滋阴的干地黄、山萸肉、山药、茯苓、丹皮、泽泻和助阳的附子、肉桂。余数十年临床喜以八味丸法治疗热淋，只要辨证准确，施治得当，每获良效。但在治疗时当注意以下两点：

1. 先细辨标本缓急

急性热淋多见湿热标急之象，应以治标清利湿热之八正、导赤、小蓟饮子类化裁，不宜用仲景八味丸。慢性热淋急性发作时，既见明显尿路刺激症状，又伴全身不适，如腰痛、乏力等，需仲景八味丸法与八正类法合用。慢性热淋以女性患者多见，病程缠绵，时作时止，尿路刺激症状不甚明显，或尿频量不多，小腹拘急，微有尿痛或痒，尿中带有血丝，伴有全身酸软乏力、腰冷痛重、舌淡苔薄、脉沉细者不可妄投八正、导赤剂，应用八味丸法。有伴随明显气虚者，又当投以补中益气汤配合治疗。

2. 剂型及药物加减需灵活掌握

慢性热淋症状较稳定者，投以蜜制八味丸或水制八味丸，常规用量。对于病情多变化，以局部症状为主者，变八味丸为汤剂加减化裁。尿中带血，尿常规镜检红细胞较多者，加大原方中丹皮用量，再加入小蓟；小便淋沥不畅兼心烦者，加大泽泻用量，再加入琥珀；兼阳虚气化不利者，可适当加大肉桂用量，选用上等肉桂以助膀胱气化之功。

仲景八味丸不仅有治淋之功，也有防淋之效。在慢性热淋相对稳定期，坚持服用八味丸可有效控制急性发作。对于正常人，尤其是老年人、肾虚者，亦可辨证选服八味丸或六味丸，能提高机体防御能力，不但防淋，还有明显的抗衰老作用。当然，慎起居、节房事等也不可忽视。

温胆汤应用小议

温胆汤首载于《千金要方》，治大病后虚烦不得眠。温胆之旨历来颇多异议。夫胆禀少阳春升之气，对调整机体之阴阳、气血及脏腑功能有着重要的作用，故《素问·六节藏象论》云："凡十一脏，取决于胆也。"立意在于肃肺抑木、降胃化痰、升清降浊，以中平之剂恢复胆府温和之气，从而实现调理人身阴阳、气血、脏腑功能之作用，故以"温胆"名方。本方医疗效用极为广泛，参前人之有关论述，结合现代实验及临床研究成果，加以综合分析，适应症之范围不外与植物神经功能失调有关的心血管、消化、呼吸、内分泌乃至机体免疫和各种应激失常的病症。临证应用本方治疗的疾病有：

1. 咽痛、慢性咽炎

有温胆汤证而咽痛无明显红肿者，用甘桔温胆汤；若咽痛而兼痰多、脉滑、胸闷不舒者，用瓜蒌温胆汤；若咽痛发红、胸闷、脉滑者，用温胆汤加牛蒡子、赤芍、丹皮、连翘。火盛者再加通草，亦可酌加僵蚕、元参。

2. 咳嗽

病因痰湿内蕴、风寒外束者，用三拗温胆汤；微咳，身有微汗者，用杏苏温胆汤；咳嗽，内有痰湿，外见少阳证者，用柴芩温胆汤。

3. 癫狂、失心、脏躁而有"痰气"见证者

脏躁者症见胸满、咽滞塞，用温胆汤合甘麦大枣汤加龙牡；癫狂、失心用白金温胆汤。

4. 失眠、心悸、自汗

相当于西医学所谓的"神经官能症""心脏神经官能症""植物神经功能紊乱"等症，采用《证治准绳》之十味温胆汤加减化裁。

5. 胸痹、眩晕、头痛

胸痹（属于心血管疾病）多用温胆肠与《金匮》茯苓杏仁甘草汤或瓜蒌薤白半夏汤等方揉和加减。或配归、芍、丹参诸种活血通络之品，用治少阳不升、痰浊阻闭、气血郁滞所致的眩晕（高血压、美尼尔综合征等）也多中鹄。若头痛呕吐者（类似血管神经性头痛），用柴芩温胆汤，也不乏治验。

本方中平稳要，药简价廉，适应证广泛，故进一步对其进行临床及实验研究是十分必要的。通过此方的临床应用也足以看出，学习吸收现代科研成果可开拓古方运用的思路，继承前人，超过前人，"古为今用"。

试论中药临床的合理应用

临床应用中药应在中医辨证论治理论思想指导下，按理、法、方、药的顺序具体运用。中医临床应用中药仅为治疗的手段之一，因中医的治疗方法是多种多样的，中药的应用不过是若干法中常用的一法而已。应用中药是从整体观念出发，不是局部疗法，所以要辨证分析，综合治疗。如外科也是内治为主，外治为辅，其他各科亦然。

因此，谈到临床中药的合理应用就比较复杂。作为一个中医医生，除应具备扎实的基本功外，还要具有丰富的专业知识，这就需要从医案医话、论著手稿、用药心得、医德轶事、验方秘方等学习前人的临床经验，这些可以丰富自己的医疗实践知识，逐渐形成个人的经验。再加上勤于思考探索，发挥想像力、创造力，才能有所前进，有所发展。关于中药的合理使用问题较多，涉及面也比较大。如有的心中无数，辨证不准，"撒大网"；有的不懂君臣佐使，配伍不当；也有的开大方（包括人情方），滥用补药；有的不懂药性，乱用剧毒药物；有的药材品种混乱，真伪难辨，名实不符；有的成药疗效不可靠，徒有其名，或滥竽充数……这些问题有的属于医务人员的问题，有的属于药材生产和药材管理部门的问题，需要大家共同努力加以解决。

（一）辨证准确，用药恰当

辨证确切，方能用药恰当，才能起病人于九死一生。若误治则病必不愈，且有不测之虞。故正确的辨证是合理用药最可靠的保证。

如治疗中风闭证，切忌用龙脑、麝香之药。正如《中风斠诠》（张山雷著）所谓："古书治猝中，恒用苏合香丸，牛黄清心丸，至宝丹等，以龙麝为开窍必需之物。不知此病，肝阳上扰，芳香疏散，反以开泄，则气火愈浮，为害更烈。误投大开大香之药，未有不速其毙者。"

不仅煎剂饮片，即使是中成药，也要在辨证的前提下合理使用。如常用于治疗中风的中成药有安宫牛黄丸、局方至宝丹、苏合香丸、牛黄清心丸、再造丸、大活络丹等。应用上述药品必须掌握处方的主要组成药物、疗效特点，在辨证论治的原则下，分清寒热虚实，才能对证下药。又本类药品尚有一部分名称类似或同名异物品种混入其内，更加重了临床应用中的混乱现象，必须澄清。

再如呃逆一症，有虚实之别，即使是由于气血津液耗伤、中气虚弱、阴亏火旺所致者，若呃逆声粗则尚有一定正气存在；若呃逆声衰微，说明正气虚弱。均需仔细辨证，不能一概而论，不能一律用丁香、柿蒂、旋覆、代赭之类。

此外，对于清热解毒药也要合理应用，此类药物多属苦寒，应用时间久了容易损伤脾胃，妨碍气血化生。用时必须审明邪正关系，必须用时可在清解方中配用健脾益气诸药，即应重视气血在病机转化中的重要作用。

辨证施治时应认真区别病证的主次，分清主要矛盾与次要矛盾，全力抓住主要矛盾，即主要证候，兼顾次要证候，不仅体现在方剂的组成上，同时反映在方剂的加减法上。

还要注意标本先后以及祛邪与扶正、反佐、寒热错杂等关系，要透过现象抓住本质。在应用时，还要注意经方与时方、单方与成方的关系等。

（二）炮制合理，药为医用

近年来有忽视炮制的现象，以致影响疗效。前人采用炮制主要为了解决以下几个问题：

1. 除去杂质及非药用部分，保证药品的质量。

2. 区分药用部分，有利于发挥疗效。如一物多用，各有不同疗效。如桑叶发散清解，桑枝通络达肢，桑椹补肾健脑，桑皮利尿消肿。

3. 消除或降低药物毒性，缓和副作用，使之更适合于临床应用，如巴豆之应用巴豆霜等。

4. 增强药物疗效。如止咳祛痰药取于蜜炙，消肿止痛药取于醋炙，健脾止泻药取于灶心土炒等。

5.转变药物性能，适应医疗需要。如大黄酒炙后升提，祛上焦实热瘀血。

6.便于制剂、调剂和有效成分的煎出，如穿山甲质地坚实，生用煎不透，经过砂烫醋淬，则有效成分易于煎出。

7.矫味矫臭。多种动物药经过炒炙则可除去恶味，便于服用。

（三）提倡煮散，节约药材

从历史上看，宋代因战争频频，药材紧张，提倡煮散，以渡难关。《局方》记载了大量散剂，供煮散应用，连渣服用。煮散不仅可节约大量药材，而且利于药效的发挥。蒲辅周老大夫医案中应用煮散剂的病例很多，疗效可靠，且可节约药材三分之二。总之，煮散优于汤剂，可节约药材。当然，适用于煮散的方药也有一定的范围。

（四）剧毒药的合理应用

大毒治病十去其六，毒药显效的量与中毒量很接近，如果稍微一超量，即很容易中毒；如果量小，则达不到疗效。因此必须在接近中毒量时才能发挥疗效。

剧毒药物必须经过炮炙才能使用。虽然也有生用的，但绝大部分都要经过炮炙。这样既安全又有效。因为我国地域辽阔，风俗习惯、用药习惯不尽相同，所以各地区炮炙方法亦不尽相同。为了尊重各地用药习惯，保证用药安全，可以保留各地不同的炮炙方法，不必强求一致。

此外，含剧毒药的中成药制品也应该将其含量换算标明，或制表列出，便于查阅，使医生心中有数，使用才比较安全。

我个人在临床上常加以计算,使剧毒性成分既能发挥疗效又不致中毒。如我常用"九分散"治疗风湿性关节炎,特别是用其止痛之功。但其极量为九分,安全量为九分以内,量过小则疗效不显,过大则有中毒之可能,还要因人之体质而异。"九分散"是由炙马钱子、麻黄、乳香、没药各二分五厘制成。其中马钱子必须经过炮炙,发挥其散结止痛之功,麻黄温散,乳香、没药活血祛瘀,合用有散瘀、消肿、缓痛之功。我用时将九分用为 2 次量,通过临床观察是比较可靠的。

(五)药补不如食补

邪去正复,脾胃自健,胃气乃复,诸症自愈。治病时不可专持于药物,如用之不当,反而碍胃伤脾,故中医主张一般慢性病恢复后可"食养尽之"。但需注意食复,不能吃多了;另外也不可服过多的营养,应糜粥自养,俟脾胃健运,再适当食补,还需要根据气血阴阳有目的地调补,不是一味蛮补。

(六)尊重前人习惯,注意配伍畏忌

中药有所谓十八反、十九畏、妊娠禁忌等的说法。近些年来有两种看法,一种是尊重前人习惯,原封不动地作为禁忌;另一种是相反的看法,举出很多前人合用的例子作为依据,专门应用相反的药。近年来不断有探讨的文章,也有部分科研的报告,但都是在研究进行中,而没有得出最后结论。

我的看法是如果没有足够的科研成果说明或推翻前人的观点,最好不要随便应用,不要轻率地认为其不反、不畏、不禁忌。我们应当继续研究,除了采用小动物研究,还应扩大范围，到必要的时候也可以应用大动物甚至以人为实验对象，但必须在十分可靠的情况下，针对某些病种进行。否则还是暂依前人条例，作为禁忌处理，既安全，又有保证。

至于妊娠禁忌前人已有整理，如秦伯未氏等的整理很条理化，分为禁用、慎用、可用等几项。中医用药是辨证的，《内经》曾有"有故无殒，亦无殒也"的论述，这也是告诉我们不可胶柱鼓瑟，应当灵活辨证，具体掌握。

从临床角度探讨中药归经

"归经"二字，归，归属之义；经，指脏腑经络。归经就是指药物的选择性作用归属于一定的脏腑经络。

经络能沟通人体内外表里，在病变时体表的疾病可以影响到内脏，内脏的病变也可以影响到体表。因此，人体各部分发生病变时所出现的证候，便可以通过经络获得系统的认识。所以有"不知经络而用药，其失也泛，必无捷效"之论。

中医学根据脏腑经络学说，结合药物的作用把所有的药物分别归于十二经，以说明某药对某些脏腑经络的治疗作用。这便形成药物的归经理论。药物在人体所起的作用皆有一定的适应范围，也就是药物对机体脏腑经络的选择性作用，而对其他经则作用较小或没有作用，也就是指明药物治病的适应范围。中药归经理论对临证选方用药有着指导意义。

（一）归经的沿革

《内经》中已有五入五走的说法，即"夫五味入胃，各归其所喜攻，酸先入肝，苦先入心，甘先入脾，辛先入肺，咸先入肾"（《素问·至真要大论》）。《本草经集注》中也有韭归心、蒜归脾胃的论点，可算是归经学说的先声。在宋·寇宗奭《本草衍义》所论述中归经学说已渐趋成熟，如麻黄入表、地榆入下焦、木瓜入肝、戎盐入肾等。在论泽泻时提出："张仲景八味丸用之者，亦不过引接桂附归就肾经。"但归经理论的完善还是在金元时代。

张元素倡导了药物的"归经"说和"引经报使"说，辨药性之气味、阴阳、厚薄、升降、补泻、六气、十二经及随证用药之法。在其《珍珠囊》一书中，几乎每味药都注有归某经的字样。他认为药物各归其经，则力专而用宏，疗效更著。如同一泻火药，黄连泻心火，黄芩泻肺火，芍药泻肝火，知母泻肾火等。他认为制方必须用"引经报使"药，才能更好地发挥作用。因《珍珠囊》原书早佚，现据李时珍《本草纲目》引证《洁古珍珠囊》引经报使文：

手少阴心：黄连　细辛

手太阳小肠：藁本　黄柏

足少阴肾：独活　肉桂　知母　细辛

足太阳膀胱：羌活

手太阴肺：桔梗　升麻　葱白　白芷

手阳明大肠：白芷　升麻　石膏

足太阴脾：升麻　苍术　葛根　白芍

足阳明胃：白芷　升麻　石膏　葛根

手厥阴心包络：柴胡　牡丹皮

足少阳胆：柴胡　青皮

足厥阴肝：青皮　吴茱萸　川芎　柴胡

手少阳三焦：连翘　柴胡

上：地骨皮

中：青皮

下：附子

所谓引经药是归经理论的进一步深化，即不但该药自己归属某经，还能引导其他药归属于某经。

张洁古的学生李东垣著《用药法象》，李氏的学生王好古著《汤液本草》三卷，中、下二卷以本草诸药配合三阴三阳、十二经络，仍以主病者为首，臣使应次之。每药之下先气次味，次入某经。引文以李杲、张元素二家为多，所录药物皆从名医经验而来，虽为数不多，但颇切实用。

之后，朱丹溪《本草衍义补遗》及李时珍《本草纲目》中均含归经理论。清·吴古年著《本草分队》，由凌晓五等校订，该书分上、下两册，上册按药物的脏腑归经分为十一类（队），突出归经理论。

此后，凌晓五因目击医人之妄投峻剂，药肆不遵炮制，病者受害匪浅，乃于晚年在其师吴古年《本草分队》的基础上，奋笔著《本草害利》一书。该书中先陈其害，后述其利，提出既悉其害，方用其利。再详列其炮炙方法，对医家、药工、患者均有裨益。

及至近代，张山雷《脏腑药式补正》等都对归经学说作了补充。

（二）归经理论在临床上的应用

中医学在长期医疗实践中，依据脏腑经络的理论，结合药物对机体各部分的特殊治疗作用，进行了分析和归纳，使之系统化，从而形成了药物的归经理论。

药物的归经范围多少不一，有的药物可归数经，甚至十二经，归十二经的药有甘草、附子、威灵仙等几味，说明其治疗作用是多方面的，对十二经都能发挥治疗作用。

我们临床了解了药物的不同归经，就能在同一类药物中掌握药物功效的差异性，以便更好地选择药物。如选清虚热药，桑白皮、地骨皮、牡丹皮虽均能清热凉血退蒸，但桑白皮入肺经，清肺经热；地骨皮入肺、肝、肾三经，既能凉血退蒸，又能清泻肺火，因此桑白皮、地骨皮同用入肺经，用于肺热咳喘或咳血，名泻白散。牡丹皮入心、肝、肾三经，入心经清热凉血，用于血热吐衄；入肝经清肝降压，用于肝郁火旺；入肾经滋阴清热，用于阴虚发热、无汗骨蒸。又如清热燥湿药中黄连清心火，黄芩清肺火，黄柏清肾火，龙胆草清肝胆火，苦参清大肠火，这是主要的方面。其中黄芩不仅入肺经，且入大肠、小肠、脾、胆诸经。清大肠之热，用于湿热泻痢；入脾经，清中焦实热，除胸膈火热；入胆经，利胆，用于治疗黄疸。在应用上还有枯芩（宿根中空），体轻达上，善清肺火；条芩（子根坚实），体重下达，善清大肠之火。与归经学说仍属一致。黄连除入心经外，兼入胃、肝、胆、大肠四经，且清胃、肝胆之实火，燥肠胃积滞之湿热，清心除烦，消痞止痢，除用于治疗湿火郁结所致心烦神昏之外，对治疗肝胆火升所致之羞明流泪，以及胃肠湿热所致之痞满呕吐、腹痛泻痢均可应用。

另外，由于炮制可以改变其归经，如黄连清肝胆火用吴茱萸水炒，治上焦火用酒炒，治胃火呕恶用姜汁炒。黄芩清肺火时用酒炒，名酒芩。

又芦根、白茅根，虽有时同用，但芦根入肺、胃经，功能清肺热止咳、化痰消痈，清胃火止呕哕反胃；白茅根入心、肺、胃、膀胱经，功能清肺热止咳，清胃火止呕，与芦根作用相似，但不及芦根效强；但清心火用于血热失血及清膀胱热、利尿消肿之功效都为芦根所不具备。大致我们在风热感冒初期肺胃有热时则用芦根，其中尤以鲜品为好，既可清肺火、止咳化痰甚至消痈脓，又可清胃火止呕哕；但如热已入里而至营血时芦根力已不及，即需用茅根清心营之热，入膀胱利尿消肿，二药合用常用于表里俱热或由气入营之时。

（三）个人对归经的点滴认识

人体各部分发生病变时，所出现的证候可以通过经络获得系统认识。症见咳嗽气喘的肺经病变，便可选治疗肺经的药物。如肺气不宣，症见鼻塞流涕，咳嗽气促，常见于急性气管炎、感冒初起，宣肺止咳常用前胡、杏仁、桔梗等，前胡降气消痰，为疏散风热治咳的常用药，可用于肺热气实之痰嗽，又可用于风热引起的咳逆喘满。杏仁入肺经，止咳平喘，因其性温，故用于风寒感冒之咳嗽气喘，凡肺气阻塞、奔迫上逆而为痰多咳喘以及感冒咳嗽均可应用杏仁，有热者配清热药，有寒者配温化药，有表邪者配发表药。杏仁又入大肠经，故可润肠通便，适用于肠燥便秘。桔梗可入肺经，宣肺祛痰，用于肺热咳嗽、痰稠难咯及肺气不宣之咽喉肿痛；桔梗又可排脓消痈，用于肺痈痰壅或吐脓。

肺经病尚有肺虚者，治疗宜补，常用人参、党参、黄芪等补脾胃气药，这是因为补土可生金。肺阴虚宜滋肺阴，常用玉竹、沙参、玄参、麦冬、西洋参、百合等。肺热宜清，常用黄芩、桑叶、桑白皮、石膏、知母、芦根、枇杷叶等。肺寒宜温，温肺寒药常用干姜、细辛等。肺虚气逆宜敛，敛肺气药常用五味子、白果、诃子等。

　　我近年来在临床上治疗脑 - 脊髓性病变,本肾为先天、肾主骨生髓、脑为髓海的理论,于后期、恢复期常采用补肾健脑通督脊之法,以治疗脑外伤后遗症等病变。肾阴虚者,症见潮热、盗汗、五心烦热、头晕目眩、耳鸣、耳聋、腰膝酸痛、遗精滑泄、舌红、脉细数,宜选用滋肾阴药。如枸杞子、熟地等长于补肝血;山萸肉、女贞子、旱莲草等长于滋肾阴;菟丝子为滋补肝肾药,沙苑子补肝肾、明目;龟板潜阳之力较大,尤善退虚热。

　　补肾阳药适用于肾阳虚证,症见腰膝酸冷,滑精早泄,遗尿,小便频数,阳痿,舌淡胖,苔白,脉沉细。补肾阳药如附子、肉桂,着重温肾祛寒,其中附子通行十二经,尤以温心阳(强心)力宏;肉桂入肝、肾、心、脾、胃经,补火助阳,散寒止痛,且温通经脉,引火归元。命门虚衰用肉桂;亡阳欲脱用附子回阳救逆。杜仲、巴戟天、狗脊、续断用于补肝肾、强筋骨,治疗腰膝酸软无力。其中杜仲补肾强腰力大,巴戟天温壮肾阳力优;狗脊并能祛风湿,用于肾虚腰痛;续断续筋骨、疗折伤,通脉功著,为治肾虚腰痛及固胎之要药。锁阳、肉苁蓉均能补肾壮阳、润肠通便。锁阳润燥养筋,用于阳虚肢痿,足膝软弱,临床上常用于治疗各种瘫痪,如外周弛缓性瘫痪、周围神经炎、脊髓神经根炎、小儿麻痹后遗症等;肉苁蓉补肾壮阳,用于肾虚阳痿、妇女不孕等,因其兼入大肠,故润肠之力较优,尤以肾虚肠燥者为宜。此外,胡桃肉并能补肺定喘;益智仁止遗尿、止涎沫;补骨脂刺激骨髓,促进红血球新生;鹿茸补肾阳,益精血,强筋骨,用于肾阳不足、精亏血虚,研究证明其能促进生长发育和造血功能,兴奋性机能,又用于治疗小儿五迟五软、发育不良等症。仙灵脾温壮肾阳力大,为治疗阳痿之要药,研究证明其有兴奋性机能、促进精液分泌作用。仙茅功效亦同仙灵脾，但药力较猛，以其专入肾经。

漫话"药引"

药引，也叫引子，是指医师根据患者病情所开处方内药物性质和需要，加入药剂中同煎或另制成汤汁送服的药。其功能有：①增强疗效：如服银翘解毒丸加鲜芦根两段送服，可提高疗效。②引申用药范围，扩大治疗对象：由于中成药处方固定不变，在相当程度上不能适应辨证施治的需要。但灵活变化药引，可达到随证加减的目的。③引经报使：按照辨证论治原则引药入经，可促进疗效，尤其适用于送服某些中成药，既可以协同成药提高疗效，又可引导成药达病所，使之对某些脏腑、经络的病变做针对性的治疗。如上部疾病用羌活，下肢不利用牛膝，入肝经用柴胡，走肺经选桔梗。又如祛风活络的再造丸，或活血化瘀的七厘散等，宜用温黄酒送下，取其温经通络或活血化瘀的作用；如温中散寒的附子理中丸或和中解表的藿香正气丸等，宜用生姜煎汤送下，取其温散里寒或发散表寒和温中止呕作用；如滋补肾阴的六味地黄丸，或固肾涩精的锁阳固精丸等，宜用淡盐汤送下，取其引药入肾。④降低毒副作用：某些中成药临床疗效虽然可靠，但由于毒副作用较大，临床应用往往受到局限，如行气逐水药舟车丸虽疗效确切，但泻下作用峻烈，易伤人正气，但若辅之以大枣汤送服，即可扶正补脾、益气护胃，缓解峻药之毒，减少药后反应。

仙鹤草的临床应用

仙鹤草原名龙芽草，又名脱力草，始载于宋·《图经本草》，有"治赤白痢疾"的记载。其后的本草著作均有收录，治疗范围也不断扩大。

仙鹤草性味苦凉，归肺、肝、脾经。味苦、涩，可止泻止汗、清热、凉血止血。肺主一身之气，入肺经可益气强壮、摄血，用于脱力劳伤。肝藏血，脾统血，入肝、脾经可用于一切血证，功能凉血止血养血。

下面介绍一下我在临床上应用仙鹤草的经验。

（一）止血

仙鹤草可凉血止血，促进血液凝固，广泛用于身体出血，如咳血，吐血，耳窍出血，鼻衄，前阴出血，子宫出血，便血，过敏性紫癜，血小板减少性紫癜，溶血性贫血，崩漏，倒经，劳伤出血等，无论虚实寒热均可。

（二）止泻

仙鹤草苦涩收敛，用于肠炎水泻，久泻不愈，虚性泄泻，属病久脾肾两虚者，我常用黄土汤加仙鹤草30g治疗。

（三）止汗

自丁福保先生介绍用仙鹤草止盗汗以来，余临床用之屡用屡效。此药具有轻补作用，疏而不滞。我用仙鹤草30～50g、红枣7～10枚治盗汗，效果确凿；治疗小儿盗汗效亦佳。

（四）强壮

江浙民间用仙鹤草治脱力劳伤，我用其治疗闪挫损伤腰痛、劳证吐血以及重病后恢复，效果佳。

（五）强心

仙鹤草可调整心率，适用于气阴两虚、阴阳俱虚的心悸怔忡、短气乏力等症。是通过解除迷走神经抑制，使心率增快而起作用，可用于心肌劳损的修复。

（六）抗肿瘤

有实验报道仙鹤草对子宫瘤细胞具有很强的抑制作用，且可加速疮口愈合。中医典籍记载其为攻坚散痞理百病之良品。我治疗肿瘤初期首选仙鹤草，取其扶正、止血、强壮、抗炎肿之功能，效甚好。

含仙鹤草的中成药有"玉液金丹"，妇科用于益气舒郁调经。"仙鹤草膏"功能润肺止血，用于肺阴虚咯血。

鲜药应用一得

运用鲜药治病是中医特色之一。古人所说的"生"，当指"鲜"而言，或包括"鲜"在内。《神农本草经》中记有"生者优良"。此"生"字实乃指"鲜"字而言。

《伤寒论》生姜泻心汤之生姜即鲜姜。《金匮要略》百合地黄汤用生地黄汁。《肘后方》用鲜青蒿治疟，用生天冬治肺痿咳嗽，用生葛根汁治心中苦烦，用生刺蓟汁（鲜小蓟）治心闷吐血，用生香薷汁治舌上出血。《千金方》苇茎汤用鲜芦根治肺痈。《宣明论方》麦门冬饮子用鲜麦冬、鲜生地。《妇人良方》四生丸所用生荷叶、生艾叶、生柏叶、生地黄皆鲜品，能凉血止血。《圣济总录》卷29载有生地黄饮方，包括生地黄、生藕、生姜汁、生蜜。《世医得效方》生地黄汤治胎黄。《济生方》大蓟饮用鲜大蓟、生地治咯血。

温病学家更喜用鲜药，叶天士用西瓜翠衣、活水芦根、丝瓜叶、鲜荷叶、鲜菖蒲根、鲜莲子、鲜生地等。薛生白用鲜荷叶、鲜菖蒲根、鲜芫荽、西瓜汁、鲜生地汁、甘蔗汁、鲜稻根、鲜芦根尖，其中还有一味鲜地龙也是他喜欢用的，鲜地龙为动物鲜药。

《本经逢原》认为蒲公英必用鲜品，捣汁和酒服，治乳痈效速；何首乌治津血枯燥及大肠风秘，用鲜者数钱，煎服即通。上海即有鲜何首乌供应，北京市供应的何首乌皆为制过者，生何首乌一直买不到，更无鲜品可寻。何首乌具有补肝肾作用，其生品所含大黄酚蒽酮有润肠通便作用，我治疗老人便秘时以济川煎加生首乌应用效确，因而联想到如选用鲜品疗效会更佳。当然鲜品必须当地栽培，临用采收，否则运贮均有实际困难。

《疫疹一得》清瘟败毒饮用的是鲜竹叶。《温病条辨》银翘散用鲜芦根，后来制成的丸药"银翘解毒丸"也是每两丸给鲜芦根两段作引，煎水或用沸水沏开送服丸药。新加香薷饮用鲜扁豆花清暑化湿。五汁饮用梨汁、荸荠汁、鲜芦根汁、鲜麦冬汁、鲜藕汁以治温病热甚。清络饮用鲜荷叶、鲜银花、西瓜翠衣、鲜扁豆花、丝瓜皮、鲜竹叶心，治暑病余热未清。《时病论》用鲜石斛、鲜生地、鲜麦冬、鲜芦根、鲜菖蒲等。著名医家丁甘仁喜用鲜荷梗、鲜生地、鲜沙参、鲜石斛、鲜藕节。张锡纯常用鲜茅根、生山药、鲜瓜蒌等。

解放前北京的中药店约有40余种鲜药供应，名医孔伯华在达仁堂参茸庄应诊时门口即有摆放鲜药的药摊供应鲜品，怀仁堂药店曾有鲜药圃，小药店也是由丰台廷喜每天送鲜药上门。1981年北京药学会召集座谈中药时，我曾提出恢复鲜药供应的建议。1987年中国医科院药用植物开发研究所西北旺药圃可供应13个鲜药品种。我是一贯提倡应用鲜药的，我在义诊时尤其在远郊区县，曾嘱咐病人自采自用地产鲜药，如苇塘挖鲜芦根，沙荒地找鲜茅根，旧历五月节前后挖鲜菖蒲，采鲜艾叶，秋后挖鲜藕，初秋采鲜莲子、鲜荷叶，冬至前挖石莲子，等等，将应用鲜药品的知识向病人广为宣传，我用四生丸、清络饮均喜用生品、鲜品。通过教病人自采自用，提高了疗效，也普及了医药知识。

（一）动物鲜药应用经验

古代医生早有喜欢以鲜药采用自然汁冲兑使用的习惯，这是因为鲜药自然汁具有药鲜汁醇、气味俱纯的特点，最能保持药品的天然性能。其临床应用的历史早在秦汉时代即有记载，应用于内科杂病的调治、危急重病的救治以及解毒外治等方面疗效高于干药，除植物鲜药外，动物鲜药也有广泛的用途，值得发掘。

有些民间医生常于颓垣残壁中捉一只蝎子，放在乳钵中趁鲜砸碎，贴在患者的太阳穴上，病人只觉得一股凉气直入脑际，几分钟过去疼痛即可缓解。夏季捉活蝎子很容易，过去有的药店门市收购，存贮于缸中，缸中放些土，缸沿用铁丝网罩上，不使其爬出，不需要喂什么吃的，过些时候如死掉，就拣出来风干装入药斗中，并保持蝎尾不丢掉，因蝎尾疗效尤佳。

再如，活蜈蚣的浸出液治疗无名肿毒效果比干品要好。取活蜈蚣 2 条，浸入 75% 的酒精 500 毫升内，浸泡 7 天后即可使用。蜈蚣含有类似蜂毒的成分，即组织胺样物质和溶血蛋白质，尚含酪氨酸、蚁酸等。蜈蚣走窜之力最速，内而脏腑，外而经络，凡气血凝聚都可解开，有消炎解毒的作用。搽药后感到发凉痛减，红肿消失。

我与李建生医师合作以动物药鲜用，经特殊低温冷冻处理以保持活性酶，用于治疗癌症、红斑狼疮等疑难症，收到很好的效果。

有一种动物药名为守宫，又名"天龙"，俗称"壁虎"，夏季傍晚常常出现，很容易捕捉，冰柜低温保存可以保鲜不腐，我们用其治疗癌症效果甚好，并用于治疗红斑狼疮，可趁鲜低温处理制成组织浆或口服液，供口服、穴位注射或埋藏，均收到满意的效果。另据报道，云南 SIS– 壁虎组织注射液含有氨基酸、微量元素及维生素，这为进一步研究它的活性酶及其免疫机制提供了必要的基础。我们曾将这种疗法试用于食道癌、胃癌、肝癌等，亦用于宫颈癌、肺癌、鼻咽癌、淋巴癌及脑瘤共计 300 多例患者，总结证明均有增强免疫功能、延缓病情发展、改善体质的功效。

天龙体部全长约 12 厘米，宽 3 厘米，尾是体长的 4/5，也有相等的，头扁宽，趾膨大，无蹼呈吸盘。尾根部粗厚，易断，能再生，背灰棕色，也有灰色带黑横条的，腹部白色。白天很少出来，夜暮时至清晨 4 点趁夜静人稀之际出来捕食蚊蝇、昆虫等。它喜栖于墙壁上、天花板上及屋檐下、路灯电线杆上。分布于华北一带，旧房墙壁缝隙多可见，也常三五成群出现于灯光下蚊虫飞舞之处。

捕捉后可活一天，趁活清水洗净放入冰柜冷藏，备用。

江苏南通中医院朱良春教授所著《虫类药的应用》逐渐引起临床医生的注意。他在"守宫"项下说明其功用——祛风定惊、解毒消坚、通络起痿。主治瘰疬结核、历节风痛、中风瘫痪、恶疮肿瘤。因其具有排脓生肌、促进组织新生愈合之功，故对疮疡久不收口而形成瘘管者，用之多获良效。

成药"盐蛇散"（广东称守宫为盐蛇，此方主要成分为盐蛇、琥珀、朱砂、冰片、麝香、珍珠、牛黄）治疗小儿惊风、抽搐痰憋，多有效验。

守宫组织液对神经衰弱、消化不良、神经性头痛、视神经萎缩等症有一定疗效。

近年又扩展应用于肺结核、淋巴结核、肾结核、骨结核、晚期肺癌、食道癌、附骨阴疽、流痰走注、顽疮不敛、毒蛇咬伤、瘰疬、无名肿毒、切口瘘、臁疮。

守宫搜风通络、攻毒定惊之力量与白花蛇一致。但守宫以破结消坚为能，白花蛇以透骨搜风见长；守宫用于痰凝坚核者为宜，合用可相得益彰。

壁虎散敷治骨质增生：壁虎 6 个焙干，辰砂 6g，共研成粉。用时取适量敷于患处，外用强力麝香膏固定，隔日换药，1 个月为 1 个疗程，休息 3～6 天后，可继续下一疗程，直至疼痛消失。

河南马同长医师用壁虎治疗血栓闭塞性脉管炎，曾对 30 例第三期病人进行临床观察，探讨不同剂量的疗效及最大安全量。发现每天服 2 条无不良反应；每天服 4 条伤口分泌物减少，疼痛减轻，肿、脓、发黑好转；加到每天服 6～8 条时，临床疗效最为明显，但有 2 例有血压下降、胃口不适等症。研粉外敷有消肿、散结、止痛等作用。因此认为壁虎用于第三期有溃疡患者疗效最佳，剂量一天常用量以 6～8 条为宜。

（二）熊胆用于抗癫痫

癫痫多发于小儿，考其原因，一由先天，一由后天，先天者与遗传有关，后天者多由外伤，也偶见由于惊恐者。古人治痫多责之风痰，成人亦有患者，多为脑外伤后遗症。近年来，我在治疗脑外伤后遗症中，发现不少患者并发癫痫，但多发生于外伤后 1 年之内，1 年以上者多不并发此症。

癫痫病是我多年来临床研究课题之一，我曾不断总结经验，研制成"癫痫康"中成药，经由山西大同中药厂于 1985 年正式投产，至今畅销不衰，其间一度因原料中人工牛黄短缺停产了一阶段，现已恢复生产，成为该厂拳头产品。

我曾为患者拟一食疗方，在病人中推广应用很久，也可作为治疗癫痫病的辅助疗法，开始就用"海参肠"一味。近年因研究动物药鲜用，结合我从古籍上看到应用熊胆、马宝的前人经验，再参考前人用礞石滚痰丸、当归龙荟丸、温胆汤的经验，综合起来拟一处方：

熊胆（鲜取冷冻干燥）　乌蛇肉　马舌子　海参肠　芦荟

制法：主要成分熊胆用鲜冻干粉，其余动物药也是采鲜冻干，植物药需煮提，提取按常法进行。

研粉制微粒，装胶囊，或制成水蜜丸、片不拘。

服法：每次服量以含原药 1.0～1.5g 为宜，每日服 3 次，每次服胶囊或片剂 3～5 粒，1～3 个月为 1 个疗程。

熊为保护动物，不能捕杀，近些年引流逐次取胆汁之法已成功。吉林临江康龙参场就有一个熊胆车间，兼养熊取胆。因此提出以此为主药。

海参肠为海参的下脚料，从海产加工厂容易得到，民间有使用的记载与传说，我曾多年用于食疗，与治疗起到相辅相成的效果。

马舌子用于平喘，可代蛤蚧，平喘的同时又能化痰，使癫痫痰涎均减（有形之痰与无形之痰），又守宫（壁虎）、蝾螈、蛤蚧、马舌子均为爬虫类，蛤蚧补益肺肾，定喘功效卓著，马舌子似与其有相似的作用，也以鲜用或保鲜冷冻为宜。

（三）小结

中药鲜用历史悠久，应予提倡，我们在应用动物药鲜用中尝到甜头，在临床上取得初步成果，应不断扩大研究，使古老的鲜药应用恢复其传统应用方法，采用保鲜、低温处理、提浆、提纯、冷冻干燥等现代技术，使之更好地发挥效用，从而更好地为人民健康服务。

自 创 方

化瘀通络汤

【组成】苏木 15g　刘寄奴 10g　鬼箭羽 10g　泽兰 10g　鸡血藤 30g　川芎 5g　土鳖虫 5g　豨莶草 15g　石菖蒲 5g　赤芍 15g（专治颅脑损伤的瘀血证，因其能化瘀通络，故名）

【主要功效】活血化瘀，通络开窍。

【适应证】头部创伤致颅脑损伤后遗症初期，症见头痛或偏头痛，痛有定处，其痛如刺，头晕，记忆力减退，一侧或双侧手足麻木，或语言障碍等，舌质紫暗或有紫斑，脉弦细或沉涩。

【方解】本方适用于瘀血阻络证，以苏木、刘寄奴、鬼箭羽、赤芍、川芎、土鳖虫活血化瘀；鸡血藤、豨莶草、石菖蒲通络开窍、缓解麻木。诸药合用，共奏活血化瘀、通络开窍之功，以达瘀去络通、恢复元神之目的。

【配伍】若痰瘀阻窍，语言不利，加生蒲黄、羚羊角、麝香，重用石菖蒲；风痰阻络，加僵蚕、地龙、竹沥、胆南星、天麻、钩藤；痰浊中阻，加二陈汤、泽泻、白术、荷叶；风阳上扰，加天麻、钩藤、石决明、珍珠母；气血不足，加黄芪、当归；心神不宁，失眠多梦，加夜交藤、莲子心、合欢皮、酸枣仁、茯神；髓海空虚，加黑芝麻、黑桑椹、胡桃肉。

补肾荣脑汤

【组成】当归10g　桑椹30g　黑芝麻20g　生地黄15g　熟地黄15g　龙眼肉15g　胡桃肉15g　制首乌15g　枸杞子10g　补骨脂10g　女贞子15g（因其治疗颅脑损伤后遗症，有补肾荣脑之功，故名）

【主要功效】滋阴养血，补肾填精。

【适应证】头部创伤导致颅脑损伤后遗症瘀血已化者。症见痛有定处，其痛如刺等症已消失，但仍伴头晕、头痛、头沉、记忆力减退。

【方解】本方以当归、生地黄、熟地黄滋阴养血；桑椹、黑芝麻、胡桃肉、制首乌、枸杞子、女贞子、补骨脂、龙眼肉补肾健脑、恢复记忆力。诸药合用，共奏滋阴养血、补肾填精、增强记忆力、恢复大脑功能的作用。

【配伍】若津亏口干，加天花粉、天冬、麦冬；肾阳虚，加肉桂、附子；记忆力差，加大桑椹、黑芝麻、龙眼肉、胡桃肉用量。此外，尚可适当食用葡萄干、橄榄、枇杷果、荔枝、杨梅、蜜桃、大枣、花生米等益智增力食品，以助恢复。

【应用体会】脑者，元神之府，质属清灵，今因外伤受挫，必有气血瘀阻闭塞之损，络脉散乱之象。血溢脉外，蒙蔽清窍，髓海空虚，脑失所养，致诸症蜂起，甚则瘫痪，神识昏蒙，二便失禁，目不识人。后遗症属慢性痼疾，关键在脑，外界暴力损及脑髓，伤及脉络，脑髓虚损，络脉瘀阻，头晕、头痛、偏瘫失语等诸症叠生。论治仍应从整体观念出发，脑病不独治脑，着重辨证，又不可忽视辨病，权衡得当，方能得心应手。

【验案举例】陈某，男，13岁，脑外伤术后已脱离危险期，来诊时头痛如劈，语言謇涩，睡眠不宁，易惊易醒，时恶心干呕，纳差，瘫软无力，不能步履，需人背负。

观其面色㿠白，表情呆滞，神痴不语，气息微弱，舌淡苔滑，舌尖微红，边有瘀斑，脉沉细稍滑略数。证属肝肾不足，脑髓空虚，兼有气滞血瘀。治以补益肝肾、充髓荣脑，佐活血化瘀法。投补肾荣脑汤加祛瘀通络之品，守方不易，偶随兼症稍加进退，调治10个月而愈。

补肾活血汤

【组成】刘寄奴 15g　苏木 10g　赤、白芍各 15g　桑椹

15g　熟地 15g　川芎 9g　黑芝麻 20g　胡桃肉 15g

【主要功效】补肾益精，活血化瘀。

【适应证】神经系统疾病所致的下肢瘫痪。本方主要用于肾虚夹有瘀血而见足痿无力，腰脊酸软，肌肉消脱，舌暗或有瘀点瘀斑，脉细涩等症。

【方解】方中刘寄奴、苏木、川芎为一组活血化瘀、行滞通经的药物，能使瘀去新生，又可防止补肾益精药物的黏腻滞碍；白芍、桑椹、熟地、黑芝麻、胡桃肉是一组补肾益精的药物，功能养血荣脉、填精补髓；与活血药同用，更能强筋壮骨。

【应用体会】本方所治病症乃中医所谓"痿证"。我在学习前人经验的基础上，结合自己数十年的临床体会，对痿证的治疗，特别是对脑外伤和脊髓外伤所形成的痿证，初步形成了独特体系。如脑外伤所致痿证，初期用活血化瘀法（桃红四物汤）；中期补肾益精、活血化瘀法并用（补肾活血汤）；后期则以补肾荣脑为主（健肾补脑汤：紫河车、龙眼肉、桑椹、熟地、太子参、赤白芍、丹参、当归、郁金、石菖蒲、茯苓、远志、生蒲黄）。对于脊髓外伤所致痿证则以补肾通督（药用羊脊髓、鹿茸、雄羊肾、海马、土鳖虫、三七、赤芍、羌活、葛根、升麻）和补肾益精法，且活血化瘀法贯彻始终。

柴胡枣仁汤

【组成】柴胡 10g　黄芩 10g　白芍 10g　百合 20g　酸枣仁 20g　五味子 15g　知母 10g　川芎 10g　茯苓 15g　大枣 5 枚　党参 10g　甘草 3g　生地 15g

【主要功效】养血柔肝，清热安神。

【适应证】神经衰弱。以失眠多梦，神疲乏力，头晕头痛，记忆力差，心情烦躁为主症。兼症可见两胁胀痛、心情郁闷、胆小易惊、阳痿早泄、月经不调等。

【用法】每日 1 剂，水煎 2 次混匀，分中午和晚上临睡前 2 次口服。1 周为 1 个疗程。

【方解】本方以调肝安神为基本大法。以仲景柴胡桂枝龙骨牡蛎汤、酸枣仁汤、黄连阿胶汤、百合固金汤等化裁，组成柴胡枣仁汤。方中生地、白芍、知母、百合为甘寒之品，滋阴以清热，使肝水得养，肝体得润，热清神安，阴阳平衡；以酸枣仁、五味子酸以收之，敛其太过，以酸补肝；肝急欲缓，以甘草、党参、大枣之甘以缓其急；肝胆有热，以柴胡疏肝清热、条达肝气。综观全方，具有养血柔肝、清热安神之功。若心情烦躁者加黄连、栀子；失眠较重者加生龙骨、生牡蛎、合欢皮、菖蒲、远志、琥珀粉；神疲乏力者加白术、仙鹤草；大便干结者加大黄；纳呆者加乌梅、焦三仙、焦槟榔；两胁胀满者加香附、枳壳；月经不调者加当归、益母草等。

【应用体会】神经衰弱是由于长期或严重的精神刺激、用脑过度、心情不畅、病后体虚等引起大脑兴奋和抑制功能失调的一种常见多发病。本方以调肝为先，是治疗神经衰弱病的专方。如能在此基础上结合辨证用药，更切临床，方能提高疗效。

【验案举例】刘某，男，17 岁，学生。于 1992 年 5 月 9 日初诊。患者因去年中考，学习紧张，思想负担重，引起失眠多梦，每晚约睡眠 3 小时，次日神疲乏力，上课精力不集中，记忆力减退，伴心情烦躁，大便偏干，舌淡红苔薄黄，脉弦数。曾服枣仁安神液有效。该患者乃肾气未充，肝常有余，故不耐疲劳，又因学习紧张，劳累过度，罢极伤肝，肝阴亏损，致肝气不舒，魂不守舍。治以养阴清肝、安神定志，方用柴胡枣仁汤加生龙牡、栀子、琥珀粉，7剂。

二诊：1992年5月16日，自述服3剂后已能睡5小时，心情烦躁转佳，大便正常，精神好转，舌淡红苔薄黄，脉弦。用原方治疗4个疗程，症状全部消失，学习成绩提高。

三黑荣脑汤

【组成】黑桑椹30g　黑大豆30g　黑芝麻30g　黄芪15g　党参10g　熟地15g　菟丝子15g　枸杞子10g　全蝎10g　地龙10g　水蛭6g　地鳖虫6g　柴胡6g　羌活6g　陈皮6g　谷芽30g　麦芽30g

【主要功效】补肾健脾、益精荣脑、化瘀通络。

【适应证】脑萎缩、老年性痴呆等慢性病。

【方解】脑主元神，为"精明之府""髓之海"，是人体生命活动的中枢，精神意识的主宰。《灵枢·本神》云："两精相搏谓之神"，言阴精与阳气的转化输注是脑发挥正常生理功能的根本保证。精气旺盛则脑纯灵，精气衰则脑杂钝。根据"虚则补之""损者益之"的原则，方用桑椹子、黑大豆、黑芝麻、熟地、菟丝子、枸杞益肾补脑、填精补髓；黄芪、党参补中益气、健脾升阳。最妙之处用辛香气浓、味薄升散之祛风药柴胡、羌活，味少量轻，寓意深刻，一则升阳达巅、行经入脑。脑为诸阳之会，居于巅高，唯风药辛宣，方可疏通经脉，使清阳之气贯注于脑，以壮髓海；二则醒脾助肾，促化源。《脾胃论·脾胃盛衰论》云："三元真气衰惫皆由脾胃先虚而气不上行所致也。"脾胃为后天之本，气血生化之源，气机升降之枢，脾气升发有助于五脏之气旺盛，气血津精化生有源，充分保证了脑腑功能活动所需的精微物质；三则阳升气旺，可化痰瘀。气帅血行，气能行津，脑气充盛则气化畅利，既可防止津血凝滞成为痰瘀之害，又能消散少量痰瘀之浊，此法有祛杂益纯、以补为通之意。全蝎、地龙、水蛭、地鳖虫又名四虫饮，是我的经验方，依"结者散之、留者攻之"之法则，有化瘀浊、散结聚、通窍隧、畅络脉以修复病变脑组织、开窍醒脑的作用，实为治疗本病的关键。陈皮、麦芽、谷芽可健脾理气，顾护胃气，促进药食运化而勿使之壅塞。

【配伍】若神志散乱，睡眠不安，梦呓苦哭者，酌加琥珀、远志、莲子心、淡竹叶等以清心醒脑；语言障碍，动作迟缓不利者，加石菖蒲、郁金以通窍解语；神情淡漠，行为呆滞，记忆障碍者，加苏合香末入丸，可芳香开窍、提神醒脑；痰浊瘀邪动风，肢体颤抖，行动困难者，每参以天麻、生牡蛎、白蒺藜等息风之品；有中风病史，颜面晦暗，肌肤甲错，乱梦纷纭，舌暗瘀紫者，可加茺蔚子、丹参、桃仁、红花、鸡血藤等以增强化瘀通脉之功。补肾可合用五子衍宗丸或右归丸、左归丸以平衡阴阳、益精填髓、健肾荣脑。可选用防风、藁本、白芷、升麻、苍耳子、辛夷花等祛风药中之一二味以助气升阳，共奏健运脾肾、升发清阳之功，从而使脑得充分荣养和修复。

【验案举例】赵某，女，52岁。1991年10月25日初诊。患者自1989年年底感到双下肢软弱无力，步履不稳，渐发展到记忆力衰退，口齿含糊，言不达意，表情呆滞。于1990年2月10日在某医院做颅脑CT检查，报告：双侧额、颞部珠网膜下腔增宽，提示脑叶萎缩。现目光呆滞，沉默缄言，记忆力衰退，思维模糊，定向力差，眩晕欲仆，大便秘结，小便黄赤，唇燥口臭，食欲不振，呃声时作。舌质暗红，苔黄腻，脉沉实。证属三焦湿热，气机郁滞，精气亏虚，痰瘀交结，神府失用。治先予清利三焦，调畅气机，后再予补虚化浊、通窍醒脑。治以枳实导滞丸，每服9g，每日2次，白开水送服。

2周后便秘溲赤、口臭呃气、黄腻舌苔均消，食欲增加，故可改服汤剂。药用生黄芪18g、菟丝子18g、熟地18g、谷芽18g、麦芽18g、天麻9g、菖蒲9g、苍耳子9g、枸杞子9g、全蝎9g、地龙9g、怀牛膝9g、黑大豆30g、黑芝麻30g、桑椹子30g、柴胡6g、水蛭6g、地鳖虫6g、鹿角胶（烊化）6g、青皮6g、陈皮6g。水煎，每日1剂。服药40剂后，眩晕大减，近期记忆力明显恢复，下肢力量增加，可以自行短距离行走，唯神痴目呆缓解不显，故以上方加苏合香末0.6g，制成蜜丸（每丸9g），每次1丸，每日3次，白开水送服。

半年后复诊，诸症均明显好转，生活基本自理，嘱继续服药治疗，以求全功。

神复康

【组成】菖蒲15g　郁金12g　琥珀粉3g　炒枣仁18g　阿胶珠12g　鸡子黄2个　百合15g　知母10g　生地黄15g　栀子9g　黄连6g　浮小麦30g　大枣10枚　厚朴9g　焦神曲12g　竹茹15g　炙甘草9g（因其能使心神复康，故名）

【主要功效】补虚养血，宁心安神，解郁除烦，清热定惊。

【适应证】各种郁证。

我体会凡七情所伤导致的气血失和，出现虚热烦扰、心神不安、失眠多梦、心无所主，甚则精神恍惚；或男女更年期出现烦躁易怒，胸脘痞满，胁痛目眩，口苦，咽中不适，呃逆嗳气，大便不畅，纳呆食滞者；或久劳体虚、阴血不足而致失眠、焦虑、怔忡、倦怠乏力者，应用皆可取效。

风湿搽剂

【组成】生草乌 15g　乌梢蛇 15g　千年健 15g　蜈蚣 5g　追地风 15g　全蝎 5g　蛇床子 10g　羌活 10g　独活 10g　红花 10g　赤芍 10g

【制法】上药用 75% 酒精 1500ml 浸泡，密封于阴凉处，7 天后倾出浸液，原料中再加 75% 酒精浸泡 5 天后，倾出浸液，两次浸液混合后渣滓即可弃去。

【用法】外用，每次用浸液涂搽局部，每日 1～2 次。

【主要功效】追风除湿，活血通络，止痛。

【适应证】风湿手脚麻痹。

【禁忌】出现溃疡或红肿热痛者忌用。

【方解】方中生草乌逐风寒湿力强，可以散在表之风邪，逐在里之寒湿，祛风通痹之力较强，为本方之主药；佐全蝎、蜈蚣、乌梢蛇祛风燥湿、通经缓痛；辅以羌活、独活、千年健、追地风祛风胜湿止痛，强筋骨，利关节，缓麻木；红花、赤芍活血化瘀通络；蛇床子温肾壮阳、散寒除湿，为补益之中具燥湿之意，用之既能扶正，又祛风湿。诸药相携，相得益彰。

【应用体会】余于 1992 年 7 月至 11 月在马来西亚及新加坡考察中西医药，了解马来西亚是地处四面环海的岛国，又位于赤道之处，自然环境炎热而潮湿，人们每天工作之余必须冲凉、吹风，睡眠也须吹风。上班主要交通工具是汽车，内装冷风，也有以摩托车代步的，自然吹风更为严重，这些生活的基本条件都蕴藏着风湿疾患的病因，所导致的疾病人们称之为风湿麻痹症。于是余拟一方，名"风湿搽剂"，应用于近百名患者，有的单用，有的结合汤剂，效果满意。

痹痛宁

【组成】鹿角霜 12g　制附子 10g　桂枝 10g　汉防己 15g　羌活 10g　独活 10g　细辛 5g　仙灵脾 10g　威灵仙 15g　当归 15g　青风藤 30g　赤芍 10g　白芍 10g　黄芪 30g　广地龙 10g　生薏仁 30g　生地 30g　乌蛇肉 10g　生甘草 12g　蜈蚣 3 条

【主要功效】祛风胜湿，温经散寒，舒筋活络，通痹止痛，补益气血，强筋壮骨。

【适应证】风湿性、类风湿性关节炎，坐骨神经痛，肩周炎，老年人腰脚痛。症见肢体、肌肉、关节冷痛，关节肿胀或变形，屈伸不利，腰膝酸痛。

【用法】水煎服，每日 1 剂，半个月为 1 个疗程，临床可根据具体病情服 3～6 个疗程。

暖宫促孕汤

【组成】艾叶 15g　香附 10g　吴茱萸 10g　当归 10g　赤芍 15g　黄芪 15g　狗脊 15g　熟地 15g　续断 15g　乌药 10g　肉桂 5g　桑寄生 15g　小茴香 5g（因有温肾暖宫以利受孕之效，故名）

【主要功效】温肾暖宫，益养精血。

【适应证】肾阳虚衰，冲任不足，胞宫寒冷所致久不受孕，月经量少，血色暗淡，经期后延或闭经，小腹冷痛，性欲淡漠，腰酸腿软，舌质淡，苔白润，脉沉迟。

【方解】妇女不孕病因多种，本方宗《内经·上古天真论》"女子……冲任不足，肾气虚寒，不能系胞，故令无子"之理论，鉴于妇人不孕系在肾及冲任，重在经血，当以温肾暖宫、益精养血为治。本方乃艾附暖宫丸、四物汤加味化裁，务求气血调和，阴阳平衡，以期孕育。

【应用体会】清代《女科经纶·嗣育》曰："妇人所以无子，由冲任不足，肾气虚寒故也。"投以暖宫促孕汤，以温肾暖宫。虑其经寒则凝，可加用七制香附丸、益母草膏，以理气活血、化瘀生新，使胞宫暖而肾气固，冲任调而经脉通，故能得效有孕。

【验案举例】杨某，女，28 岁，婚后 6 年不孕，经期后延，量少色淡，苔水滑，脉沉细而迟。证属肾阳虚衰，宫冷不孕，拟益肾暖宫、温经散寒法。予暖宫促孕汤 30 剂，每日 1 剂；另加七制香附丸 30 袋，每次 1/3 袋，每日 2 次；益母草膏 30 瓶，每日早、晚各服 1 食匙，至月经正常，脉由虚弦转至小弦至弦，舌由淡转红润，面色红润有神。6 个月后怀孕。

席汉氏综合征经验方

【组成】当归 10g　川芎 5g　大熟地 15g　菟丝子 15g　枸杞子 15g　怀牛膝 15g　白术 15g　女贞子 10g　炙黄芪 15g　沙苑子 10g　山萸肉 10g

【主要功效】温肾壮阳，填精养血。

【适应证】产后大出血后无乳，乳房萎缩，经闭不行，甚至脱发，腋毛、阴毛相继脱落，性欲全无。兼见气短，心悸，失眠，健忘，手足逆冷，全身痿软，纳食不佳。

【方解】本证之病机为精血脱失，以致乳萎而闭，经血不通，毛发不生，治法宗《内经》"形不足者，温之以气；精不足者，补之以味""劳者温之，损者益之"，故用四物汤、五子衍宗丸合方加减，以温肾壮阳、填精养血。服上方后症减而食增，则重用黄芪、党参、肉苁蓉、附子；至脉有根而舌转红时，寒冷已除，月信始来，可去附子，再进。

【验案举例】乔某，31 岁，产后大出血而致休克，经住院救治，继而出现无乳，乳房萎缩，经不行已 2 年半。近 2 个月来又发生脱发，腋毛、阴毛相继脱落，全身毛发几已脱净，息低声怯，失眠健忘，精神萎靡，腰酸畏寒，手足逆冷，全身痿软，纳食不佳。舌淡胖无苔，脉沉细无力而尺中尤甚。西医检查子宫轻度萎缩，阴道分泌物减少。尿 17 羟、17 酮均低。诊断：席汉氏综合征。中医辨证：肾气虚损，气血大亏。拟方补肾壮阳、益气养血。投以经验方，服 10 剂后，症减食增，遂加黄芪 20g、党参 15g、肉苁蓉 15g、附子 10g，服 20 剂，寒冷症状已除，舌转红润，脉亦弦缓有力，月信已至，但仍量少，阴道亦觉润滑，性欲微萌。原方去附子，继服 10 剂，一月后来诊，诸症均已恢复，并开始上班。

【应用体会】本例系由产后元气已虚，且大出血，致精血亏损，产后阴分一伤，八脉自失其养。冲为血海，连于胞宫，任督之脉又系养于胞宫，胞宫失于濡养则月事闭止不行。然奇经八脉皆系于肝肾，现产后下虚及肾，阴阳互不维系，故现毛发脱落、乳房萎缩、阴道不润、性欲消失、畏寒肢冷等肾虚之征，朱丹溪曰："产后以大补气血为主。"故用益气补肾温阳之法，以冀阳生阴长、阴平阳秘。

发音散

【组成】羌活 5g　防风 5g　白附子 5g　桂枝 10g　炙甘

草 10g 生姜 5g 羚羊角粉 0.5g 酸枣仁 15g 天麻 5g 竹沥水 30g 石菖蒲 15g 全蝎 5g 白僵蚕 10g 胆南星 5g 人工牛黄 0.5g 冰片 0.2g

【主要功效】开窍解语。

【适应证】各种原因引起的失音，尤其是中风后遗症舌强不语、言语不利。

【方解】人工牛黄、羚羊角粉为解语之主要药味，石菖蒲用量最大，为主药；天麻、胆南星、僵蚕、全蝎、白附子化痰开窍、牵正息风，羌活、防风、桂枝、炙甘草为温通之药，因羚羊角粉、牛黄、冰片属凉性，此为温凉并用。竹沥水化痰、开窍解语，也是主要成分，加生姜矫味，使其由凉转温。酸枣仁协助化痰开窍，凡由肝胆虚热烦躁者，此为主药。

鼻塞通茶

【组成】麻黄 6g 防风 6g 芦根 15g 茯苓 15g 白芷 9g 苍耳子 6g 杏仁 9g 远志 9g 桔梗 12g 菖蒲 12g 薄荷 3g

【制法】上药共研细粉（过 20 目粗筛）后装茶袋（袋泡茶包装），每袋 10g；如有饮茶习惯也可加细茶叶 10g，共 20g 装茶袋均可。开水泡服。

【主要功效】宣肺通窍，抗敏消炎。

【适应证】过敏性鼻炎，慢性鼻炎，副鼻窦炎。长期饮用可预防鼻过敏，防止鼻腔堵塞。

【方解】方中麻黄能扩张血管，使鼻腔通畅，另加苍耳子散（苍耳子、白芷、薄荷等）宣通鼻窍，又加抗过敏之防风，有御风之意。这种过敏与一般花粉过敏有不同之处，据我观察，绝大部分患者包括儿童均由贪凉饮冷所致，因此用辛温之麻黄为主药，菖蒲开窍，茯苓、远志化痰，芦根、杏仁、桔梗宣肺，鼻为肺窍，窍机通，自然鼻通得解矣。

【应用体会】本方为余于 1993 年在马来西亚临诊时所制，该地炎热潮湿，每逢 11 月起进入雨季，患上感鼻塞者甚多。本品为茶剂（袋泡茶），携带方便，唯需热水沏服，经数百人试用，确有疗效。

口臭清除剂（五香含化剂）

【组成】（按比例计）豆蔻 2.0g　丁香 1.0g　零陵香 1.5g　桂心 2.0g　白芷 3.0g　薄荷 1.5g　当归 3.0g　细辛 1.0g　佩兰 5.0g　槟榔 5.0g　山楂 5.0g　砂糖（药量的 4 倍）

【制法】除槟榔、山楂水煎取浓缩膏外，其余均提取挥发油，制成含糖的含化晶或片。

【主要功效】芳香醒脾，化浊除臭。

【适应证】各种原因所致的口臭。

【用法】食后半小时含化一晶，临睡前含化一晶，或社交前含化。

口臭多由脏腑积热所致，以湿热、食积、痰浊等实证原因为多。可内服汤剂，按辨证针对性治疗，自可痊愈；但因病人使用方便之需求，希望能取局部用药，故制成口香糖的形式供用。

尿毒症方

【组成】西洋参 3g　麦冬 9g　五味子 3g　生、熟地各 9g　茯苓 12g　山萸肉 9g　牡丹皮 6g　山药 9g　怀牛膝 9g　车前子 15g　泽泻 12g　炮附子 3g　白茅根 30g　肉桂 1.5g

【制法】将上方制成口服液，每支 10ml（相当于半剂汤剂量），制剂工艺略。

【主要功效】温阳益气，涤秽降浊。

【适应证】尿毒症，慢性肾炎。

【用法】1 日 2 次，每次 10ml。

【方解】本方为肾气丸与生脉散加味，生脉散以西洋参易人参，西洋参甘微苦而凉，长于益肺阴清虚热、生津止渴。生脉散是益心复脉的优秀古方之一，它具有强心作用，且能增加心肌糖原和核糖核酸的含量，改善缺血心肌的合成代谢，从而为缺血性心肌收缩的能源和肌纤蛋白、肌凝蛋白的合成提供物质基础；还可降低心肌对氧和化学能量的消耗，提高心肌对缺氧的耐受性，明显提高心源性休克的存活率。它可增强心肌收缩力，有利于冠状动脉的扩张，增加冠脉流量，达到益气通心阳、气行血亦行的目的。

金匮肾气丸方中以熟地甘温滋阴补肾，为主药，辅以山萸肉、山药补肝益肾，以补充精血。山萸肉微温，可补肝肾、涩精气，山药甘平，健脾固精益肾，合用之而达补肾填精之目的。再配以肉桂、附子，肉桂温肾助阳、化气行水，附子辛甘温，可回阳补火、散寒除湿，二药相须为用，以达温化肾气的目的。佐以泽泻通调水道，茯苓健脾渗湿，丹皮清泻肝火，三药合用，协调肾、肝、脾三脏，与熟地、山药、山萸肉相辅相成，补中有泻，以泻助补。泽泻、茯苓通调水道、健脾渗湿，配肉桂温化膀胱而利小便，三药合用以化气利水。丹皮凉血散瘀，配肉桂行瘀，二药合用散瘀活血，以通畅肾之血行，促进肾功能恢复，有利于肾之气化。

本方加怀牛膝为引经药，功能补肝强肾、行血散瘀、引药下行。凡治腰以下内外诸疾，皆以此温阳补肾。车前子甘微寒，功在清利，治在湿热，与泽泻皆利湿泻热，合用于脾虚水肿。

金匮肾气丸加车前子、牛膝名济生肾气丸，一般用于慢性肾小球肾炎，对浮肿不明显、肾功能障碍以蛋白尿为主要表现的效果较佳。

白茅根性味甘寒，入膀胱利水，导热下行，利尿消肿，用于急性肾病水肿及热淋涩痛；与车前子同用利水效宏。白茅根走血分，性平和，用量宜稍大。

【验案举例】刘某，女，34 岁。发烧 2 周，1 周来尿少、浮肿，恶心呕吐频繁，精神萎靡，面色苍白，颜面轻度浮肿，咽充血，有腹水征，自觉腰痛，血压 139/90mmHg（18.66/12.00kPa），尿蛋白（++），红细胞 40～50 个/高倍视野，白细胞 3～5 个/高倍视野，血清钾、钠、氯基本正常，尿素氮 108mg%。证属脾肾阳虚。急则治标，以此方温阳益气、涤秽降浊。服本方 1 周，配合西医支持疗法，尿蛋白降到（+），尿素氮 16mg%，肿退，腹水亦消，精神、胃纳好转。

年谱

1922 年 3 月 3 日,出生于河北省秦皇岛。

1937 年,到北平念书。

1943 年,北京药学讲习所毕业后,给生药学家赵燏黄先生当秘书及助手,拜赵燏黄先生为师。此后毕业于河北中医专门学校。

1947 年,经南京考试院河北山东考诠处考试,录取为中医师。

1948 年,曾襄助陈慎吾、胡希恕创办北京中医讲习所,并任中药、方剂教师。

1949 年,拜江南名医徐衡之先生为师。

1950 年后,曾在北京药科学校、医士学校、护士学校、高级护校、北京卫生学校、北京中医进修学校等任教师,主讲中药、方剂。

1954 年,编著《药品小辞典》,北京健康书店出版(撰写中药部分)。

1956 年，任北京中医学院中药方剂教研组副主任及第一届中药系主任。同年加入中国农工民主党。

1956 年，编著《药物手册》，人民卫生出版社出版（撰写中药及中成药部分）。

1956 年，编著《中药常识》，通俗读物出版社出版。

1958 年，编著《中药知识》，科学普及出版社出版。

1967 年，"文革"期间下乡为基层群众服务，并坚持给乡村医生讲课。

1972 年，应中国医学科学院之邀，担任西医离职学习中医班教师及进行临床辅导。

1976 年，两院（中医研究院、中医学院）合并后，分配到中国中医研究院广安门医院从事临床工作，并兼职教学。

1981 年，编著《常用药物知识》，科学出版社出版（撰写中药及中成药部分）。

1983 年，编著《常用中药的应用》，人民卫生出版社出版；编著《历代名医良方注释》，重庆科技出版社出版（撰写 89 首方剂内容）。

1984 年，编著《辑校注释食疗本草》，人民卫生出版社出版；编著《中国科学家辞典》，山东科技出版社出版（撰写中医学家条目内容）。

1985 年，晋升中国中医研究院主任医师。

1986 年，北京中医学院聘为名誉教授。

1987 年，"电子计算机模拟谢海洲老中医治疗颅脑损伤后遗症临床经验"荣获中国中医研究院科技三等奖，北京市科技进步三等奖。

1989 年，"电子计算机模拟谢海洲老中医治疗痹证临床经验"荣获中国中医研究院科技三等奖，北京市科技进步三等奖。

1990年，荣获国务院颁发的有突出贡献专家称号，享受特殊津贴。

1990年，编著《中国烹调大全》，黑龙江科技出版社出版（撰写第12章养生食疗菜）。

1992年5月，获中国中医研究院光荣离休证书，享受国家司局级待遇。

1993年，编著《谢海洲论医集》——中华医药家系列丛书之一，中国医药科技出版社出版；编著《简明中医临床手册——简明中药手册》，山西科技出版社出版。

1995年，出版《中国传统医药保健与康复》，中国保健科学技术学会录制（主讲"四季养生篇"）。

1998年，编著《中医药丛谈》，人民卫生出版社出版；编著《壶天云烟》——谢海洲医文集，中医古籍出版社出版。

1999年，编著《脑髓病论治》，科学出版社出版。

1999年，编著《医林奇观——谢海洲谈病》，北京电视台录制。

2000年，编著《漫谈养生》——中医养生保健丛书，人民卫生出版社出版。

2000年，任中国中医研究院资深研究员、研究生导师。共培养研究生16人，师带徒2人。

2000年4月，中国农工民主党、中国中医药学会、中国中医研究院、中国老教授协会医药专业委员会、中国癌症研究基金会、北京鲜药研制中心联合倡导举办"谢海洲教授从事中医药工作60年暨学术研讨会"。

2001年，编著《谢海洲临床经验辑要》——全国著名老中医临床经验丛书，中国医药科技出版社出版。

2001 年，事迹收入《中华医药》，中央电视台录制。

2003 年，承担全国名老中医药专家师带徒第三批，又带徒 2 人（时年 82 岁）。

注：1984 年、1987 年曾先后两次当选中国农工民主党北京市委委员、常务委员；1986 年起连续三届被聘为北京市政府技术顾问；2000 年 12 月，被香港中医医院聘为该院高级顾问；2001 年 7 月，被美国俄亥俄州东方中医学院聘为名誉院长，并接受哥伦布市政厅的表扬状。现任北京同仁堂医馆特约医师。